DE LA
FIÈVRE TRAUMATIQUE ASEPTIQUE

ÉTUDE CLINIQUE ET EXPÉRIMENTALE

PAR

Le Dr Lucien PILLON

ANCIEN AIDE D'HISTOIRE NATURELLE

EX-PRÉPARATEUR D'HYGIÈNE

CHEF DE CLINIQUE CHIRURGICALE

LAURÉAT DE LA FACULTÉ DE MÉDECINE DE NANCY

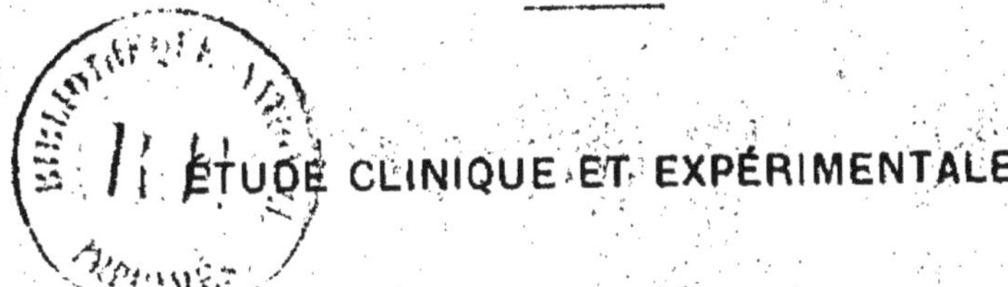

PARIS

STEINHEIL, LIBRAIRE-ÉDITEUR

2, RUE CASIMIR-DELAVIGNE, 2

1897

DE LA
FIÈVRE TRAUMATIQUE ASEPTIQUE

DU MÊME AUTEUR

Exanthèmes iodoformiques rares, en collaboration avec M. le Docteur
G. Étienne, professeur agrégé. (*Revue médicale de l'Est*, 1ᵉʳ juin 1895.)

Sur la Fièvre traumatique aseptique :
1° Comptes rendus des séances de la Société de Biologie, 7 mars 1896;
2° Congrès de médecine de Nancy, août 1896;
3° *Presse médicale*, 27 mars 1897.

Les Globules blancs sécréteurs de substances thermogènes. (Comptes
rendus des séances de la Société de Biologie, 11 mars 1896.)

Les Globules blancs sécréteurs de substances thermogènes (suite).
(Comptes rendus des séances de la Société de Biologie, 28 mars 1896.)

DE LA

FIÈVRE TRAUMATIQUE ASEPTIQUE

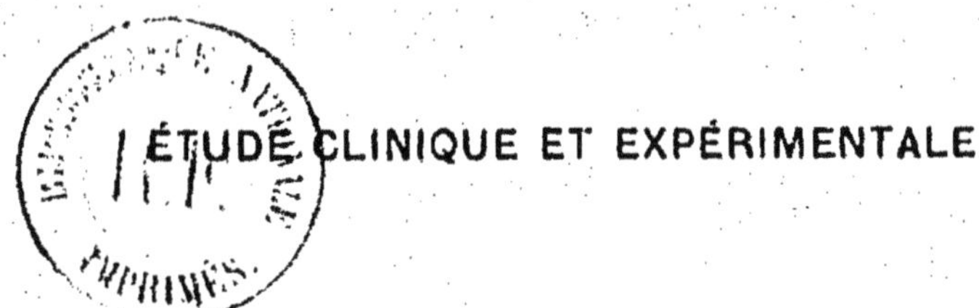

ÉTUDE CLINIQUE ET EXPÉRIMENTALE

PAR

Le D' Lucien PILLON

ANCIEN AIDE D'HISTOIRE NATURELLE
EX-PRÉPARATEUR D'HYGIÈNE
CHEF DE CLINIQUE CHIRURGICALE
LAURÉAT DE LA FACULTÉ DE MÉDECINE DE NANCY

PARIS

STEINHEIL, LIBRAIRE-ÉDITEUR

2, RUE CASIMIR-DELAVIGNE, 2

1897

DE LA

FIÈVRE TRAUMATIQUE ASEPTIQUE

INTRODUCTION

« La vie, a dit Cl. Bernard, n'est qu'un rapport entre l'organisme et le milieu. » Si la constitution chimique du milieu change, les propriétés vitales de nos cellules sont perverties et elles le sont d'autant plus que les modifications du milieu sont elles-mêmes plus profondes.

De cette atteinte à la vie cellulaire résulte une élaboration de produits de sécrétion anormaux et par suite une intoxication de l'organisme dont les manifestations morbides sont aussi variables que les changements de composition du milieu. Comme l'a dit en effet le professeur Bouchard[1] : « La vie de l'individu est la résultante de la vie de toutes ses cellules. La vie de chaque cellule, c'est la vie de la matière qui constitue chacune de ses parties..... »

Parmi les causes si nombreuses qui peuvent altérer nos humeurs, les agents mécaniques jouent un rôle important. Par les ruptures vasculaires, par l'attrition des tissus qu'ils pro-

---

1. BOUCHARD, *La Nutrition envisagée au point de vue médical.* (*Sem. Méd.*, 13 mars 1895, n° 13, p. 101.)

voquent, ils modifient les plasmas qui baignent les cellules de la région vulnérée, d'où un trouble dans la nutrition des éléments anatomiques qui se traduit par une intoxication à symptômes divers, parmi lesquels l'hyperthermie est un des plus fréquents.

C'est cette fièvre traumatique par *intoxication* ou *toxhémie*, ou *fièvre traumatique aseptique*, que nous nous proposons d'étudier. Nous laisserons complètement de côté la fièvre traumatique *septique*, si bien connue aujourd'hui.

Notre travail comprend deux parties bien distinctes.

Dans une *première partie* clinique, nous tâcherons de *définir* la fièvre traumatique aseptique[1]; puis nous passerons en revue les différentes *causes* qui peuvent lui donner naissance, c'est-à-dire les agents mécaniques qui seront rangés d'après leur mode d'action. Nous essaierons de démontrer qu'une *classification* étiologique des diverses fièvres traumatiques aseptiques n'est pas scientifique, et qu'au contraire une classification pathogénique basée sur la nature et le mode de réaction du tissu lésé semble plus rationnelle.

Nous pourrons ainsi, pour chaque espèce de tissu que nous distinguerons, faire l'*étude clinique* de la fièvre consécutive aux traumatismes déterminés par les divers agents mécaniques. Pour chaque cas, nous rapporterons des faits expérimentaux ou des observations recueillies soit dans les services de Nancy, soit dans la littérature chirurgicale. Malheureusement, parmi celles-ci, il en est bien peu de vraiment concluantes, car la plupart des cliniciens ont négligé l'examen bactériologique, qui est le seul criterium.

De ces faits et observations découleront les caractères cli-

---

1. Nous ne consacrerons pas de chapitre spécial à l'historique de la fièvre traumatique aseptique. On le trouvera exposé complètement dans un article de MM. Gangolphe et Josserand : *De la Fièvre dans les fractures simples*. (*Revue de chirurgie*, 1891, p. 145.)

niques de la fièvre traumatique, caractères qui serviront de base à son *diagnostic*.

Nous essaierons alors de distinguer cette fièvre des fièvres épitraumatiques de Verneuil et des différents états pathologiques dont l'hyperthermie est le seul symptôme accusé et l'auto-intoxication la principale cause pathogénique.

La fièvre traumatique aseptique étant toujours bénigne et de courte durée, le *pronostic* et le *traitement* seront passés sous silence.

La *deuxième partie* de notre travail sera consacrée à l'étude pathogénique de la fièvre traumatique. Les différentes théories émises par les auteurs seront successivement passées en revue et discutées. Nous verrons qu'aucune d'elles ne peut, dans tous les cas, expliquer l'hyperthermie et que chacune renferme une part de vérité.

Nous indiquerons ensuite les observations cliniques et les faits expérimentaux qui semblent établir le rôle important joué par les globules blancs phagocytes dans la genèse de l'élévation de température. Ce n'est point certes là une théorie pathogénique nouvelle que nous proposons. C'est simplement un facteur nouveau que nous donnons à l'appui de la théorie par auto-intoxication d'origine cellulaire.

Les cellules de notre organisme jouissent en effet, dans certaines conditions normales ou pathologiques, de la curieuse propriété de sécréter des substances thermogènes. Les expériences de Gangolphe et Josserand nous ont démontré que les tissus frappés de gangrène aseptique par oblitération vasculaire élaboraient des produits pyrétogènes. De nombreux expérimentateurs (Roux, Lépine, Roger, Rouquès, etc.) ont aussi provoqué de l'hyperthermie en injectant aux animaux des extraits d'organes ou de tissus.

Quoi d'étonnant alors que les globules blancs qui sont disséminés dans tous nos tissus, dont la sensibilité et l'activité phagocytaires sont toujours en éveil, qui jouent un rôle si important dans la défense de l'organisme contre les parasites et dans les variations du pouvoir bactéricide de nos humeurs, quoi d'étonnant que ces éléments migrateurs soient capables, dans certains cas, de sécréter des substances hyperthermisantes ?

Il nous a semblé qu'à la suite des traumatismes aseptiques s'accompagnant d'épanchement sanguin, le degré de l'élévation thermique dépendait souvent bien moins du volume de l'épanchement que de l'intensité de la réaction locale, réaction caractérisée par une diapédèse plus ou moins active avec ou sans phagocytose. Or, dans tout foyer traumatique où les cellules migratrices ont été attirées, ces éléments vivent dans un milieu de composition anormale ; de plus, dans le travail de résorption de l'épanchement, ils peuvent être obligés à une suractivité fonctionnelle excessive ; il peut alors en résulter une perversion de leurs mutations nutritives, de leur chimisme cellulaire, aboutissant à l'élaboration de substances thermogènes.

Dans ce modeste travail, nous avons négligé complètement la physiologie pathologique de la fièvre traumatique. Cette étude réclame une compétence que nous n'avons point.

Il eût été en particulier intéressant d'observer, au moyen des méthodes calorimétriques, les variations de la thermogénèse sous l'influence des traumatismes. Le thermomètre ne nous indique en effet que le mode de répartition de la chaleur ; il ne nous renseigne pas sur sa production, « il exprime simplement quelle est à un moment précis la température d'une région, d'un conduit, d'une muqueuse, température que les réflexes vaso-moteurs, que les milieux ambiants font osciller à leur gré, sans que les sources intimes de la thermogénèse soient forcément impressionnées [1] ».

---

1. D'ARSONVAL et CHARRIN, *Variations de la thermogénèse sous l'influence des sécrétions cellulaires.* (*Archives de physiol.*, 1894, p. 683.)

Nous avions commencé quelques recherches calorimétriques dans le laboratoire de M. le professeur Charpentier, avec l'aide bienveillante de notre excellent ami, M. le docteur Guilloz, professeur agrégé. Malheureusement notre inexpérience et la difficulté des études calorimétriques nous empêchèrent d'obtenir des résultats scientifiques.

Si l'on songe que, dans la fièvre traumatique aseptique, l'hyperthermie est presque toujours légère, que de plus la thermométrie expose à des erreurs souvent considérables, fréquentes et difficiles à éviter chez l'homme et surtout chez les animaux de laboratoire, on comprendra toute l'importance d'une étude calorimétrique de la *fièvre traumatique aseptique*.

Ces remarques faites, passons à l'étude clinique de cette fièvre que nous essaierons d'abord de définir.

DÉFINITION

Nous proposons la définition suivante :

La fièvre traumatique aseptique *est l'hyperthermie, le plus souvent légère et de courte durée, consécutive aux traumatismes accidentels ou opératoires qui atteignent des individus sains, non diathésiques et ne déterminent ni infection parasitaire d'origine endogène ou exogène, ni pénétration d'un corps amicrobien étranger à l'organisme et capable d'altérer ce dernier autrement que par action mécanique.*

Tâchons de justifier cette définition.

Et d'abord qu'entendons-nous par *fièvre aseptique ?*

Nous appelons ainsi la fièvre qui apparaît en dehors de toute intervention microbienne.

Pour Verneuil, la fièvre qui résulte d'une lésion quelconque déterminant une nécrobiose des tissus est toujours une fièvre septique, que cette nécrobiose soit microbienne ou amicrobienne.

Pour ce chirurgien, la fièvre engendrée, par exemple, par l'injection hypodermique d'une substance provoquant une suppuration ou une nécrose aseptiques et celle qui résulte d'une lésion sous-cutanée, telle qu'une fracture simple, sont des fièvres septiques au même titre que la fièvre résultant d'une plaie ouverte. En un mot, tout tissu en voie de nécrobiose est un tissu septique.

Par cette conception, Verneuil faisait faire, sans s'en douter, un grand pas à la physiologie pathologique de la cellule vivante. Il identifiait en effet, au point de vue biologique, le microbe et la cellule que plus tard Ernst, Babès, Steinhaus et surtout Bütschli identifièrent au point de vue morphologique. Nombreux sont d'ailleurs actuellement les faits cliniques et expérimentaux démontrant que la cellule vivante, aussi bien que le microbe, est capable de sécréter des substances pyrétogènes.

Conformément à la définition de Verneuil, on devrait donc entendre par fièvre septique toute fièvre résultant de l'action sur les centres nerveux de substances thermogènes sécrétées soit par les microbes, soit par nos cellules.

Il y aurait alors la fièvre septique microbienne et la fièvre septique amicrobienne.

Mais nous nous conformerons à l'usage qui a prévalu de réserver exclusivement le mot *septique* aux produits microbiens.

Nous appellerons donc fièvre septique toute fièvre d'origine microbienne; la fièvre aseptique sera toujours d'origine amicrobienne.

Dire que la fièvre traumatique aseptique est une *hyperthermie*, c'est dire que l'élévation de température est son seul symptôme clinique. Nous verrons en effet qu'elle ne s'accompagne d'aucun trouble de l'état général et qu'elle est *le plus souvent légère et de courte durée*[1], ce qui la différencie de la plupart des maladies infectieuses dont la marche clinique et les symptômes sont toujours plus ou moins imposants.

Tout traumatisme peut lui donner naissance qu'il soit *accidentel ou opératoire*. Qu'est-ce en effet qu'une diérèse chirurgicale, sinon, comme le dit Verneuil[2], « une lésion traumatique préméditée et régularisée ? »

---

1. Certains traumatismes intéressant directement les centres nerveux provoquent fréquemment une hyperthermie atteignant rapidement un degré élevé, hyperthermie que nous considérons comme une modalité de la fièvre traumatique vraie telle que nous l'avons définie. Elle est d'ailleurs généralement accompagnée d'autres symptômes.

2. VERNEUIL., *Mémoires de chir.*, t. IV, p. 73.

Dans l'un et l'autre cas, en effet, il y a *lésion matérielle* de nos tissus. D'ailleurs, dans ce travail, nous n'étudierons que la fièvre consécutive aux traumatismes présentant à considérer à la fois les quatre éléments suivants :

1° L'application de la violence.

2° La production de la diérèse, que cette diérèse soit sous-cutanée ou intéresse les téguments.

3° La production d'un foyer traumatique, c'est-à-dire « d'un espace virtuel ou réel compris entre les éléments séparés par la violence et répondant à la ligne de séparation[1] ».

4° Le changement de rapport des éléments anatomiques disjoints.

Mais, pour qu'il y ait réellement fièvre aseptique, il faut que le trauma *atteigne des individus sains non diathésiques*. Cette restriction a une importance capitale.

Ne savons-nous pas en effet, ainsi que l'a magistralement démontré le professeur Verneuil dans ses belles études sur les rapports réciproques entre les traumatismes et les états diathésiques, que le traumatisme est susceptible de créer certains états pathologiques fébriles qui lui succèdent, mais n'en résultent pas directement et qui ont été appelés par ce chirurgien *fièvres épitraumatiques*. Or, la fièvre traumatique aseptique vraie s'entend seulement de l'hyperthermie dérivant directement du trauma.

De plus, elle ne peut être déterminée par un traumatisme provoquant chez le blessé *une infection parasitaire d'origine endogène ou exogène*.

S'il y a diérèse des téguments, la plaie peut être infectée par des germes extérieurs venus du milieu ambiant ou apportés par l'agent vulnérant lui-même. Nous aurons alors la *fièvre traumatique septique* d'origine *exogène*.

Mais il peut arriver dans certains cas, et cela qu'il y ait ou

---

1. VERNEUIL, *loc. cit.*

non diérèse des téguments, que des parasites vivant antérieurement dans l'organisme se mettent à pulluler dans le tissu
vulnéré. Il s'agit alors tantôt de parasites qu'une infection ancienne a amenés dans la région traumatisée où ils ont vécu
depuis d'une vie latente : c'est le *microbisme latent* de Verneuil;
tantôt au contraire de parasites, hôtes habituels ou accidentels
de l'organisme, ayant envahi secondairement le territoire lésé
qui est devenu un *locus minoris resistentiæ*.

Il s'agit encore là d'une *fièvre traumatique septique*, mais
d'origine *endogène*.

Notre définition élimine toutes ces variétés de fièvres traumatiques septiques.

Enfin un traumatisme provoquant *la pénétration d'un élément amicrobien étranger à l'organisme et capable d'impressionner ce dernier autrement que par simple action mécanique*, ne saurait engendrer la fièvre traumatique aseptique
vraie.

Par substances *étrangères à l'organisme*, nous entendons
celles qui ne dérivent pas directement de nos tissus : telles les
si nombreuses substances organiques animales ou végétales
qui, injectées sous la peau ou dans les veines, élèvent la température (Rouquès).

Citons, par exemple, les injections de teinture d'iode dans
une articulation, dans la vaginale testiculaire, etc.[1]; l'injection
hypodermique d'une substance déterminant soit une suppuration, soit une nécrose aseptiques des tissus (essence de térébenthine, huile de croton, etc., etc.[2]).

Mais il s'agit alors de fièvre aseptique et non de fièvre traumatique aseptique et cela pour les raisons suivantes.

Et d'abord, cette fièvre ne résulte pas directement du traumatisme. En effet, la pénétration d'un trocart aseptique dans

---

1. Barker et Chobak considèrent la fièvre consécutive à ces injections comme
une véritable fièvre traumatique.

2. Voir Lemierre, *De la Suppuration*. Thèse, Paris, 1891.

la vaginale, sans injection de teinture d'iode, doit rarement provoquer un mouvement fébrile; nous n'en avons pas noté dans deux cas d'hydrocèle observés à la clinique de M. le professeur Heydenreich et pour lesquels nous avions fait la ponction simple. *A fortiori* ne peut-on admettre que la simple piqûre faite avec l'aiguille d'une seringue de Pravaz, par exemple, soit capable de déterminer une élévation notable de la température.

De plus, la marche clinique et les symptômes de la fièvre causée par ces injections ne répondent pas à un type unique et bien défini.

C'est ainsi, par exemple, que l'injection de teinture d'iode dans la vaginale peut, ainsi que nous l'avons constaté bien souvent, faire monter le thermomètre à 39°,5 et même 40° dans les douze heures après l'opération.

Or ce n'est que très exceptionnellement que dans la fièvre traumatique aseptique il y a de telles ascensions thermiques.

Cependant, l'injection hypodermique de certaines substances pyogènes peut engendrer une hyperthermie comparable à celle de la fièvre traumatique aseptique.

Dubler, après s'être injecté de la térébenthine sous la peau du bras, a vu survenir un vaste abcès aseptique. Pendant les treize jours qui suivirent l'injection et précédèrent l'ouverture de l'abcès, il y eut une légère réaction fébrile qui atteignit cependant 38°,6[1].

De notre côté, nous avons injecté à un chien, sous la peau de la région dorsale, un centimètre cube d'essence de térébenthine. Il en résulta un abcès à pus aseptique. Pendant trois jours, il y eut une hyperthermie variant de 0°,8 à 1°,2 avec légère exacerbation vespérale : elle disparut avec l'ouverture de la collection. La marche de la température fut en somme très analogue

---

1. Voir LEMIERRE, *loc. cit.*, p. 662. — DUBLER, *Ein Beitrag zur Lehre von der Eiterung*, Bâle, 1890.

à celle de la fièvre traumatique aseptique. Mais, outre l'hyperthermie, le chien présenta d'autres symptômes, tels que : inappétence, diarrhée, diurèse abondante, etc. Or, nous savons que la fièvre traumatique ne s'accompagne jamais de trouble de l'état général. La fièvre constatée chez notre chien ne doit donc pas être confondue avec cette dernière.

Nous n'avons pas à parler ici des effets sur la température de l'injection des substances pyrétogènes ne dérivant pas de l'organisme.

Qu'il nous suffise de dire que chacune d'elles a une action thermogène spéciale et que le mécanisme de cette action est sans doute très variable.

Les unes activent les combustions organiques ou provoquent des convulsions musculaires ou impressionnent directement les centres nerveux thermogènes.

Les autres ont surtout une action locale, tantôt irritant les nerfs périphériques de la vie animale ou de la vie organique, tantôt modifiant la composition chimique du milieu qui a subi leur contact. On conçoit, en effet, qu'au niveau de la région injectée, les mutations nutritives des cellules soient plus ou moins perverties et que cette atteinte à la vie cellulaire puisse faire élaborer par les éléments anatomiques malades ou en voie de nécrobiose des leucomaïnes pyrétogènes ou capables d'attirer les globules blancs qui, nous le verrons, sécrètent probablement des substances thermogènes.

Mais, généralement, les modifications locales provoquées par l'injection d'une substance thermogène étrangère à l'organisme influent peu sur la température. Dans ce cas, en effet, l'ascension thermique, souvent rapide et très marquée (strychnine, cocaïne, etc.), ne saurait s'expliquer uniquement par l'action sur le système nerveux de produits hyperthermisants fabriqués par les cellules du tissu injecté, altérées chimiquement ou mécaniquement par le liquide expérimenté.

Il n'en est plus de même pour la fièvre traumatique aseptique, où l'hyperthermie, presque toujours légère, à type assez bien défini, semble, ainsi que nous le verrons, dépendre beaucoup des modifications locales créées par le trauma.

Pour ces raisons diverses, nous ne saurions considérer comme une fièvre traumatique aseptique l'hyperthermie consécutive aux injections de substances pyrétogènes étrangères à l'organisme.

Il en sera de même de l'hyperthermie résultant de l'*injection* de substances tirées de l'organisme (sérum sanguin, liquide d'hydrocèle, etc.), que nous considérerons encore comme une fièvre aseptique et non comme une fièvre traumatique aseptique.

Mais il est une variété de traumatismes susceptibles de donner lieu à une véritable fièvre traumatique ; ce sont les lésions dues à la pénétration dans nos tissus d'une balle ou d'un projectile quelconque. Encore faut-il que ces corps étrangers soient aseptiques et sans action chimique sur les tissus, conditions rarement réalisées dans les cas cliniques.

Nous donnerons aussi le nom de fièvre traumatique vraie à l'hyperthermie qui peut résulter de l'introduction sous la peau, faite dans un but expérimental ou autre, d'un corps étranger aseptique sans action chimique sur les tissus.

Dans ces deux derniers cas, en effet, il y a production d'un foyer traumatique avec changement de rapport des éléments anatomiques, distension brutale des mailles du tissu cellulaire, compression des vaisseaux et des nerfs et, par suite, altération profonde de la nutrition de la région atteinte ; de plus, ce corps étranger, par sa simple présence, par son action purement mécanique et irritative sur les tissus, détermine une diapédèse due à la sécrétion de protéides défensives par les cellules « lésées par ce commensal gênant [1] ».

En un mot, la présence dans nos tissus d'un corps étranger

---

[1] LEMIERRE, *loc. cit.*, p. 552.

aséptique agit par simple action mécanique, comme le ferait une esquille osseuse résultant d'une fracture.

Ainsi se trouve justifiée la définition donnée au début de ce chapitre.

Dans ce travail, nous étudierons aussi très brièvement la fièvre consécutive aux *lésions mécaniques de l'axe cérébro-spinal*.

La recherche des localisations des centres nerveux thermogènes a permis à un grand nombre de physiologistes de provoquer des élévations de température très nettes au moyen de piqûres aseptiques du cerveau.

De même, les lésions médullaires dues à des traumatismes de la colonne vertébrale (luxations, fractures, contusions, compressions) s'accompagnent souvent aussi d'hyperthermie très accusée.

Certains auteurs refusent le nom de fièvre traumatique à l'hyperthermie constatée dans ces deux cas, ainsi que dans certaines observations cliniques de traumatismes cérébraux.

Les lésions des centres encéphaliques ou médullaires provoquent, disent-ils, une telle perturbation du système nerveux que toute régulation thermique devient impossible, qu'il y a thermotaxie. Aussi peut-on voir deux lésions identiques du même territoire nerveux provoquer tantôt de l'hyperthermie, tantôt de l'hypothermie, ou rester sans effet sur la température.

De plus, dans les lésions des centres nerveux, l'hyperthermie, quand elle se produit, est rarement un phénomène isolé. « Elle n'est, le plus souvent, qu'une des multiples manifestations qui traduisent la perturbation nerveuse et qui constituent chez l'homme l'état apoplectique ou apoplectiforme[1]. »

Enfin, tandis qu'une lésion mécanique de l'axe cérébro-spinal provoque une hyperthermie le plus souvent assez élevée, brusque dans son apparition et intense dans ses effets, l'éléva-

---

1. J.-F. Guyon, *Contribution à l'étude de l'hyperthermie centrale consécutive aux lésions de l'axe cérébro-spinal*. Thèse. Paris, 1893, p. 103.

tion de température qui résulte de traumatismes aseptiques intéressant nos autres tissus est ordinairement légère et lente à s'installer.

Pour ces auteurs, les lésions des centres nerveux engendreraient une *fièvre nerveuse essentielle* ; la multiplicité et la variabilité de ses symptômes la distingueraient complètement de la fièvre traumatique aseptique vraie qui, elle, laisse intact l'état général du blessé. Contrairement à cette opinion, nous estimons que cette fièvre nerveuse essentielle n'est qu'une modalité de la fièvre traumatique telle que nous l'avons définie, et cela pour les raisons suivantes :

1° Elles résultent toutes deux directement du traumatisme ;

2° Il y a dans les deux cas formation d'un foyer traumatique virtuel ou réel et changement de rapport des éléments anatomiques ;

3° S'il est vrai que dans la plupart des observations cliniques de traumatismes cérébraux ou médullaires, l'hyperthermie est rarement le seul symptôme noté, il est démontré que d'ordinaire « le seul signe appréciable de certaines piqûres du cerveau, chez l'animal, est une élévation de la température centrale [1] ».

Si donc, chez l'homme, les traumatismes des centres nerveux provoquent, en plus de l'hyperthermie, des troubles variés, respiratoires, circulatoires, etc., c'est que ces traumatismes, toujours accidentels, intéressent généralement un territoire nerveux plus ou moins grand, que leur violence détermine localement ou à distance un ébranlement de tout ou partie du névraxe. Les centres de nos divers systèmes peuvent donc être atteints dans leur fonctionnement, soit que le choc vulnérant ait déterminé une lésion mécanique d'un ou de plusieurs de ces centres, soit que ceux-ci soient inhibés par action réflexe ou vaso-motrice.

Dans un traumatisme expérimental, au contraire, la lésion

---

1. J.-F. Duvos, *loc. cit.*, p. 170.

peut être exactement localisée à une région bien définie et de petite étendue (piqûres du cerveau). On conçoit donc que, dans ce cas, l'hyperthermie puisse être le seul symptôme appréciable.

4° Enfin ceux qui considèrent cette fièvre comme une fièvre nerveuse se basent aussi sur la marche toute spéciale de la température : ascension thermique brusque et élevée. Cet argument a, selon nous, peu de valeur.

Il faudrait alors distinguer, au point de vue clinique, autant de fièvres qu'il existe de tissus et d'organes susceptibles d'être lésés mécaniquement. Ce serait une complication bien inutile.

Deux lésions traumatiques identiques, produites par le même agent mécanique et avec la même violence, n'engendrent pas toujours les mêmes symptômes : tout dépend du siège des lésions (variété du tissu vulnéré), de la nature des modifications locales, de l'état général du blessé et du milieu extérieur.

De tous les tissus, le tissu nerveux est peut-être, toutes choses égales d'ailleurs, celui qui est le plus troublé dans son fonctionnement par le traumatisme. Sa réaction est généralement aussi intense et brusque que variable dans ses effets généraux sur l'organisme. Aussi l'hyperthermie qui en résulte est-elle rarement comparable à l'hyperthermie de la fièvre traumatique aseptique proprement dite, c'est-à-dire de la fièvre consécutive à des traumatismes intéressant tous les tissus autres que le tissu nerveux.

Chaque tissu manifeste sa souffrance à sa façon : voilà toute la différence. Est-ce une raison suffisante pour refuser le nom de fièvre traumatique à cette *fièvre nerveuse* de certains auteurs ? Nous ne le croyons pas.

Dans ce travail, nous laisserons complètement de côté la fièvre consécutive aux lésions mécaniques dues aux agents physiques (chaleur, froid, électricité, etc.).

Assurément, le chirurgien qui divise les tissus avec le thermo-cautère détermine un véritable traumatisme ; mais ici l'action de la chaleur est complexe ; elle modifie profondément les tissus et donne naissance à des substances chimiques anormales, toxiques et pyrétogènes, de nature peu connue.

Il en est de même de l'action de topiques altérant chimiquement les tissus, des froidures, de l'électricité. La fièvre qui peut résulter de ces diverses lésions ne rentre pas dans notre étude.

Dans ces quelques pages, nous avons essayé de justifier la définition donnée de la fièvre traumatique aseptique.

Voyons maintenant comment on peut classer ses différentes variétés.

CLASSIFICATION

DES DIFFÉRENTES VARIÉTÉS DE FIÈVRE TRAUMATIQUE

ASEPTIQUE

Rassembler les observations et les faits expérimentaux des auteurs qui se sont occupés de la fièvre traumatique aseptique et ceux qui nous sont personnels ; en déduire l'histoire clinique et pathogénique de cette fièvre : tel eût été le plan le plus logique à suivre dans ce travail.

Mais, pour rendre plus facile et plus claire l'exposition de notre sujet et pour pouvoir ranger nos observations cliniques dans un ordre logique, nous commencerons par donner une classification des différentes variétés de la fièvre traumatique aseptique. Chacune d'elles sera ensuite étudiée successivement.

Différentes classifications peuvent être proposées :

Une classification clinique ;

Une classification étiologique ;

Une classification pathogénique.

1° *Classification clinique.* — Elle est basée sur le degré de l'hyperthermie.

En admettant qu'il y a hyperthermie quand la température atteint au moins 37°,5 le soir, pendant plusieurs heures, on pourrait distinguer, par exemple, avec quelques auteurs :

Des fièvres légères (de 37°,5 à 38°) ;

Des fièvres moyennes (de 38° à 39°) ;

Des fièvres fortes (au-dessus de 39°).

Cette classification, absolument arbitraire, doit être rejetée, le degré de l'hyperthermie n'étant soumis à aucune loi fixe.

2° *Classification étiologique.* — Basée sur le mode d'action de l'agent mécanique, elle est meilleure que la précédente.

A priori, en effet, il semble logique d'admettre qu'il existe un rapport étroit entre la nature et l'étendue des lésions traumatiques immédiates ou secondaires et le degré de l'hyperthermie.

Il est évident, par exemple, que pour diviser les tissus un corps mousse doit avoir une masse et une force de projection beaucoup plus considérables que s'il était piquant ou tranchant.

Dans le cas de *contusion*, l'attrition des tissus est profonde. Un grand nombre de cellules, directement atteintes par le choc vulnérant ou vivant dans un milieu ischémié, sont plus ou moins troublées dans leur vitalité, dans leurs fonctions physiologiques : les unes meurent rapidement sur place, comme stupéfiées ; d'autres, frappées de nécrobiose, meurent plus lentement ; d'autres enfin, moins gravement lésées ou situées en dehors de la zone ischémiée, reviennent peu à peu à leur état primitif. On conçoit que ces atteintes si multiples à la vitalité d'éléments anatomiques divers puissent provoquer une diffusion brusque (cellules stupéfiées) ou une élaboration plus lente (cellules en état de nécrobiose ou de souffrance passagère) de produits anormaux, véritables protéides défensives, à pouvoir thermogène variable.

Quand la contusion est violente, il peut survenir un sphacèle immédiat, partiel ou total, ou un sphacèle secondaire du territoire lésé. Si alors celui-ci ne s'infecte pas, il y a gangrène aseptique et, par suite, mise en liberté possible de substances pyrétogènes[1] dont la résorption provoque fréquemment de notables ascensions thermiques.

---

1. Voir plus loin les expériences de Gangolphe et Courmont.

Supposons au contraire une *section* aseptique, sous-cutanée ou à ciel ouvert, faite par un instrument tranchant, sans contusion. L'attrition des tissus et leur ischémie sont alors réduites au minimum, les altérations des éléments anatomiques sont peu importantes; c'est à peine en effet s'il existe sur les bords de la division une zone plus ou moins épaisse d'éléments mortifiés ou destinés à l'être et dont la résorption est toujours le premier temps du travail d'accolement réparateur[1]. D'où une élaboration très minime de leucomaïnes cellulaires et par suite de substances thermogènes. L'hyperthermie sera donc peu élevée dans le cas d'une simple section.

Par ce raisonnement purement théorique, nous arriverions à conclure à l'existence d'un rapport étroit et constant entre l'intensité et la durée de la fièvre aseptique consécutive aux lésions traumatiques et le mode d'action de l'agent mécanique; nous conclurions aussi qu'une classification étiologique des diverses formes de fièvres traumatiques a seule une réelle valeur scientifique.

Malheureusement ce raisonnement est bien souvent démenti par la clinique et l'expérimentation.

Il n'y a pas toujours, en effet, proportionnalité entre le degré de l'hyperthermie et l'intensité des lésions locales. C'est ainsi qu'une contusion violente provoque parfois une ascension thermique faible et passagère, tandis qu'une section de minime étendue peut engendrer une hyperthermie forte et prolongée.

Mais, nous dira-t-on, dans le cas de plaies par instruments tranchants avec notable élévation de la température, des vaisseaux sanguins importants ont été divisés, qui ont donné lieu à un épanchement volumineux dont la résorption suffit à engendrer l'hyperthermie constatée.

Sans doute, la résorption des extravasations sanguines infil-

---

1. F. LEJARS, article : *Les Agents mécaniques*, in *Traité de Pathol. générale*, de Ch. BOUCHARD, t. Ier, p. 513.

trées ou collectées peut, à elle seule, déterminer des mouvements fébriles assez accentués. Mais c'est là une action qui est loin d'être constante, ainsi qu'en témoigneront plusieurs de nos observations cliniques.

D'ailleurs, la contusion comme la section divise des vaisseaux; dans les deux cas, il peut y avoir formation d'épanchements sanguins considérables et cependant le degré de l'hyperthermie ne dépend pas toujours du volume de l'épanchement.

L'hyperthermie consécutive aux lésions mécaniques aseptiques est en somme un symptôme éminemment variable dans son intensité. Bien souvent elle est indépendante et de l'étendue des lésions et de leur nature, et du volume de l'extravasation sanguine. En un mot, il n'y a pas de rapport constant entre son degré et le mode d'action des agents mécaniques.

Ce mode d'action ne peut donc nous servir à classer les différentes variétés de fièvre traumatique aseptique.

Une classification étiologique présente cependant des avantages :

1° Elle rend plus aisée et plus claire l'histoire clinique de cette fièvre, elle facilite en effet le classement des observations éparses dans la littérature;

2° En attirant l'attention sur la nature des modifications locales créées par chaque espèce d'agent vulnérant, elle permet de les dissocier et d'étudier tour à tour l'influence de chacune d'elles sur la température ; elle peut donc nous mettre sur la voie de la véritable pathogénie de la fièvre traumatique.

Pour ces raisons, nous utiliserons la classification étiologique, mais en la combinant à la classification pathogénique que nous allons proposer.

3° *Classification pathogénique.* — Elle nous paraît être la seule scientifique.

Les variations de température résultant d'un traumatisme quelconque sont régies par le système nerveux central qui est, en définitive, le grand régulateur de la thermogénèse. Celui-ci peut d'ailleurs être différemment impressionné suivant la nature de l'agent mécanique, l'intensité et le point d'application de la violence, etc. Ce dernier facteur, en particulier, a une grande importance; il servira de base à notre classification pathogénique.

Le point d'application siège en effet tantôt sur le névraxe même (centres encéphaliques ou médullaires), tantôt sur une région périphérique.

Dans le premier cas, la modification nerveuse correspond ou à un simple *trouble dynamique*, ou à une *lésion matérielle* des centres nerveux, ou aux deux à la fois.

Au trouble dynamique *sine materia* correspond une fièvre nerveuse essentielle, plus ou moins analogue à la fièvre de certaines névroses. Elle résulte bien du traumatisme qui détermine une perturbation fonctionnelle du système nerveux; mais bien d'autres causes que le traumatisme peuvent lui donner naissance. Aussi ne décrirons-nous pas cette fièvre d'ordre bien plus médical que chirurgical.

S'il y a lésion matérielle des centres nerveux, la fièvre qu'elle peut engendrer, *fièvre nerveuse* de certains auteurs, n'est, pour nous, qu'une variété particulière de fièvre traumatique aseptique vraie.

Quand au contraire le point d'application de la violence siège ailleurs que sur le névraxe même, nous avons affaire à la fièvre traumatique aseptique vraie.

On a donné de cette dernière différentes théories pathogéniques.

Nous verrons que le plus souvent cette fièvre est due, en grande partie tout au moins, à l'action sur le système nerveux des substances pyrétogènes, sans doute multiples, provenant de la région lésée.

Nous verrons aussi que, toutes choses égales d'ailleurs, deux traumatismes intéressant deux régions identiques de l'organisme ne provoquent pas toujours la même ascension thermique. Cette différence nous a paru dépendre surtout :

1° *De la nature et de la quantité des substances pyrétogènes résorbées ;*

2° *De la rapidité de leur résorption* [1].

Or l'importance de ces facteurs dépend elle-même :

1° Du mode d'action de l'agent mécanique.

Suivant le degré et la nature des altérations qu'il détermine dans les tissus, suivant le nombre et l'importance des vaisseaux sectionnés, il y aura de grandes variations dans la nature et la quantité des substances pyrétogènes élaborées, ainsi que dans la rapidité de leur résorption ;

2° De l'intensité de la réaction locale ;

3° De la nature des tissus traumatisés.

C'est ce dernier facteur, dont l'importance nous paraît considérable, qui servira de base à notre classification pathogénique.

Nous distinguons trois grandes variétés de fièvre traumatique aseptique, suivant que le foyer traumatique siège :

1° Dans les tissus conjonctifs ;

2° Dans les séreuses ;

3° Dans les centres nerveux encéphaliques ou médullaires.

I. — LE FOYER TRAUMATIQUE SIÉGE DANS UN TISSU CONJONCTIF

Dans cette catégorie rentreront :

Les lésions des téguments externes, celles du tissu conjonctif sous-cutané, les sections ou ruptures musculaires, les épanchements liquides (sanguins, séreux) collectés ou infiltrés, les lésions des os (contusions, fractures), etc.

------

1. Nous faisons abstraction, pour le moment, de l'impressionnabilité plus ou moins grande du système nerveux thermogène (Bouchard), bien que ce facteur ne soit pas toujours négligeable.

Nous étudierons spécialement la fièvre consécutive aux traumatismes des os. Elle constitue en effet un type de fièvre traumatique aseptique facile à observer et remarquable par sa fréquence relative et par une assez grande uniformité dans le mode de début, l'intensité et la durée de l'hyperthermie.

De plus, toute lésion des os intéresse plus ou moins le tissu médullaire, tissu qui joue certainement un rôle important dans la pathogénie de cette fièvre, ainsi que nous tâcherons de le montrer.

II. — LE FOYER TRAUMATIQUE SIÈGE DANS UNE SÉREUSE

A ce point de vue, nous distinguerons les séreuses en deux catégories :

1° *Les grandes séreuses* (péritoine, plèvre, péricarde, etc.);
2° *Les séreuses articulaires.*

Cette distinction est basée sur les raisons suivantes :

a) Inégalité du pouvoir d'absorption de ces deux variétés de séreuses.

Toutes choses égales d'ailleurs, plus la résorption des liquides épanchés dans le foyer traumatique sera rapide, plus l'ascension thermique aura de chances d'être brusque et accentuée.

Or la clinique et l'expérimentation nous démontrent que les grandes séreuses, le péritoine surtout, absorbent plus vite que les séreuses articulaires.

Les chirurgiens savent, pour l'avoir parfois constaté à l'autopsie, avec quelle rapidité est résorbé le sang épanché dans le péritoine à la suite d'une opération abdominale. Douze heures ou vingt-quatre heures après la mort, il peut ne rester d'un épanchement de cinquante ou cent grammes que quelques petits caillots à peine visibles.

D'ailleurs ne sait-on pas que la transfusion de sang dans le péritoine a été érigée en véritable méthode thérapeutique ? De plus, les expériences de Vulpian, d'Arloing et Tripier, de Poncet, de Penzoldt, de Cordua, de Ponfick, etc. (injections intra-péritonéales de sang normal ou défibriné), celles de Recklinghausen, Ludwig et Schweigger-Seidel, Auspitz, G. Wegner, Dubar et Remy, Mallucci, Beck, de S. Fubini, Muscatello (1895)[1], etc. (injections intra-péritonéales de solutions diverses, de liquides tenant en suspension de fines particules solides, etc.), nous démontrent surabondamment la rapidité d'absorption du péritoine pour les substances solubles et pour les substances insolubles.

Signalons en passant que le péritoine semble résorber les substances solubles plus vite que la plèvre (Herrmann, 1891).

Ainsi donc, à l'état sain, les grandes séreuses absorbent rapidement les liquides épanchés dans leur cavité (sang ou autres liquides). Le péritoine semble résorber les substances solubles plus vite que la plèvre. Quant à la puissance d'absorption du péricarde et de l'arachnoïde, elle est peu connue.

Il n'en est pas de même des *séreuses articulaires*. Tous les chirurgiens ont vu persister pendant longtemps des épanchements traumatiques articulaires (hémarthroses ou hémo-hydarthroses). Citons seulement les observations d'hémarthroses du genou de Nicaise[2] et de Trélat. Dans l'une, l'épanchement existait encore quatorze mois et dans l'autre vingt-deux mois après le traumatisme. Si ces faits sont assez rares, bien plus fréquents sont les cas d'hémarthroses du genou persistant pendant plusieurs semaines.

Sans doute, certains épanchements sanguins intra-péritonéaux

---

1. Muscatello, *Arch. per le scienze med.*, XIX, 3.

2. Nicaise, *Non-résorption des épanchements sanguins.* (*Bull. de la Soc. de chirurgie*, t. II, p. 750.)

peuvent avoir une semblable évolution; bien des hématocèles péri-utérines s'enkystent après avoir déterminé une péritonite locale adhésive. Mais, dans ces cas, le sang qui fait irruption dans la séreuse est plus ou moins modifié dans sa composition, par suite plus irritant. De plus, le péritoine est souvent altéré antérieurement dans sa structure. Quoi d'étonnant alors que ces modifications du contenant et du contenu puissent diminuer le pouvoir de résorption de la séreuse!

Dans les hémarthroses traumatiques, au contraire, la synoviale est généralement saine, le sang normal, et cependant la résorption y est moins rapide.

D'ailleurs, les expérimentateurs (Poncet, Riedel, Ch. Nélaton et Brasse, etc.) qui ont transfusé dans l'articulation du genou de différents animaux du sang pris soit dans les artères carotide ou fémorale, soit dans l'une des jugulaires d'un animal de même espèce, ont presque toujours vu persister pendant plusieurs jours l'épanchement sanguin, qui se coagulait promptement dans la synoviale.

Parmi les causes capables d'expliquer cette inégalité dans la puissance de résorption des grandes séreuses et des séreuses articulaires, il faut, croyons-nous, signaler la différence de structure histologique de ces deux espèces de membranes. Au point de vue qui nous occupe, cette différence constitue un deuxième caractère distinctif entre ces deux variétés de séreuses.

b) Différence de structure des deux variétés de séreuses.

Malgré les travaux de Kœlliker, Henle, Volkmann, Cornil et Ranvier, Soubbotine, Herrmann et Tourneux, etc., la structure des synoviales articulaires est encore mal connue. Retenons seulement que la plupart de ces histologistes distinguent nettement les synoviales des séreuses splanchniques.

Pour Soubbotine[1] en particulier, la structure des synoviales et leurs propriétés physiologiques les rapprochent du tissu glandulaire et la capsule articulaire serait une glande close.

Pour Herrmann et Tourneux[2], elles se distinguent absolument des séreuses splanchniques par l'absence d'un revêtement épithélial continu et par la nature du liquide qu'elles sécrètent. Ces auteurs considèrent les synoviales comme des membranes de nature cartilagineuse.

Si l'opinion de Herrmann et Tourneux est fondée, elle rend parfaitement compte du faible pouvoir d'absorption des synoviales comparé à celui des grandes séreuses. On sait, en effet, que la puissance de résorption du tissu cartilagineux est très peu accentuée.

Il est un troisième caractère distinctif entre les deux variétés de séreuses articulaires et splanchniques; il consiste dans la rapidité plus ou moins grande de la coagulation du sang épanché dans leur cavité.

c) Différence dans la rapidité de la coagulation du sang épanché dans les deux variétés de séreuses,

D'une façon générale, la coagulation du sang épanché dans une séreuse *normale* aura d'autant moins de chances de s'effectuer que le sang s'extravasera plus lentement et en plus faible quantité, que les parois de la séreuse seront plus lisses, moins anfractueuses et qu'enfin la puissance de résorption de cette séreuse sera plus considérable.

---

1. Soubbotine, *Recherches histologiques sur la structure des membranes synoviales.* (*Trav. du labor. d'histol. du Collège de France*, 1880, XI, p. 206-288.)

2. Herrmann et Tourneux, *Contribution à l'étude des membranes synoviales.* (*Soc. de Biologie*, 3 avril 1880, et *Gaz. méd.*, 8 mai 1880.) — Amodru, *De la Transsudation des liquides à travers les membranes séreuses.* Thèse de doctorat. Paris. 1879.

D'une série d'expériences, Ledderhose[1] conclut en effet que dans les cavités séreuses le sang reste liquide et se résorbe quand la quantité n'est pas considérable et qu'il se coagule vite, en masse ou partiellement, s'il est abondant ou s'il existe des corps étrangers.

Or, les séreuses splanchniques (le péritoine en particulier) possèdent les propriétés suivantes :

1° Elles offrent une grande surface d'absorption[2];

2° Elles sont douées, à l'état sain, d'une puissance de résorption considérable, résorption encore facilitée par les mouvements du poumon (plèvre), par ceux de l'intestin (péritoine), mouvements qui répandent sur une plus large surface absorbante le sang extravasé ;

3° Leur face endothéliale est absolument lisse.

Inversement, les synoviales articulaires ont pour la plupart une surface absorbante faible, un pouvoir de résorption moins accentué et, de plus, leur face interne est recouverte de franges et aspérités diverses (genou).

Les séreuses articulaires réalisent donc toutes les conditions nécessaires à une facile et prompte coagulation.

Nous avons eu l'occasion de pratiquer cinq fois chez l'homme l'examen microscopique du sang provenant d'hémarthroses du genou et recueilli dans les quarante-huit heures après le traumatisme. Nous avons observé dans tous les cas la présence de réticulum fibrineux plus ou moins abondant, malgré l'absence complète de coagulation véritable[3]. Celle-ci nous a toujours paru

---

1. LEDDERHOSE, *Beiträge zur Kenntniss des Verhaltens von Blutergüssen in serösen Höhlen, etc.* Strasbourg. 1885. — LEJARS, art. : *Les Agents mécaniques*, in *Traité de Pathol. générale*, de Ch. BOUCHARD, t. I, p. 544. 1895.

2. Le péritoine aurait une superficie de 17,182 centimètres carrés, d'après Wégner.

3. Les ponctions articulaires (hémarthroses) ont donné des résultats très différents suivant les auteurs. Langenbeck, Kocher, Lücke, ont trouvé le sang coagulé dans le genou dès le troisième jour; Kocher l'a retiré encore parfaitement liquide au quatorzième jour. (LEJARS, *loc. cit.*, p. 544.)

débuter à la surface interne de la synoviale, principalement au voisinage des cryptes et villosités qui la tapissent.

Nous verrons bientôt quelle influence la coagulation peut avoir sur la genèse de la fièvre traumatique aseptique. Disons seulement que son rôle peut être triple :

1° Elle met en liberté le fibrin-ferment nécessaire à sa production, ferment dont Köhler, Angerer, etc., nous ont démontré le pouvoir pyrétogène ;

2° Elle modifie l'état physique et la composition chimique des liquides du foyer traumatique et, par suite, leur mode de résorption et leur action thermogène;

3° En modifiant le milieu, elle peut altérer les mutations cellulaires et, par suite, les sécrétions des éléments anatomiques. Quant à la chaleur locale qu'elle dégage, nous verrons qu'elle est nulle ou négligeable.

Enfin, il est un dernier caractère distinctif entre les séreuses articulaires et les séreuses splanchniques : c'est la différence de composition de leurs produits de sécrétion.

d) Différence de composition des produits sécrétés par les deux variétés de séreuses.

Il est aisé de comprendre l'effet que peut avoir cette différence sur la production de la coagulation, la nature des substances pyrétogènes résorbées, la rapidité de leur résorption, etc.

Tels sont les quatre principaux caractères qui nous permettent de distinguer les synoviales articulaires des grandes séreuses, au point de vue de l'étude clinique et pathogénique de la fièvre traumatique aseptique.

Dans ce chapitre, nous passerons en revue les traumatismes accidentels ou opératoires intéressant ces deux variétés de séreuses.

Nous étudierons spécialement la fièvre aseptique consécutive aux *laparotomies* et laisserons de côté les traumatismes abdominaux (plaies ou contusions) qui, déterminant presque toujours des lésions graves des viscères sous-diaphragmatiques, s'accompagnent de symptômes graves avec hypothermie.

Nous serons très bref sur les lésions traumatiques de la poitrine. La *plèvre* est, en effet, rarement seule intéressée.

Les traumatismes *articulaires* nous retiendront plus longtemps. Ils donnent lieu fréquemment à de l'hyperthermie; de plus, il est toujours possible de faire l'examen microscopique des liquides épanchés dans l'articulation et de vérifier leur asepsie.

Aussi insisterons-nous tout particulièrement sur les hémarthroses qui sont, avec les fractures et les traumatismes des parties molles (tissu conjonctif sous-cutané, muscles, etc.), les lésions qui sont les plus aptes à nous renseigner sur la pathogénie de la fièvre dont nous allons faire l'histoire.

Après l'étude des lésions mécaniques dont le foyer siège soit dans un tissu conjonctif, soit dans une séreuse, nous dirons quelques mots de celles qui portent sur un quelconque de nos différents organes (les centres nerveux exceptés).

La littérature chirurgicale est très pauvre en observations de fièvre aseptique consécutive à de telles lésions.

Il faudrait d'ailleurs distinguer les cas où le foyer traumatique existe tout entier dans l'intérieur de l'organe (ex. : contusions du foie, du rein, etc., avec épanchements intra-parenchymateux) de ceux où le foyer siège à la fois dans l'organe et dans les tissus voisins (contusions du foie, du rein, etc., avec rupture de leur capsule et épanchements péri-hépatique, péri-rénal, etc.).

Nous n'avons trouvé aucune observation de fièvre aseptique consécutive aux lésions de la première variété : l'expérience sur les animaux pourrait peut-être nous en fournir.

En revanche, nous pouvons citer quelques rares faits cliniques de la seconde variété avec fièvre réellement aseptique ou regardée comme telle par les chirurgiens qui les ont publiés. C'est qu'en effet l'asepsie de l'épanchement n'a pas été dans tous les cas vérifiée par l'examen bactériologique. Les observations passibles de ce grave reproche ne seront donc pas absolument démonstratives. Nous les rapporterons cependant, car elles concernent des lésions dont l'évolution clinique rend très probable leur nature aseptique.

Supposons donc un traumatisme intéressant à la fois un organe et les tissus ambiants. Ceux-ci peuvent être ou de la variété conjonctive ou de la variété séreuse. C'est ainsi, par exemple, qu'une contusion du rein peut déterminer un épanchement péri-rénal intra ou extra-péritonéal. Pour rester d'accord avec notre classification pathogénique, nous devrions donc subdiviser ces traumatismes en deux sous-variétés. Mais cette distinction, basée sur un nombre trop restreint d'observations, serait purement théorique et compliquerait inutilement notre classification. Nous la laisserons de côté.

Et d'ailleurs, au point de vue de la pathogénie de la fièvre traumatique aseptique, est-il nécessaire de séparer complètement les lésions mécaniques des organes des lésions dont le foyer siège dans un tissu conjonctif (première variété) ou dans les séreuses (deuxième variété) ? Nous ne le pensons pas.

Nous verrons en effet que les principaux facteurs pathogéniques de la fièvre traumatique aseptique sont les suivants :

1° L'élaboration de produits thermogènes dans le territoire vulnéré ;

2° Leur mode de résorption ;

3° L'action directe du trauma sur les extrémités nerveuses périphériques lésées.

Or, par produits thermogènes, nous entendons seulement :

a) Ceux qui sont contenus dans l'extravasation sanguine, séro-sanguine ou séreuse résultant des déchirures ou sections vasculaires ;

b) Les substances fabriquées (sécrétions anormales, produits de nécrobiose) par les cellules directement atteintes par le trauma ;

c) Celles qui résultent des phénomènes réactionnels ou réparateurs locaux plus ou moins immédiats.

Or, une lésion mécanique d'un organe, tel que la vessie par exemple, pourra déterminer, dans le tissu cellulaire péri-vésical, une infiltration d'urine plus ou moins mêlée de sang. L'urine étant douée d'un pouvoir thermogène démontré par les expériences de Roger[1], considérerons-nous la fièvre que peut engendrer une semblable lésion comme une véritable fièvre traumatique aseptique ? Évidemment non.

De même s'il y a hyperthermie après une lésion mécanique du foie ou de la vésicule biliaire avec épanchement de bile dans le péritoine, la regarderons-nous comme une fièvre traumatique aseptique ? Pas davantage.

Dans ces cas, en effet, l'hyperthermie n'est pas créée tout entière par le traumatisme ; elle n'en résulte pas directement. Elle est due, en grande partie tout au moins, à la résorption d'un épanchement constitué surtout par le liquide de sécrétion ou d'excrétion brusquement mis en liberté par l'organe lésé. Nous savons en effet que la plupart de nos produits de sécrétion et de désassimilation sont thermogènes. Mais ces produits ne rentrant pas dans une des trois variétés de substances thermogènes citées précédemment, leur résorption ne peut pas engendrer de fièvre traumatique aseptique, mais seulement des fièvres épitraumatiques.

D'ailleurs, quand une lésion mécanique d'un organe s'accompagne d'un épanchement dans les tissus ambiants, ce sont ces derniers (tissus conjonctifs ou séreux) qui jouent le plus

---

1. H. Roger, *Action des extraits de muscles, du sang artériel et de l'urine sur la température.* (*Archiv. de physiol.*, 1891, p. 216.) — A. Chauffin et P. Carnot, *Action de la bile et de l'urine sur la thermogénèse.* (*Archiv. de physiol.*, Paris, 1891, p. 879-886.)

grand rôle dans la résorption des liquides extravasés. L'organe intéressé doit intervenir en effet pour une bien faible part dans ce phénomène qui est un des plus importants facteurs pathogéniques de la fièvre traumatique aseptique.

Quant à l'action directe du trauma sur les terminaisons nerveuses (troisième facteur pathogénique), elle est, dans le cas de lésions des organes, de nature certainement très complexe.

Ne sait-on pas, par exemple, ainsi que l'a montré Claude Bernard, qu'une contusion même légère du foie peut déterminer une perturbation nerveuse dans le fonctionnement de ce viscère capable de produire un ictère plus ou moins fugace ou une glycosurie passagère ? Peut-être même cette contusion trouble-t-elle les autres fonctions si multiples de cet organe ? Et nous pourrions en dire autant de tous nos viscères.

Quand au contraire le trauma porte sur un territoire périphérique, un membre par exemple, les lésions nerveuses sont généralement beaucoup plus simples dans leurs effets. Elles laissent à peu près intact le fonctionnement de nos systèmes essentiels; quelques troubles trophiques et vaso-moteurs locaux ou généraux, peut-être une action excitatrice ou dépressive sur nos centres nerveux, telles sont les principales modifications qui peuvent survenir. Elles sont, on le voit, bien moins importantes et moins nombreuses qu'à la suite des lésions organiques. Nous verrons d'ailleurs qu'en dehors de cette dernière variété de lésions, l'action directe du trauma sur les terminaisons nerveuses est des trois facteurs pathogéniques de la fièvre traumatique aseptique le moins important.

Dans le cas de lésions des organes, la perturbation nerveuse peut ou bien être violente et retentir sur tout l'organisme qui tombe brusquement en état de shock avec hypothermie, ou bien être beaucoup moins accentuée. Mais, même dans ce dernier cas, elle peut troubler plus ou moins nos fonctions normales de sécrétion, d'excrétion, de respiration, etc. L'hyperthermie qui peut résulter de cette rupture de l'équilibre vital n'est donc pas de la fièvre traumatique aseptique telle que nous l'entendons.

Nous rapporterons cependant quelques observations de contusion du rein avec épanchements uro-hématiques péri-rénaux et de lésions traumatiques du poumon avec hémothorax. C'est qu'en effet, dans ces observations, le traumatisme semble n'avoir eu qu'une action locale sans retentissement sur les autres systèmes. L'hyperthermie constatée peut donc y être considérée comme créée par le trauma.

Après l'étude des traumatismes à foyer siégeant dans les tissus de nature conjonctive ou séreuse, nous ferons l'histoire clinique de la fièvre aseptique consécutive aux lésions mécaniques des centres nerveux encéphaliques ou médullaires.

III.— LE FOYER TRAUMATIQUE SIÈGE DANS LES CENTRES NERVEUX ENCÉPHALIQUES OU MÉDULLAIRES

Nous avons donné plus haut les raisons qui nous ont fait considérer la fièvre engendrée par de telles lésions sinon comme une fièvre traumatique aseptique typique, telle que nous l'avons définie, du moins comme une fièvre traumatique *nerveuse* qui n'est pour nous qu'une modalité de la première, modalité créée par le mode d'action tout spécial de l'agent vulnérant sur le système nerveux.

Dans une thèse remarquable, M. le Dr J.-F. Guyon a fait l'étude clinique et pathogénique de l'hyperthermie centrale consécutive aux lésions de l'axe cérébro-spinal. Nous puiserons dans ce travail, qui renferme la plupart des observations connues de traumatismes des centres nerveux avec fièvre, les documents qui nous sont nécessaires.

Comme lui, nous passerons en revue les modifications diverses de la température qui succèdent :

1° Aux traumatismes cérébraux ;

2° Aux traumatismes médullaires ;

3° Aux hémorrhagies cérébrales ou médullaires.

Celles-ci peuvent être *spontanées* ou *traumatiques*.

Bien que les hémorrhagies spontanées soient du ressort de la médecine, nous indiquerons les variations de température qu'elles peuvent engendrer.

Car, si la plupart des traumatismes crâniens ou médullaires s'accompagnent généralement de lésions matérielles du cerveau ou de la moelle, il est des cas où celles-ci sont réduites au minimum et où l'épanchement sanguin intra-crânien, par la compression qu'il exerce sur les centres, domine la scène clinique et crée à lui seul tous les symptômes.

Ces cas ont alors une certaine analogie avec les hémorrhagies spontanées de cause médicale. C'est pour cette raison que nous parlerons de l'hyperthermie que celles-ci peuvent provoquer.

Nous venons d'exposer et de justifier *a priori* une classification pathogénique des différentes variétés de fièvres traumatiques aseptiques.

Dans notre chapitre sur la *Pathogénie*, nous essaierons, en nous appuyant sur des faits cliniques et expérimentaux, de lui donner une base scientifique.

C'est à cette classification que nous aurons recours pour faire l'histoire clinique de la fièvre traumatique. Nous étudierons donc successivement l'hyperthermie consécutive aux lésions mécaniques à foyer siégeant :

1° Dans un tissu de nature conjonctive ;

2° Dans les séreuses (splanchniques et articulaires) ;

3° Dans les centres nerveux (cerveau, moelle).

Pour chacune de ces trois grandes variétés de lésions, les traumatismes seront rangés d'après leur mode d'action.

Avec M. Lejars[1], nous les diviserons en cinq catégories :

1° *Le choc*, qui comprendra la contusion et les plaies contuses, les plaies par armes à feu;

2° *La section*;

3° *La compression*;

4° *La piqûre*;

5° *La distension*.

Nous insisterons surtout sur la contusion et la section. Ce sont, en effet, les lésions que l'on observe le plus fréquemment dans les hôpitaux.

Mais, avant de commencer cette étude clinique, nous croyons utile d'indiquer la méthode que nous avons suivie pour la prise des températures chez l'homme ou l'animal en expérience.

Manière de prendre les températures. — Cette opération, en apparence si simple, exige, pour être bien faite, des précautions multiples qu'il n'est pas toujours possible de réaliser.

Chez l'homme, on peut assez aisément suivre avec une rigueur suffisante la marche de la température.

Dans nos observations cliniques, celle-ci a toujours été prise dans l'aisselle au moins deux fois par jour, le thermomètre restant en place de cinq à dix minutes.

L'étude de la marche de la température est, au contraire, très difficile chez les animaux de laboratoire et cela pour plusieurs raisons.

D'abord ces animaux sont d'une *impressionnabilité* très grande et nous savons, depuis les expériences de Mosso[2], de Turin, quelle grande influence peuvent avoir sur la température générale de l'organisme les émotions et les phé-

---

1. F. Lejars, *loc. cit.*, p. 514.

2. U. Mosso, *Influence du système nerveux sur la température animale.* (*Archives ital. de biol.*, t. VII, 1886.) — A. Mosso, *les Phénomènes psychiques et la température du cerveau.* (*Archiv. ital. de biol.*, t. XVIII, 1893, p. 276.)

nomènes psychiques. Ne suffit-il pas, en effet, quelquefois, pour faire monter la température rectale chez le chien, de la simple vue de la nourriture, de la présence d'un autre animal, etc. ?

De tous les animaux de laboratoire, le plus impressionnable est certainement le lapin; le cobaye et le chien surtout le sont beaucoup moins. Mais ce sont les bovidés et les solipèdes qui conviendraient le mieux[1]. On peut trouver sans peine des chevaux assez dociles pour supporter une saignée de plusieurs litres sans manifester la moindre frayeur.

Une autre cause peut faire varier, souvent dans de très larges limites, la température du corps, c'est la *contention* de l'animal.

Il suffit de saisir un lapin avec les mains pour déterminer bien souvent une hyperthermie notable et rapide. Comme Mosso, nous avons noté une fois une ascension de 1°,6 chez un lapin qui venait d'être placé sur un appareil ordinaire à contention. Au bout de vingt minutes seulement, la température était revenue à peu près à la normale. Cette hyperthermie était due à l'exagération des contractions musculaires.

Pour nous mettre à l'abri de ces causes d'erreur, nous avons utilisé généralement le cobaye.

Il est aisé de se procurer des cobayes de la même portée, du même sexe et à peu près du même poids et du même âge[2]. De plus, ces animaux sont relativement peu impressionnables.

Pour chacune de nos expériences, nous avons soumis ces animaux au même régime alimentaire. Ils restaient nuit et jour dans le laboratoire, pour éviter autant que possible l'influence

1. L. ASSONNEAU, *Étude expérimentale sur les causes primitives de la fièvre d'origine inflammatoire* Thèse. Toulouse, 1895, p. 23 et suiv. — ROGER, *Note sur le pouvoir thermogène des extraits de muscles* (Soc. biol., 17 juin 1893, p. 631.)

2. Toutes choses égales, la température varie moins chez les adultes que chez les nouveau-nés dont le système nerveux, incomplètement développé, plus impressionnable, remplit encore mal son rôle de régulateur de la thermogénèse.

des variations de la température extérieure. La température du laboratoire était d'ailleurs notée plusieurs fois par jour.

Les mêmes précautions ont été prises avec les lapins qui nous ont servi pour l'étude des variations thermiques consécutives aux épanchements sanguins dans le tissu cellulaire sous-cutané. Ces lapins ont été placés sur le même appareil à contention et nous n'avons considéré comme fébriles que les températures succédant à l'hyperthermie due aux contractions musculaires et aux phénomènes psychiques.

Pour toutes nos expériences, nous avons utilisé le même thermomètre préalablement vérifié. La température a été constamment prise dans le rectum, plusieurs fois par jour et, autant que possible, aux mêmes heures. Le thermomètre était toujours *enfoncé de la même quantité*. Cette précaution est indispensable. Sans elle, on peut faire des erreurs variant de 0°,5 à 1°.

Dans sa thèse, M. Ansonneau cite une autre cause d'erreur: le *degré de constriction du sphincter anal* variable avec chaque espèce animale. Un sphincter bien contracté isole de l'air extérieur l'ampoule rectale dont la température est toujours sensiblement égale à la température centrale. Un sphincter relâché, permettant au contraire l'accès de l'air au moment de l'introduction du thermomètre, peut provoquer un abaissement notable de la température de cette ampoule.

Mais cette cause d'erreur, fréquente chez les animaux de grande taille (chevaux, ânes, chiens, etc.), est facile à éviter chez les animaux de laboratoire (cobayes, lapins).

Il suffit de choisir un thermomètre dont le réservoir a un calibre sensiblement égal à celui de l'ampoule rectale et de l'enfoncer assez profondément (toujours de la même quantité). Avec cette précaution, il est inutile d'entourer l'anus et la tige du thermomètre d'un bourrelet de coton comme le recommande avec juste raison M. Ansonneau pour les grands animaux.

L'état de plénitude ou de vacuité de l'ampoule rectale a aussi son importance. On sait qu'un thermomètre enfoncé dans un bol fécal marque généralement une température hypo-normale (un demi-degré). Nous n'avons cependant pas cru devoir vider le rectum de nos animaux. Il est aisé en effet de refouler dans la partie supérieure du rectum, avec le réservoir du thermomètre, les matières fécales qui, chez le lapin et le cobaye, sont le plus souvent concrètes.

Telles sont les règles auxquelles nous nous sommes scrupuleusement astreint dans nos recherches thermométriques. C'est pour ne pas les avoir suivies que des expérimentateurs habiles et consciencieux sont arrivés bien souvent à des résultats contradictoires.

De plus dans une étude sur la fièvre traumatique amicrobienne, il était nécessaire d'opérer avec une asepsie absolue sur des animaux sains.

Aussi avons-nous toujours, chez l'homme comme chez l'animal en expérience, vérifié l'asepsie et de l'épanchement traumatique et du sang de la circulation générale. Nous n'avons d'ailleurs utilisé que des animaux vigoureux et en parfaite santé.

Quant aux observations cliniques que nous rapportons dans ce travail, elles ont été pour la plupart recueillies dans le service de M. le professeur Heydenreich et elles remplissent les conditions suivantes :

1° Elles concernent des blessés qui ont été reçus à l'hôpital ou au moins examinés le jour même du traumatisme ;

2° Il n'y a pas de plaies des téguments ou, quand ceux-ci sont intéressés, les plaies sont petites, sans importance et ont guéri rapidement sans inflammation, ni suppuration ;

3° Les blessés ne sont atteints d'aucune affection fébrile rappelée ou intercurrente ;

4° La constipation a été soigneusement combattue ;

5° L'examen bactériologique des liquides épanchés dans le foyer traumatique et du sang de la circulation générale (piqûre au doigt) a été presque toujours pratiqué le second ou le troisième jour;

6° La température a été prise dans l'aisselle deux fois par jour.

Ces préliminaires posés, entrons dans notre sujet.

I. — FIÈVRE ASEPTIQUE CONSÉCUTIVE AUX LÉSIONS MÉCANIQUES A FOYER SIÉGEANT DANS UN TISSU DE NATURE CONJONCTIVE

Contusions et plaies contuses

Définition de la contusion. — La *contusion* est une lésion traumatique dans laquelle la diérèse, produite par pression brusque et momentanée d'un corps mousse, s'accompagne d'attrition au point d'application de la violence avec intégrité des téguments.

Il y a *plaie contuse* quand les téguments sont divisés. Le choc peut être :

1° *Direct :* la puissance contondante est alors ou extérieure à l'organisme ou représentée par un de nos organes ou tissus (contusion dans les luxations, les fractures à grand chevauchement, etc.);

2° *Transmis à distance* par les milieux durs de l'organisme. D'où production de lésions à distance, siégeant aux points de moindre résistance.

Ces dernières lésions nous occuperont peu, car il est souvent difficile d'apprécier exactement leur nature et leur étendue, éléments dont la connaissance est nécessaire pour établir la pathogénie de la fièvre traumatique aseptique.

Nous étudierons spécialement les contusions des parties molles (tissus conjonctifs sous-cutané, inter-musculaire, etc., tissus fibreux, tissu musculaire) et les contusions osseuses.

A) Contusions des parties molles.

Anatomie pathologique[1]. — Dupuytren distingue quatre degrés dans la contusion :

1° L'*ecchymose* simple, sans foyer de contusion ;

2° Il y a un *foyer de contusion* avec *épanchement* sanguin, primitif de sérosité, huileux ;

3° Il y a une destruction plus profonde des tissus avec *gangrène secondaire* ;

4° La désorganisation des tissus est complète et instantanée avec *sphacèle immédiat*.

Chacune de ces variétés de contusion est accompagnée :

1° De *rupture vasculaire* ;

2° D'*attrition locale*.

Existe-t-il un rapport direct entre le degré de ces deux sortes de lésions et celui de l'hyperthermie qu'elles engendrent ? Quelle est celle qui influe le plus sur la grandeur de l'élévation de la température ? Autant de questions intéressantes auxquelles nous tâcherons de répondre, en nous basant sur des observations cliniques et expérimentales.

Mais avant de rapporter ces observations, disons quelques mots des lésions élémentaires de la contusion.

Quel que soit son degré, elle provoque toujours une extravasation sanguine et des altérations cellulaires.

Dans l'ecchymose simple, l'infiltration sanguine semble être la lésion dominante ; les modifications des éléments anatomiques sont peu importantes ; la plupart d'entre eux récupèrent promptement leur vitalité première ; quelques-uns seulement meurent et sont résorbés avec le sang, la lymphe et la graisse.

---

1. GUSSENBAUER, *Die traumatischen Verletzungen.* (*Deutsche Chirurgie*, Lief. XV, p. 92.)

Si la contusion s'accompagne d'un épanchement sanguin, les modifications locales sont plus accentuées.

Les altérations cellulaires ne sont pas immédiates, mais progressives[1]. Elles sont dues :

1° Au traumatisme lui-même qui lèse mécaniquement les éléments anatomiques ;

2° A la compression par l'épanchement ;

3° Aux lésions vasculaires et par suite à l'ischémie produites par le choc vulnérant.

Dans ce cas encore, la plupart des éléments cellulaires reviennent à la vie. D'autres, en nombre plus considérable que dans le cas de simple ecchymose, sont frappés de nécrobiose et bientôt résorbés.

Si la contusion est plus violente (3° degré), c'est surtout à l'action mécanique directe que sont dues les altérations cellulaires. Aussi la mortification est-elle plus grande et plus rapide que dans le cas précédent, où la nécrobiose était surtout d'origine dyscrasique. Ici les cellules traumatisées meurent presque toutes et il y a production d'un sphacèle secondaire.

Enfin, quand la contusion (4° degré) s'accompagne d'une désorganisation complète des tissus lésés, c'est encore le choc mécanique qui joue le principal rôle dans la destruction des éléments anatomiques. Il est ici assez intense pour déterminer subitement leur nécrobiose avec sphacèle immédiat. Dans le cas de contusion du 4° degré, la mortification d'origine dyscrasique passe au second plan.

Telles sont, rapidement esquissées, les lésions locales déterminées par les diverses variétés de contusions.

Il nous sera maintenant plus facile de rechercher s'il existe un rapport entre le degré et la nature de ces lésions et le degré de l'hyperthermie consécutive.

---

1. Un certain nombre d'éléments anatomiques peuvent cependant être presque instantanément frappés à mort.

a) Contusions du premier degré : ecchymose.

α) *Traumatismes expérimentaux (choc direct).* — Nous avons contusionné trois cobayes du poids respectif de 380, 410 et 430 grammes de la façon suivante :

Afin de juger plus exactement des lésions provoquées par l'agent mécanique, nous rasons soigneusement la face interne de la cuisse ; un pansement humide au sublimé est ensuite appliqué pendant deux jours sur tout le membre inférieur ; de cette façon les excoriations déterminées par le rasoir ont eu le temps de guérir. Avec une petite planchette analogue à un coupe-papier, nous contusionnons la partie rasée, qui est ensuite immédiatement lavée au sublimé (1/1,000) tiède ; puis entourée de gaze salolée.

Les résultats thermométriques ont été les suivants :

TEMPÉRATURE du laboratoire		1ᵉʳ COBAYE (380 gr.)	2ᵉ COBAYE (410 gr.)	3ᵉ COBAYE (430 gr.)
18°	Avant contusion	T = 39°2	T = 39°	T = 39°6
18	1/2 h. après	T = 39 5	T = 39 4	T = 39 9
18	1 h. après	T = 39 4	T = 39 2	T = 39 7
18	2 h. après	T = 39 4	T = 39 2	T = 39 8
17	4 h. après	T = 39 6	T = 39	T = 39 8
17	6 h. après	T = 39 6	T = 39 2	T = 39 0
17	9 h. après	T = 39 5	T = 39 2	T = 40 1
20	25 h. après	T = 39 3	T = 39 1	T = 39 5

De ces trois expériences, nous tirons les conclusions suivantes :

1° Chez les cobayes, les contusions déterminant une simple ecchymose dans le tissu cellulaire sous-cutané engendrent une hyperthermie nulle ou négligeable, atteignant à peine 0°,2 à 0°,5 durant quelques heures ;

2° Dans la première demi-heure qui suit le traumatisme,

l'hyperthermie est plus accentuée. Les *maxima* trouvés furent :

1er cobaye	39°8 au bout de 10 min.	
2e cobaye	39 6 —	10 min.
3e cobaye	40 —	5 min.

Cette hyperthermie, due uniquement aux contractions musculaires de l'animal et à leur excitation psychique, ne doit pas être prise en considération.

β) *Observations cliniques de contusions avec simple ecchymose.* — Nous avons eu l'occasion cette année d'observer trois traumatismes de cette nature.

OBSERVATION I

Homme, 36 ans. Maçon.

Antécédents héréditaires. — Rien de particulier.

Antécédents personnels. — Alcoolisme; n'a jamais fait de maladie. Constitution robuste.

Dans le courant de janvier 1896, il reçoit d'un camarade un coup de pied qui l'atteint à la face externe de la cuisse droite. Deux heures après, il vient à la consultation. On constate une très légère tuméfaction de la région, sans rougeur, pas de fluctuation ni de crépitation. Douleur assez forte à la pression.

A 11 h. 1/2 du matin	T = 37°	P = 81
A 7 h. du soir	T = 37 6	P = 88

Le lendemain, la douleur est un peu moins grande. La tuméfaction a presque disparu ; coloration légèrement violacée des téguments.

A 8 h. du matin	T = 37°2	P = 72
A 6 h. du soir	T = 37 4	P = 76

Le surlendemain, la température est absolument normale.

A 8 h. du matin	T = 37°	P = 76
A 6 h. du soir	T = 37 3	P = 88

Pendant les trois jours qui suivirent le traumatisme, il n'y eut aucun trouble de l'état général ; pas de constipation.

CONCLUSION. — Si l'on songe que la température d'un homme sain est ordinairement plus élevée le soir que le matin ; si, de plus, on convient de ne regarder comme fébriles que les températures dépassant 37°,5 le soir au moins pendant plusieurs heures, on voit que dans l'observation citée l'hyperthermie a été bien faible.

OBSERVATION II

Jeune fille, 24 ans. Ouvrière en chaussures.

Rien de particulier dans les antécédents héréditaires.

Antécédents personnels. — Signes de scrofule.

État actuel. — Rien aux poumons. Constipation habituelle ; n'est pas nerveuse.

En juillet 1895, elle fait une chute dans un escalier sur la région fessière droite. Trois heures après, elle se présente à l'hôpital. On constate une tuméfaction légère de la fesse droite sans excoriation des téguments ; douleur légère à la pression.

Quatre heures après le traumatisme :

$$T = 37°4 \qquad P = 88$$

Le soir :

$$T = 37°7 \qquad P = 84$$

Le lendemain, on observe une ecchymose au niveau de la région ischio-fessière.

$$T_m = 37°3 \qquad P = 76$$
$$T_s = 37,5 \qquad P = 82$$

Le 3e jour : même état local ; la température est redevenue normale.

$$T_m = 36°9 \qquad P = 72$$
$$T_s = 37,2 \qquad P = 92$$

CONCLUSION. — Dans cette observation, le thermomètre a atteint 37°,7 le soir du traumatisme. L'hyperthermie a donc été très faible (0°,2). Le pouls est resté constamment physiologique.

OBSERVATION III

Jeune homme, 25 ans. Cordonnier.

Antécédents héréditaires. — Père mort d'une affection cardiaque; mère bien portante; un frère saturnin.

Antécédents personnels. — Sujet bien constitué; a eu la fièvre typhoïde à 18 ans; pas de lésions pulmonaires; n'est ni nerveux, ni syphilitique; légèrement éthylique.

En mai 1896, il reçoit dans une rixe un violent coup de poing américain; le lendemain matin (dix heures après le traumatisme), il vient à la consultation de l'hôpital.

Il présente à la région scapulo-humérale gauche une large ecchymose sans plaie des téguments. La percussion et l'auscultation ne révèlent aucune lésion pulmonaire :

$$T_m = 37°5 \qquad P = 92$$
$$T_s = 38 1 \qquad P = 96$$

Le lendemain, l'ecchymose est plus étendue; mais il n'existe pas de collection sanguine. Le malade a eu une selle dans la journée. État général excellent.

$$T_m = 37°6 \qquad P = 82$$
$$T_s = 37 9 \qquad P = 81$$

Le 3ᵉ jour, même état.

$$T_m = 37°2 \qquad P = 76$$
$$T_s = 37 4 \qquad P = 76$$

CONCLUSION. — Dans cette observation, la température maxima (38°,1) a été notée le soir du traumatisme. Le soir du 2ᵉ jour, elle était encore à 37°,9; le 3ᵉ jour, elle était redevenue normale. L'hyperthermie a donc été de 0°,6 et de 0°,4. Le pouls est resté physiologique.

De tous ces faits cliniques et expérimentaux, nous concluons que, chez les animaux comme chez l'homme, les contusions du premier degré (ecchymose simple) peuvent engendrer des élévations de température le plus souvent minimes et de courte durée. L'hyperthermie ne dépasse pas quelques dixièmes de degré (0°,3-0°,4) le soir du premier jour.

Quand la contusion est plus violente, l'ascension thermique peut être plus accentuée.

Ainsi dans l'observation III, elle a atteint 0°,6 le soir du premier jour et 0°,4 le soir du deuxième.

b) *Contusions du second degré.*

Il y a production d'un foyer traumatique réel avec épanchement sanguin, primitif de sérosité, huileux ou gazeux.

Nous ne citerons aucun exemple de contusion avec épanchement de gaz dans le tissu cellulaire sous-cutané, car ces épanchements nécessitent, pour se produire, des ruptures ou contusions graves des organes creux.

Dans ce chapitre en effet, nous étudions les contusions intéressant les tissus conjonctifs à l'exclusion des organes.

D'ailleurs, quand ceux-ci sont lésés, les épanchements consécutifs sont très rarement exclusivement gazeux : ils sont le plus souvent constitués par un mélange d'eau et de liquide sanguin ou séro-sanguin. L'hyperthermie qui peut résulter de tels traumatismes doit donc avoir dans ce cas une pathogénie complexe. De plus, le mélange de gaz au sang extravasé est une cause fréquente d'infection.

Il serait cependant intéressant de savoir si l'irruption brusque sous la peau d'un gaz aseptique inerte, sans action chimique sur les tissus, peut engendrer une élévation de la température. Le fait serait facile à vérifier expérimentalement sur l'animal.

Nous laisserons aussi complètement de côté les contusions s'accompagnant d'*épanchements huileux.* Ceux-ci sont en effet exceptionnels; dans les observations publiées, la marche de la température a été mal suivie et l'examen bactériologique a été complètement négligé.

Dans les cas de contusions de territoires riches en graisse avec broiement des cellules adipeuses, dans les fractures avec dilacération de la moelle, il se produit rarement d'épanchement huileux véritable. L'épanchement traumatique est presque toujours un mélange de liquide huileux et de liquide sanguin ou séro-sanguin. Il est possible que la fièvre consécutive à de tels traumatismes soit due en partie à la résorption du liquide huileux, soit que celui-ci possède un pouvoir pyrétogène propre, soit que la phagocytose des cellules adipeuses par les globules blancs élabore des substances thermogènes[1].

La littérature chirurgicale étant également très pauvre en observations de contusions avec *épanchements primitifs de sérosité*, nous ne parlerons pas de la fièvre engendrée par de tels traumatismes.

α) Observations cliniques de contusions du second degré avec épanchement sanguin ou séro-sanguin dans le tissu cellulaire.

Les hématomes peuvent être *circonscrits* ou *diffus, sous-tégumentaires* ou *interstitiels*.

OBSERVATION IV

Hématome circonscrit sous-tégumentaire. — Bosse sanguine de la région temporale droite. — Absence de fièvre.

Homme, 32 ans. Chiffonnier.
Rien de particulier dans les antécédents personnels et héréditaires.
État actuel. — Homme assez bien constitué.
Dans une rixe, il reçoit la nuit un violent coup de canne au niveau de la région pariétale droite. Examiné le lendemain (8 heures après), il présente, au niveau de cette région, une tuméfaction nettement circonscrite, du volume d'une petite mandarine, globuleuse, résistante et douloureuse à la pression. Les téguments sont intacts.
Une ponction aspiratrice faite aseptiquement démontre l'existence d'un épanchement de sang coagulé. Ensem ... le jour même, les cultures

---

1. Aucun expérimentateur n'a, croyons-nous, étudié l'action sur la température du liquide huileux obtenu par expression de tissu adipeux vivant.
M. Darembergo (*Soc. Biol.*, 1888, p. 702) a seulement constaté que les injections aux animaux (cobayes, lapins) d'huile stérilisée déterminent à doses faibles la mort de l'animal au bout d'un nombre de jours variable.

restent stériles. L'examen histologique ne décèle aucune altération notable des éléments figurés ; les leucocytes sont en nombre normal.

Ensemencé de nouveau le lendemain, le sang reste encore stérile.

On applique un bandage ouaté compressif.

Le 1ᵉʳ jour :

$$T_m = 37°2 \qquad P = 68$$
$$T_s = 37\ 1 \qquad P = 70$$

Le 2ᵉ jour :

$$T_m = 36°9 \qquad P = 71$$
$$T_s = 37\ 2 \qquad P = 81$$

Huit jours après, la tumeur a diminué ; il reste cependant une induration du volume d'une noix.

CONCLUSION. — Dans cette observation, la température du blessé est restée absolument et constamment normale.

Notons la lenteur de la résorption de l'épanchement, lenteur qui tient certainement à la texture dense et serrée de la couche fibro-graisseuse sous-cutanée des téguments du crâne.

Notons aussi que les altérations cellulaires créées directement par le trauma ont été minimes. En effet, le choc n'a atteint le crâne que sur une faible surface, et la peau, ecchymosée au niveau de la bosse sanguine, n'a jamais présenté de tendance au sphacèle.

OBSERVATION V

Contusion de la cuisse avec hématome interstitiel diffus.
Fièvre assez élevée (38°,5).

Homme, 42 ans. Charpentier.

Rien de particulier dans les antécédents.

État actuel. — A la suite d'une chute d'un échafaudage, où il est violemment contusionné par un madrier, le blessé se présente à l'hôpital.

Examiné trois heures après, il présente au niveau de la région antéro-externe de la cuisse droite un gonflement diffus sans limites précises remontant à quatre travers de doigt au-dessous de l'épine iliaque antéro-supérieure et descendant jusqu'au niveau du condyle externe du fémur. Au niveau de la cuisse, on constate une petite plaie de la peau ; il existe aussi une vaste ecchymose de toute la région.

Douleurs sourdes et continues, exagérées par la pression. A la palpation, on sent nettement une fluctuation profonde.

$$T_s = 38°5 \qquad P = 88$$

Le lendemain :

$$T_m = 38 \qquad P = 80$$

L'état général du blessé est excellent.

Nous pratiquons aseptiquement la ponction de l'épanchement. Il sort environ 10 grammes de sang noirâtre. Pansement compressif.

Le 3° jour :

$$T_m = 37°4$$
$$T_s = 38\,2$$

A partir du 4° jour, la température redevient normale.

Examen du sang. — Le sang ponctionné est ensemencé ; il reste stérile.

Au microscope, un grand nombre de globules rouges sont altérés ; les globules blancs sont en nombre normal ; on constate quelques faisceaux de fibrine.

OBSERVATION VI

Hématome de la cuisse. — Guérison sans intervention. — Fièvre élevée et de longue durée.

(Communiquée par M. le Docteur P. Bertrand.)

Femme ; 64 ans. Coup de pied de cheval porté à la région antéro-interne de la cuisse droite, hématome du volume d'une tête fœtale, au niveau des adducteurs, produit surtout par la rupture des veines variqueuses de la jambe.

La malade refuse toute ponction évacuatrice ; application de compresses sédatives.

Sept jours après le traumatisme, la peau est devenue tendue, violacée, adhérente, mais elle ne présente pas d'ulcération. Pendant les quinze premiers jours, l'hématome resta à peu près stationnaire. Il ne disparut qu'après un mois et demi de repos absolu au lit.

Pendant les dix premiers jours, la température oscilla entre 37°,2 et 39°, atteignant deux fois 39°, le soir du 3° et du 6° jour. Puis elle oscilla entre 37° et 38° pendant quelques jours, et elle redevint normale. La température vespérale fut presque constamment plus élevée (de 38° à 39°) que la température du matin (de 37°,2 à 38°,4).

REMARQUES. — Cette observation est intéressante. Elle nous montre que la résorption d'un épanchement sanguin peut engendrer de l'hyperthermie et que cette hyperthermie peut atteindre un degré élevé et avoir une assez longue durée (12 à 15 jours). Il faut noter que cet hématome est dû à un coup de pied de cheval et que, par conséquent, l'attrition des tissus a certainement influé sur la marche de la température.

L'examen bactériologique du sang extravasé n'a pas été pratiqué. Mais l'évolution clinique de l'hématome permet de considérer la fièvre qui est survenue comme une véritable fièvre traumatique aseptique.

OBSERVATION VII

Contusion de la cuisse avec épanchement sanguin ; apyrexie.

(Extrait des *Mémoires de Chirurgie de Verneuil*, t. IV, p. 257.)

Humbert, 27 ans, camionneur, entré le 4 avril 1876, service de M. Verneuil. La veille au soir, il a reçu sur la cuisse droite le timon d'un tombereau chargé de 6,000 kilogr. ; moitié inférieure de la cuisse droite déformée et distendue par un épanchement profond ; pression douloureuse en ce point. Ni ecchymose, ni hydarthrose. Les jours suivants, quelques picotements dans la cuisse, mais pas de douleurs véritables ; la température oscille de 36°,8 à 37°,0 ; quelques jours après, Humbert sort de l'hôpital marchant parfaitement.

CONCLUSION. — Cette observation nous montre que les épanchements sanguins traumatiques peuvent avoir une évolution apyrétique.

β) *Contusions avec épanchements sanguins produits expérimentalement sur les animaux.* — Malgré de nombreuses tentatives, nous n'avons pu provoquer directement par contusion d'épanchements sanguins collectés chez les animaux (cobayes et lapins). Nous y sommes parvenu au moyen du procédé détourné suivant :

L'animal choisi est le lapin, dont les vaisseaux sanguins, plus gros que ceux des cobayes, permettent d'obtenir plus aisément des hématomes de volume appréciable.

Deux jours avant le traumatisme, la cuisse de l'animal est rasée avec les précautions indiquées précédemment, puis enveloppée d'un pansement antiseptique à la gaze salolée; le surlendemain, le lapin est traumatisé en deux temps.

1° *Production de l'hématome.* — Après avoir posé à la racine du membre une ligature serrée qui détermine une forte congestion veineuse, nous faisons au bistouri une section sous-cutanée aseptique d'une des veines sous-tégumentaires de la cuisse. La petite plaie de la peau est immédiatement fermée avec de la gaze salolée collodionnée. L'hématome constitué, le membre est aussitôt contusionné.

2° *Contusion de la cuisse.* — Pour éviter de léser mécaniquement les téguments, le membre inférieur est complètement entouré d'une couche assez épaisse de coton hydrophile. On le fait, de plus, reposer sur une planchette recouverte également de coton; on diminue ainsi les effets de la contusion indirecte. Il est bon d'employer un maillet de bois à section assez large et de l'appliquer sur la cuisse bien parallèlement à la surface de la planchette. Sans cette précaution, on pourrait brusquement faire glisser les téguments sur les plans musculaires et osseux sous-jacents et déterminer ainsi des déchirures de la peau.

Celle-ci est, aussitôt après le traumatisme, lavée au sublimé et entourée d'un pansement sec à la gaze salolée collodionnée.

Par ce procédé, nous avons pu obtenir trois fois des hématomes circonscrits. Mais nous avons échoué plusieurs fois. Il arrive, en effet, généralement qu'un hématome primitivement sous-cutané et circonscrit se transforme, après contusion, en hématome interstitiel et diffus. Ce procédé nous a donc permis aussi d'obtenir des hématomes de cette dernière variété.

Pour chacune de nos expériences, nous avons vérifié l'asepsie de l'épanchement immédiatement après sa production et deux jours après. Deux fois, il y a eu contamination microbienne sans suppuration; ces deux cas ont été éliminés.

Nous sommes arrivé aux résultats suivants :

Contusions avec hématomes circonscrits de la cuisse (lapins).

TEMPÉRATURE du laboratoire.		1re EXPÉRIENCE. Lapin femelle. — Poids : 1,320 gr.
»	La veille du traumatisme.	$T_m = 38°8$ $T_s = 39\ 2$
17°	1 h. avant	$T_s = 39\ 1$
17	1 h. après	$T_s = 38\ 7$
17	3 h. après	$T_s = 38\ 9$
19	5 h. après	$T_s = 39\ 2$
19	8 h. après	$T_s = 39\ 6$ (soir du trauma.)
19	17 h. après	$T_m = 39\ 4$
19	21 h. après	$T_s = 39\ 6$
19	20 h. après	$T_s = 39\ 9$
16	Le 3e jour.	$T_m = 39$
20	—	$T_s = 38\ 9$

TEMPÉRATURE du laboratoire.		2e EXPÉRIENCE. Lapin femelle. (Poids : 1,380 gr.)	3e EXPÉRIENCE. Lapin femelle. (Poids : 1,410 gr.)
»	La veille du traumatisme.	$T_m = 39°$ $T_s = 39\ 3$	$T_m = 39°1$ $T_s = 39\ 3$
20°	1 h. avant	$T_s = 39\ 2$	$T_s = 38\ 8$
20	1 h. après	$T_s = 38\ 2$	$T_s = 38\ 6$
19	3 h. après	$T_s = 38\ 6$	$T_s = 38\ 4$
17	5 h. après	$T_s = 38\ 6$	$T_s = 38\ 6$
16	8 h. après	$T_s = 39\ 2$	$T_s = 38\ 9$
14	17 h. après	$T_m = 39\ 4$	$T_m = 39$
18	21 h. après	$T_s = 40$	$T_s = 39\ 2$
17	20 h. après	$T_s = 40\ 2$	$T_s = 39\ 6$
13	Le 3e jour.	$T_m = 39\ 6$	$T_m = 39$
18	—	$T_s = 40\ 4$	$T_s = 39\ 2$
14	Le 4e jour.	$T_m = 39\ 4$	$T_m = 39$
20	—	$T_s = 39\ 4$	$T_s = 39\ 4$

REMARQUES. — Durant les trois jours qui suivirent le traumatisme, l'état général des animaux resta toujours excellent. Chez tous les lapins, la contusion provoqua un peu de shock avec hypothermie légère pendant les deux ou trois premières heures.

Le premier jour, à 7 heures du soir, la température était

revenue à son niveau primitif, sauf dans la première expérience, où il y eut une hyperthermie légère (39°,6). Dans tous les cas, la température fut plus élevée le soir que le matin.

Les maxima furent atteints le soir du deuxième jour pour le premier (39°,9) et le troisième (39°,6) lapin ; et le soir du troisième jour pour le lapin n° 2 (40°,4).

L'hyperthermie fut donc :

LAPIN N° 1	LAPIN N° 2	LAPIN N° 3
H = 0°7	H = 1°1	H = 0°5

Quelle est la cause de ces différences dans les résultats thermométriques ?

L'étude des lésions mécaniques locales peut seule donner une réponse à cette question.

Dans les expériences I et II, l'épanchement sanguin fut peu volumineux ; l'attrition des tissus assez forte : la peau, fortement ecchymosée, fut même un peu déchirée.

Dans l'expérience III, l'hématome fut au moins deux fois plus considérable : il occupait toute la hauteur de la face interne de la cuisse droite. Mais l'attrition des tissus fut bien moins marquée que pour les lapins n° 1 et 2. De plus, la résorption de l'épanchement sanguin fut plus rapide : le quatrième jour après le traumatisme, l'extravasation avait presque complètement disparu, tandis que dans les expériences I et II elle avait à peine diminué.

CONCLUSIONS. — 1° La contusion avec hématome circonscrit sous-cutané détermine chez les lapins des élévations de température variant entre 0°,5 et 1°,1 ;

2° Les maxima sont atteints le soir du deuxième ou du troisième jour après le traumatisme ;

3° L'hyperthermie dure environ trois jours ;

4° Elle ne s'accompagne d'aucun trouble de l'état général ;

5° Elle dépend bien plus du degré d'attrition des tissus que du volume de l'hématome.

Contusions avec hématomes diffus de la cuisse (lapins).

Ces hématomes ont été obtenus en contusionnant la cuisse de quatre lapins par le procédé indiqué plus haut.

Dans les quatre expériences suivantes, les hématomes, primitivement circonscrits et sous-cutanés, ont été transformés par le choc vulnérant en hématomes diffus et mixtes, c'est-à-dire à la fois sous-cutanés et interstitiels.

Nous sommes arrivé aux résultats suivants :

TEMPÉRATURE du laboratoire.		1re EXPÉRIENCE. Lapin femelle. (Poids : 1,840 gr.)	2e EXPÉRIENCE. Lapin femelle. (Poids : 1,605 gr.)
»	La veille du traumatisme .	$T_m = 39°2$ $T_s = 39$	$T_m = 38°9$ $T_s = 39\ 3$
18°	1 h. avant.	$T_s = 39\ 3$	$T_s = 38\ 9$
18	1 h. après.	$T_s = 38\ 7$	$T_s = 38\ 4$
18	3 h. après.	$T_s = 38\ 6$	$T_s = 38\ 7$
19	6 h. après.	$T_s = 39\ 4$	$T_s = 39\ 6$
19	9 h. après.	$T_s = 39\ 8$	$T_s = 39\ 9$
12	17 h. après.	$T_m = 39\ 4$	$T_m = 39\ 5$
17	24 h. après.	$T_s = 39\ 0$	$T_s = 39\ 8$
19	28 h. après.	$T_s = 40\ 2$	$T_s = 40\ 3$
13	Le 3e jour	$T_m = 39\ 5$	$T_m = 39\ 3$
18	—	$T_s = 40$	$T_s = 39\ 8$
11	Le 4e jour	$T_m = 39$	$T_m = 39\ 2$
19	—	$T_s = 39\ 4$	$T_s = 39\ 2$

TEMPÉRATURE du laboratoire.		3e EXPÉRIENCE. Lapin femelle. (Poids : 1,825 gr.)	4e EXPÉRIENCE. Lapin femelle. (Poids : 1,415 gr.)
11° 20	La veille du traumatisme .	$T_m = 39°1$ $T_s = 39\ 4$	$T_m = 39°$ $T_s = 39\ 3$
18	1 h. avant.	$T_s = 39\ 4$	$T_s = 39\ 3$
18	1 h. après.	$T_s = 39$	$T_s = 38\ 6$
18	3 h. après.	$T_s = 38\ 8$	$T_s = 38\ 8$
19	4 h. 1/2 après	$T_s = 39$	$T_s = 39\ 2$
19	8 h. 1/2 après	$T_s = 39\ 8$	$T_s = 39\ 3$
13	17 h. après.	$T_m = 39\ 3$	$T_m = 39\ 2$
21	24 h. après.	$T_s = 39\ 6$	$T_s = 39\ 8$
20	28 h. 1/2 après	$T_s = 39\ 8$	$T_s = 40\ 1$
10	Le 3e jour	$T_m = 39\ 4$	$T_m = 39\ 2$
18	—	$T_s = 39\ 4$	$T_s = 39\ 5$
8	Le 4e jour	$T_m = 39\ 2$	$T_m = 39$
17	—	$T_s = 39\ 4$	$T_s = 39\ 2$

REMARQUES. — Dans ces quatre expériences, la température a suivi une marche parallèle.

Les maxima furent notés le soir du 1er, du 2e et du 3e jour. Dans tous les cas, l'hyperthermie la plus élevée survint le soir du second jour. Elle fut :

LAPIN N° 1	LAPIN N° 2	LAPIN N° 3	LAPIN N° 4
0°9	1°	0°4	0°8

Y a-t-il un rapport entre le degré de l'ascension thermique et la nature des lésions traumatiques locales ?

Celles-ci sont résumées dans le tableau suivant :

LAPINS.	ÉPANCHEMENT sanguin.	RÉSORPTION.	ATTRITION DES TISSUS.	
N° 1. . .	volumineux	rapide	forte	excoriation
N° 2. . .	volumineux	rapide	forte	des téguments.
N° 3. . .	faible	rapide	faible	pas d'excoriation
N° 4. . .	faible	lente	faible	des téguments.

Si l'on rapproche ce tableau des quatre tableaux de température, on arrive aux conclusions suivantes :

1° L'hyperthermie survenue le soir du premier jour paraît due à la résorption de l'extravasation sanguine. Elle semble dans un rapport direct avec la rapidité de cette résorption.

Dans les trois premiers cas, l'extravasation avait presque complètement disparu le soir du second jour. Pour activer la résorption, nous avions, il est vrai, pratiqué le soir du traumatisme un léger massage du membre contusionné. Dans le dernier cas, au contraire, où nous ne fîmes pas de massage, l'épanchement avait à peine diminué le troisième jour.

Or les élévations de température furent respectivement :

LAPIN N° 1.	LAPIN N° 2.	LAPIN N° 3.	LAPIN N° 4.
0°5	0°4	0°4	0°

La résorption du sang extravasé a donc provoqué une élévation de température d'un demi-degré environ dans les trois premiers cas.

Le lapin n° 4 ne présente pas d'hyperthermie : ce qui tient à la lenteur de la résorption.

2° Le degré de l'hyperthermie ne semble pas proportionnel au volume de l'épanchement.

3° L'hyperthermie la plus considérable, survenue constamment le soir du deuxième jour, est très probablement due à la résorption des substances pyrétogènes élaborées au niveau du foyer traumatique, que ces substances résultent de la mort des éléments anatomiques ou soient sécrétées par les cellules lésées mécaniquement et par suite troublées dans leurs fonctions de sécrétion.

L'ascension thermique maxima fut notée chez les lapins n°° 1 et 2 (0°,9 et 1°); elle est donc en rapport avec le degré d'attrition des tissus, attrition qui fut très forte dans ces deux cas.

Chez le lapin n° 4, dont les tissus furent au contraire faiblement contusionnés, l'hyperthermie fut encore assez élevée (0°,8).

Chez le lapin n° 3, très légèrement contusionné, elle fut minime (0°,4).

Donc l'hyperthermie est *généralement, mais non toujours* proportionnelle au degré de la contusion.

4° Dans les deux premières expériences, il y eut un maximum le soir du troisième jour.

LAPIN N° 1.	LAPIN N° 2.	LAPIN N° 3.	LAPIN N° 4.
0°7	0°5	0°	0°2

L'hyperthermie fut nulle ou négligeable dans les deux dernières.

Elle ne peut être attribuée à la résorption de l'épanchement qui, pour les lapins n°° 1 et 2, avait presque complètement disparu le soir du deuxième jour, mais à la résorption de substances thermogènes fabriquées dans le foyer de contusion.

c) *Contusions du troisième degré.*

Nous sommes parvenu une fois seulement à déterminer un sphacèle secondaire aseptique chez un cobaye dont la cuisse avait été violemment contusionnée.

Chez deux autres cobayes, les tissus sous-jacents à l'eschare furent rapidement infectés par des microbes pyogènes (staphylocoques).

Le cobaye fut contusionné violemment à la face externe de la cuisse droite, avec toutes les précautions sus indiquées.

Lésions locales. — Immédiatement après le traumatisme, la peau de la région externe de la cuisse droite présente deux petites plaies à bords irréguliers. On reconnaît aisément une infiltration sanguine dans le tissu cellulaire sous-cutané, sans épanchement collecté.

Le lendemain, toute la peau de la région est fortement ecchymosée : au niveau de la partie médiane de la cuisse, on voit une plaque grosse comme une lentille, mal délimitée, de coloration plus fortement violacée que les téguments voisins. Pas trace d'inflammation.

Le surlendemain, la plaque, mieux circonscrite, grosse comme une pièce de cinquante centimes, a une couleur un peu brunâtre et une consistance plus ferme. Le sixième jour, il est possible de la détacher avec une pince. Les excoriations des téguments ont disparu. Le neuvième jour, la plaie résultant de la chute de l'eschare est presque complètement cicatrisée.

Après chaque examen, le membre traumatisé fut lavé au sublimé et enveloppé d'un pansement sec à la gaze salolée collodionnée.

L'examen bactériologique, pratiqué le soir du premier, du troisième et du sixième jour, démontra l'asepsie des tissus sous-jacents à l'eschare. Les milieux furent ensemencés avec une tige d'acier pointue introduite sous la peau.

Durant les neuf jours qui suivirent la contusion, l'état général du cobaye resta normal : légère inappétence les deux premiers jours seulement.

La marche de la température fut la suivante :

Contusion (3ᵉ degré) de la cuisse droite avec sphacèle superficiel secondaire aseptique. — Hyperthermie pendant cinq jours.

(Cobaye mâle. Poids = 455 gr.)

	TEMPÉRATURES RECTALES.		
	Matin.	Soir.	Soir.
La veille du traumatisme. .	39·2	39·3	39·3
1 h. avant : 39·4	»	»	»
1 h. après.	»	38 5	39 2
2ᵉ jour	39 4	39 6	39 9
3ᵉ —	39 5	40	40 4
4ᵉ —	39 4	39 8	39 9
5ᵉ —	39 2	39 7	39 7
6ᵉ —	39 3	39	39 4

Les jours suivants, la température fut absolument normale. La comparaison entre les résultats thermométriques et l'évolution des lésions locales nous permet de tirer les conclusions suivantes :

1° La contusion suivie de sphacèle partiel secondaire produit, chez le cobaye, une hyperthermie notable (1°,1).

2° Elle est due surtout à la production du sphacèle ; elle persiste en effet jusqu'à la formation du sillon naturel de séparation entre les tissus vivants et les tissus mortifiés. A ce moment (5ᵉ jour dans notre expérience), l'oblitération vasculaire empêchant la résorption des produits pyrétogènes élaborés par les éléments anatomiques mortifiés, la température tend à redevenir normale. Le jour de la chute de l'eschare (6ᵉ jour), l'hyperthermie a complètement disparu. Ces résultats sont d'accord avec ceux obtenus par Gangolphe et Courmont[1] qui

---

1. GANGOLPHE et COURMONT, *Arch. de méd. expér.*, 1891, t. III, p. 501.

ont démontré que la gangrène aseptique consécutive aux oblitérations vasculaires engendrait une hyperthermie notable et de longue durée[1].

Nous venons d'étudier la fièvre aseptique consécutive aux contusions; passons maintenant à celle des fractures. Mais, avant d'en faire l'histoire clinique, disons quelques mots de l'anatomo-pathologie des lésions traumatiques du tissu osseux. La connaissance de ces lésions nous permettra de nous rendre mieux compte des diverses modalités de la fièvre des fractures et nous facilitera l'étude de sa pathogénie.

B) Contusions osseuses : fractures.

NATURE ET ÉVOLUTION DES LÉSIONS LOCALES CONSÉCUTIVES A UNE FRACTURE

Ces lésions intéressent :

1° L'os (tissu osseux, périoste, moelle) ;

2° Les tissus voisins (tissu cellulaire, muscles, cartilages, synoviales tendineuses et articulaires, vaisseaux et nerfs, etc.).

a) *Lésions du tissu osseux.*

Elles sont généralement d'autant plus accusées que le choc vulnérant a été plus violent et a atteint l'os sur une plus large surface ; il en est de même d'ailleurs pour le périoste et les tissus voisins.

C'est ainsi que, dans une fracture par torsion ou flexion, les lésions de l'os sont moins marquées que dans une fracture par contusion. Dans cette dernière en effet, la rupture de l'os ne constitue pas toute la lésion ; il y a de plus *contusion osseuse.*

---

1. LUNE, *Essai sur les gangrènes des membres consécutives à l'artérite syphilitique.* Thèse. Lyon, 1890.

Or, quels sont les effets d'une telle contusion? Nous les trouvons nettement décrits dans un travail de Gussenbauer[1], qui a expérimenté sur les animaux.

« Les vaisseaux sanguins des canalicules de Havers et ceux
« de la moelle sont déchirés plus ou moins largement et l'on
« trouve, en conséquence, de petits épanchements sanguins,
« disséminés et reconnaissables seulement au microscope. Dans
« le tissu osseux lui-même, on relève des fissures très nom-
« breuses, sillonnant les lamelles du système péri-haversien;
« dans la substance compacte de ces coupes, ces fissures ne se
« révèlent qu'au microscope ; dans le tissu spongieux des épi-
« physes, on peut les distinguer à la loupe et même à l'œil nu,
« dans les cloisons osseuses qui séparent les aréoles médul-
« laires. »

Ajoutons que de telles altérations dans la texture de l'os et de ses parties constitutives s'accompagnent forcément de lésions des éléments anatomiques de la moelle et du périoste, que ces lésions soient d'origine mécanique, dyscrasique ou autre.

Or, suivant que les éléments cellulaires auront été plus ou moins atteints dans leur vitalité, les uns tomberont en nécrobiose plus ou moins rapide, les autres reviendront à leur état normal, mais non sans avoir sécrété certaines protéides défensives dont quelques-unes peuvent être pyrétogènes.

Retenons aussi que toute contusion osseuse détermine des épanchements sanguins sous-périostés, intra-haversiens et intra-médullaires. La résorption de ces épanchements joue certainement un rôle important dans la genèse de l'hyperthermie à la suite des contusions osseuses et des fractures, soit que le sang résorbé soit par lui-même thermogène, soit que la phagocytose de ses éléments figurés par les médullocèles élabore des substances thermogènes.

---

1. GUSSENBAUER, *Die traumatischen Verletzungen*. (*Deutsche Chirurgie*. Lief. XV, p. 92.) — LEJARS, *loc. cit.*, p. 532.

Les lésions de la contusion osseuse nous expliqueront pourquoi, dans nos expériences sur les cobayes, les fractures par contusion nous ont généralement donné une hyperthermie plus élevée que les fractures par flexion.

Dans ces dernières, grâce au procédé employé qui réduit au minimum la contusion osseuse, seules les extrémités des fragments voisines du trait de fracture présentaient les altérations décrites plus haut, mais à un degré plus accentué.

Toute *fracture* en effet détermine des ruptures vasculaires, d'où résulte une extravasation sanguine ordinairement assez forte; on sait en effet qu'aucun tissu de l'organisme ne saigne plus que l'os. La riche vascularisation du tissu osseux[1], du périoste et de la moelle, les anastomoses si larges et si multiples entre les différents réseaux vasculaires, la propriété qu'ont les artères et les veines des canalicules de Havers de rester béantes après leur rupture, tous ces faits nous expliquent la fréquence et l'abondance relative des hémorrhagies après les fractures, à l'exclusion des épanchements sanguins pouvant résulter de l'attrition des parties molles.

On conçoit aussi pourquoi l'extravasation sanguine est généralement moins considérable dans les fractures sous-périostées où le sang a plus de peine à se collecter, où il se coagule plus rapidement à l'extrémité des vaisseaux béants, dans les fractures incomplètes (fêlures) que dans les fractures complètes par contusion.

Outre les hémorrhagies, les fractures déterminent encore des lésions mécaniques du tissu osseux, du périoste et de la moelle. Fêlures ou broiement du tissu osseux; décollement, déchirure ou contusion du périoste; dilacération de la moelle: toutes ces lésions ont pour effet immédiat la destruction plus ou moins prompte d'éléments cellulaires (ostéoblastes, médullo-

---

1. SIRAUD, *Recherches anatomiques sur les artères des os longs.* Thèse de Lyon, 1891. — L. TESTUT, *Vaisseaux et nerfs des tissus conjonctifs, fibreux, séreux et osseux.* Th. agrég. Paris, 1880.

cèles, cellules géantes, etc.), avec afflux de globules blancs phagocytes, et pour effet secondaire, une néoformation d'éléments embryonnaires nécessaire au processus de réparation.

Dans notre étude, nous n'avons pas à considérer ce dernier processus qui ne résulte pas directement du traumatisme.

Si même la formation du cal s'accompagnait d'une élévation de température, nous ne pourrions la regarder comme une véritable fièvre traumatique aseptique, mais comme une simple fièvre de réparation.

b) *Lésions des tissus voisins.*

Au point de vue qui nous occupe, les lésions des *cartilages* nous intéressent peu. Elles ne donnent lieu à aucune extravasation sanguine; d'ailleurs, le tissu cartilagineux résiste très bien aux contusions; il se laisse très difficilement déchirer ou broyer; il peut seulement se décoller par places.

Si les lésions mécaniques des *synoviales tendineuses* et des *bourses séreuses* (hématomes) peuvent, à elles seules, engendrer la fièvre traumatique aseptique, elles peuvent contribuer aussi à la production de la fièvre des fractures simples. Mais celles-ci s'accompagnent assez rarement de telles lésions; de plus, le diagnostic de ces lésions est souvent impossible à poser; aussi nous contenterons-nous de les signaler.

Il n'en est plus de même pour les fractures avec lésions des *séreuses articulaires*. Celles-ci peuvent être intéressées de deux façons :

I. *Directement*, chaque fois qu'il y a fracture articulaire. A ce propos, il faut distinguer les fractures exclusivement intraarticulaires des fractures mixtes, à la fois intra et extra-articulaires.

1° Dans les fractures exclusivement *intra-articulaires* (fractures de la rotule, de l'olécrâne, etc.), l'épanchement sanguin se fait généralement tout entier dans l'intérieur de la synoviale articulaire, rarement il s'infiltre en quantité notable dans le tissu cellulaire ambiant par une déchirure de la séreuse. Il est donc facile, dans ces fractures, d'apprécier et son volume et la rapidité de sa résorption.

Au point de vue du degré de la contusion osseuse, il faut aussi, croyons-nous, distinguer les *fractures par choc direct* et *les fractures par contraction musculaire.*

Dans ces dernières, la contusion osseuse est nulle: il y a seulement rupture osseuse et cette rupture porte sur un seul os, celui qui servait d'insertion au muscle dont la contraction a produit la fracture. L'épanchement sanguin constitue presque toute la lésion.

Dans les fractures par choc direct au contraire, la contusion osseuse est toujours plus ou moins forte, plus ou moins étendue; la synoviale elle-même peut être directement atteinte par l'agent vulnérant. Quant à l'épanchement sanguin, il a la même importance que précédemment.

2° Dans les *fractures mixtes*, l'épanchement sanguin peut être intra ou extra-articulaire ou tous les deux à la fois.

Au point de vue du degré de la contusion osseuse, la distinction en fractures par choc direct et fractures indirectes, par contraction musculaire, doit être maintenue.

Malheureusement, dans les fractures mixtes, il est souvent impossible d'apprécier exactement le degré et l'étendue des lésions osseuses dues à la contusion: elles ne dépendent pas toujours d'une façon absolue de la violence du traumatisme; elles dépendent aussi du mode d'action de l'agent vulnérant, de la fragilité de l'os, etc., facteurs qui restent bien souvent inconnus. De plus, le clinicien ne peut pas toujours affirmer si l'épanchement sanguin est exclusivement intra ou extra-articulaire ou tous les deux à la fois. Et alors quel est celui des deux épanchements qui contribue le plus à la production de l'hyperthermie?

En vérité, les distinctions que nous venons d'établir entre

les différentes variétés de fractures articulaires sont beaucoup plus théoriques que pratiques, car le chirurgien ne peut pas toujours en poser le diagnostic d'une façon certaine.

Nous avons cru cependant utile de les signaler pour montrer combien est complexe la pathogénie de la fièvre des fractures articulaires.

Dans ces fractures, la synoviale est intéressée directement par le traumatisme. Il n'en est plus de même dans certains cas de fractures du membre inférieur où elle est intéressée d'une façon indirecte.

II. *La synoviale est lésée indirectement par le traumatisme.* Depuis J. L. Petit et Rouge, de Lausanne, de nombreux cliniciens ont observé que les fractures du fémur s'accompagnent presque constamment (40 fois sur 44 d'après Hennequin) d'épanchement dans l'articulation du genou; le même fait se produit, moins fréquemment il est vrai, dans les fractures de jambe.

D'après les statistiques des chirurgiens, de toutes les fractures des os longs, celles du fémur sont celles qui engendrent l'hyperthermie la plus fréquente et la plus élevée.

Y a-t-il un rapport entre cette hyperthermie et la présence de l'épanchement intra-articulaire du genou ?

Pour trancher la question, il serait nécessaire d'être exactement fixé sur les causes de ce dernier. Malheureusement, des différentes théories proposées, aucune ne nous semble absolument fondée.

Pour Alison, cet épanchement est dû à l'obstacle que la rupture des veines périostiques apporte à la circulation de retour de la synoviale. Gosselin et Berger l'attribuent à la transsudation à travers la synoviale de la partie séreuse de sang épanché dans les tissus; pour Verneuil, Lannelongue, etc., elle résulte du traumatisme par contre-coup.

Nous croyons que chacune de ces théories renferme une part de vérité.

Remarquons que l'épanchement articulaire se produit assez rapidement, quelquefois le premier jour, plus souvent le second ou le troisième jour; remarquons aussi qu'il persiste longtemps même après la consolidation de la fracture. Pour ces deux raisons, la théorie de la transsudation nous paraît discutable.

Sans doute, il est absolument démontré que la sérosité sanguine peut traverser la paroi du cul-de-sac sous-tricipital; mais avant que la transsudation puisse s'effectuer, il faut que la partie liquide de sang ait eu le temps de se séparer du caillot et d'arriver jusqu'au contact de la séreuse.

De plus, si l'épanchement est uniquement dû à la transsudation, comment s'expliquer la durée si grande de celle-ci? Car enfin une grande partie de la sérosité est peu à peu résorbée par le tissu cellulaire.

Nous croyons volontiers qu'après une fracture du fémur, il se produit souvent une irritation ou une inflammation très légère de la synoviale articulaire, que cette irritation ou cette inflammation soient dues au contact irritant du sang extravasé (on sait qu'il se développe souvent une inflammation aux environs des épanchements de sang dans l'intérieur de nos tissus) ou à une contusion de la synoviale par choc direct ou par contre-coup (théorie de Verneuil), ou enfin à une entorse articulaire (Lannelongue)[1].

A la suite d'une fracture du fémur produite expérimentalement chez un chien et ayant déterminé un épanchement séro-sanguinolent dans l'articulation du genou, Amodru a trouvé la séreuse enflammée par places[2].

Si donc il y a inflammation de la séreuse, il y a hypersécrétion de synovie et le passage à l'état subaigu ou chronique de cette inflammation rend compte de la grande persistance de l'épanchement.

---

1. Consulter sur ce sujet : L. AMODRU, *De la Transsudation des liquides à travers les membranes séreuses*. Thèse doctorat, Paris, 1870, p. 33.

2. *Ibid.*, p. 17.

Quant à la coloration rouge de ce dernier, elle peut s'expliquer par le passage à travers la synoviale d'une certaine quantité de sérosité tenant en dissolution la matière colorante du sang et par la présence d'un certain nombre d'hématies provenant soit de l'épanchement péri-articulaire, soit des vaisseaux de la synoviale rompus par le traumatisme.

Si donc, dans les fractures du fémur avec épanchement articulaire du genou, il y a constamment production d'une légère inflammation de la synoviale, cette inflammation rend bien compte et de la grande fréquence et du degré souvent élevé de l'hyperthermie consécutive à ces fractures. On sait en effet que toute inflammation, qu'elle soit microbienne ou amicrobienne, engendre une élévation de température.

Cette synovite, qui se rencontre seulement dans les fractures du fémur et celles de jambe, n'intervient d'ailleurs pas seule dans la genèse de l'hyperthermie ; c'est seulement une cause surajoutée à celles qui engendrent la fièvre de toute fracture en général.

Fractures.

L'hyperthermie consécutive aux fractures simples a été certainement observée depuis longtemps.

« Les chirurgiens qui prescrivaient si fréquemment la sai-
« gnée, les sangsues et autres antiphlogistiques dans les cas de
« fractures, avaient sans doute plus ou moins bien observé l'hy-
« perthermie qui survient en pareil cas[1]. »

Cependant, jusque vers l'année 1860, la plupart des chirurgiens la considéraient comme très rare, quelques-uns même la niaient.

Pour Verneuil, les fractures sous-cutanées ne déterminent presque jamais d'élévation de température, parce que le foyer

---

[1]. M. GANGOLPHE et J. N. JOSSERAND, *De la Fièvre dans les fractures simples.* (*Revue de chirurgie*, 1891, p. 145.)

traumatique, étant à l'abri de l'air, ne renferme pas de matières putrides. Dans ses *Mémoires de chirurgie*[1], il nous dit :
« ... Si une fracture simple peut produire un mouvement fé-
« brile, celui-ci est explicable par une complication peu appa-
« rente ou par une lésion concomitante ; ce qui revient à dire
« qu'une fracture est compliquée plus souvent qu'on ne le
« croit... »

Sans être aussi catégoriques, Billroth[2], Follin[3], Gosselin[4],
Blum[5], Legouest[6], etc., regardent cette fièvre comme excep-
tionnelle.

« Dans les fractures sous-cutanées, dit Billroth, c'est une
« chose très rare que de voir survenir la fièvre, tandis que c'est
« par exception qu'un malade atteint de fracture compliquée
« n'en ait pas. »

Blum a noté quelquefois de l'hyperthermie à la suite des fractures simples.

Gosselin n'en a guère constaté qu'après les fractures du
col du fémur chez le vieillard. Dans ces cas, « nous voyons sou-
« vent, pendant trois ou quatre jours, le pouls monter à 90 ; la
« température de l'aisselle monter d'un degré... » Il peut même
survenir, dit-il encore, « avec la douleur et le gonflement, par-
« fois un peu de rougeur et de chaleur et dans certains cas un
« léger mouvement fébrile ».

Ainsi donc, les anciens chirurgiens avaient méconnu la fréquence de la fièvre après les fractures sous-cutanées.

La théorie de l'unité des fièvres chirurgicales régnait alors
en maîtresse. Toutes les fièvres traumatiques étaient des fièvres

---

1. VERNEUIL, *Mém. de chir.*, t. IV, p. 258. 1886.

2. BILLROTH, *Pathologie chirurgicale générale*, p. 205.

3. FOLLIN, *Pathologie externe*, t. II

4. GOSSELIN, *Clinique chirurgicale*, t. I.

5. BLUM, *Étude sur la fièvre traumatique primitive*. (*Archives de médecine*, avril 1869.)

6. LEGOUEST, *Bulletin de l'Académie de médecine*, 1869.

septiques et pour qu'une lésion mécanique engendrât une élévation de température, il fallait qu'il y eût plaie ouverte. Il y avait alors tantôt inoculation directe et immédiate du virus traumatique (*fièvre d'inoculation*), tantôt élaboration de substances putrides par la plaie au contact de l'air extérieur (*fièvre traumatique proprement dite*).

Avec une telle conception de la pathogénie des fièvres chirurgicales, l'hyperthermie si légère et de si courte durée qui succède aux fractures simples devait fatalement passer inaperçue. Si l'on songe qu'avant la période antiseptique, la fièvre traumatique septique s'accompagnait généralement de symptômes locaux et généraux très graves, on comprendra pourquoi les cliniciens du commencement du siècle négligèrent l'étude de la fièvre qui nous occupe.

D'ailleurs, ils ignoraient que dans les fractures sous-cutanées il pût y avoir infection microbienne du foyer traumatique. Aussi ne songeaient-ils pas « à rechercher l'origine septique « d'une fièvre dans une lésion superficielle considérée comme « insignifiante ou bien dans une infection analogue à celle qui « se produit parfois pendant la convalescence des affections « graves, telles que la fièvre typhoïde, et qui, dans certains cas, « ainsi que l'a montré Béraud[1], détermine la suppuration de « fractures fermées ».

S'il est vrai que dès 1864 Otto Weber, expérimentant sur des chiens, signala l'hyperthermie fréquente après les fractures simples, hyperthermie exagérée par la mobilisation des fragments, ses observations attirèrent peu l'attention.

Dans sa thèse d'agrégation, Lucas-Championnière[2] signale bien la fièvre consécutive aux opérations sous-cutanées, mais il ne fait aucune mention des fractures simples.

---

1. J. Béraud, *Essai sur la suppuration dans les fractures fermées*. Thèse doct. Paris, 1887. — Dangolpme, *De la Suppuration dans les fractures simples*. (*Lyon médical*, avril 1892.)

2. Lucas-Championnière, Thèse agrég. chir., 1872.

Ce n'est qu'en 1876 que Famechon publia les sept premières observations de fractures simples fébriles chez l'homme[1]. Dans son travail, il arrive aux conclusions suivantes :

« 1° Jamais la température n'a dépassé le chiffre de 39°. Dans « le cas où elle l'a atteint, elle s'y est maintenue pendant très « peu de temps (douze heures au maximum) et toujours on a « pu reconnaître à cette ascension inusitée une cause bien dé-« finie (application d'un appareil, changement de bandage, « douleurs) ;

« 2° Le plus souvent, le thermomètre a oscillé entre 38° et « 38°,5 pendant le décours de la fièvre, alors même qu'il était « impossible de reconnaître une cause appréciable à cette fièvre;

« 3° Dans quelques cas, le chiffre 38° n'a jamais été dépassé. « Une seule fois nous avons trouvé moins de 37° ;

« 4° Le début de la fébricule traumatique a généralement eu « lieu dans les premières vingt-quatre heures, quelquefois même « dans les premières douze heures ;

« 5° Sa durée moyenne a été de trois jours... Mais, dans un « assez grand nombre de cas, elle s'est prolongée au delà de ce « terme, entretenue par une compression trop énergique de « l'appareil, par des tentatives de réduction, etc. ;

« 6° Sa marche a été rémittente, à petites oscillations, la « température du matin étant presque toujours normale ou à « peu près, celle du soir légèrement fébrile;

« 7° La défervescence s'est faite d'une façon aussi rapide que « le comportait le peu d'intensité des phénomènes fébriles. Elle « était caractérisée surtout par l'absence, le quatrième ou le « cinquième jour, de l'exacerbation vespérale des jours précé-« dents;

« 8° Il était assez commun de constater, à la suite de cette « défervescence, une ascension qui aurait pu en imposer pour

----

1. FAMECHON, *Contribution à l'étude de la courbe thermoscopique de quelques fièvres traumatiques.* Thèse de doctorat. Paris, 1876.

« une fièvre secondaire, mais qui était due, de toute évidence,
« aux causes déjà signalées (§§ 1 et 5);

« 9° L'intensité de la fièvre traumatique a toujours été en rai-
« son directe du volume de l'os fracturé et, par suite, de l'éten-
« due de la plaie osseuse;

« 10° L'application des appareils à extension continue doit
« être citée tout particulièrement parmi les causes susceptibles
« d'augmenter et son intensité et sa durée[1]. »

A Famechon revient l'honneur d'avoir un des premiers, en
France, observé nettement les principaux caractères cliniques
de la fièvre traumatique consécutive aux fractures simples et de
l'avoir complètement séparée des fièvres de septicémie. Nous
discuterons plus loin la théorie pathogénique qu'il en a donnée.

L'année suivante (1877), Volkmann et Genzmer[2] distinguèrent
les fièvres traumatiques en deux variétés: les fièvres septiques
et les fièvres aseptiques. Dans ces dernières, ils rangèrent à la
fois les fièvres des plaies traitées antiseptiquement et celles qui
résultent de lésions sous-cutanées amicrobiennes (contusions
articulaires, épanchements sous-cutanés, fractures).

Il étudièrent soigneusement la marche de la température dans
quatorze cas de fractures du fémur. Trois, dont un chez un
jeune enfant, furent afébriles; les onze autres furent fébriles.
Six fois, la température ne dépassa pas 38°,0; cinq fois, elle
atteignit 39° à 40°. L'hyperthermie dura: 1, 2, 3, 4, 6 jours
(une fois); 9, 10 jours (deux fois); 11 et 16 jours (une fois).

Pour Volkmann, la fièvre est surtout fréquente dans les fractures des gros os avec épanchement sanguin abondant et contusion violente des parties molles.

Dans son travail, il fait bien ressortir l'absence complète de

1. FAMECHON, *loc. cit.*, p. 30 et 31.

2. R. VOLKMANN et A. GENZMER, *Ueber septisches und aseptisches Wundfieber.*
Sammlung klinischer Vorträge, n° 121. Leipzig, 1877.)

R. VOLKMANS, *Die Behandlung der complicirten Fracturen. (Sammlung klinischer Vorträge*, n°* 117 et 118.)

symptômes généraux, qui caractérise la fièvre aseptique et la distingue des fièvres septiques. Il montre l'influence du mode de traitement des fractures (bandages, etc.) sur la production et le caractère de l'hyperthermie consécutive.

Pour lui, la fièvre des fractures simples est une fièvre de *résorption*, comme la fièvre septique. Mais, tandis que dans cette dernière il y a résorption de substances putrides, à la fois *phlogogènes* et *pyrogènes*, dans la fièvre aseptique, les substances résorbées, simplement *pyrogènes*, résulteraient d'une décomposition partielle de certains tissus et non d'une véritable putréfaction.

Si cette hypothèse est juste, dit-il, la fièvre aseptique devra être d'autant plus élevée que la résorption sera plus active; ce qui arrive en effet, puisque, d'après lui, l'intensité de l'hyperthermie est proportionnelle à l'étendue de la blessure et surtout au degré de la contusion des parties molles.

Les idées de Volkmann furent violemment attaquées en Allemagne, où la plupart des chirurgiens, Billroth[1] en tête, soutinrent que les fractures fermées n'étaient presque jamais fébriles.

Plus tard, Riedel[2], dans une étude sur les modifications des urines après les fractures, cite 19 cas de fractures, dont 9, compliquées de plaies des parties molles ou survenues chez des individus atteints d'affections rappelées ou intercurrentes, sont à éliminer. Des 10 qui restent, 6 furent afébriles. Parmi les 4 fébriles, 2 du fémur donnèrent lieu à une hyperthermie vespérale (38°,2 et 38°,6) pendant cinq et sept jours; dans une fracture de l'os crural, la température atteignit le soir 38°,6 et 39°, et dans une fracture du péroné avec volumineux hématome 38° le soir, pendant quatre jours.

---

1. TH. BILLROTH, *Allgemeine chirurg. Pathologie und Therapie*, 2. Aufl. 1866, Cap. VI, p. 212.)

2. RIEDEL, *Ueber das Verhalten des Urins nach Knochenbrüchen.* (*Deutsche Zeitschrift für Chirurgie*, Bd., 10.)

Nous verrons quel rôle Riedel fait jouer aux modifications des urines après les fractures dans la genèse de l'hyperthermie.

En 1870, M. Edelberg[1] cite deux nouveaux cas de fractures simples fébriles où l'hyperthermie, survenant immédiatement après la pose de l'appareil plâtré, était due, d'après lui, à la mobilisation des fragments.

1er cas: Jeune fille, 17 ans : hyperthermie durant trois jours ; acmé (38°,6) le premier jour.

2e cas: Homme robuste : hyperthermie durant deux jours : acmé (38°,5) le second jour.

Plus récemment, P. Bruns[2] et ses élèves, R. Grundler et E. Müller, reprirent la question.

P. Bruns (1882) cite 11 cas de fractures, 9 furent fébriles, parmi lesquelles :

Six du fémur: durée de l'hyperthermie, 4, 6, 9, 11, 14, 16 jours. Températures rectales maxima : 38° et 38°,8 (une fois) ; 39° et 39°,2 (trois fois) ; 39°,7 (une fois) ;

Une du tibia : fièvre du deuxième au huitième jour ; acmé (38°,4).

Une bimalléolaire : fièvre durant neuf jours ;

Une du radius : fièvre du deuxième au cinquième jour ; acmé (38°,2).

D'après Bruns, l'élévation de la température survient généralement dans les premiers jours, au moment où apparaît le gonflement ; les fractures des gros os seraient plus souvent fébriles que les autres.

La même année, Stickler[3] cite 13 observations de fractures, dont 12 avec fièvre.

---

1. M. Edelberg, *Klinische und experimentelle Untersuchungen über das Wundfieber bei antiseptischer Behandlung. (Zeitschrift für deutsche Chirurgie,* Bd. XIII, p. 110 et 111.)

2. P. Bruns, *Die Lehre von den Knochenbrüchen. (Deutsche Chirurgie* von Billroth-Lücke, Lief. 27, p. 250-255, 1882.)

3. Stickler, *New-York med. Rec.* XXI, 1882.

En 1883, R. Grundler[1] arrive aux mêmes conclusions que P. Bruns. Comme lui, il fait jouer un rôle important au volume de l'os. De 25 fractures qu'il rapporte, une seule fut apyrétique. L'hyperthermie débuta presque toujours le soir du premier jour, atteignant son acmé le troisième ou le quatrième jour ; les températures maxima furent constatées dans les fractures du fémur (39°, 39°,2).

En 1885, E. Müller[2] publie 36 observations de fractures, dont 35 fébriles.

Les températures rectales oscillèrent entre 38° et 40°.

Dans 15 cas, elle atteignit 38° et 38°,5 ; durée : 5 jours.

Dans 15 autres, elle atteignit 38°,6 à 39° ; durée : 7 jours et demi.

Dans 5 autres, elle atteignit 39°,1 à 40° ; durée : 10 jours.

L'acmé survint généralement le soir du premier ou du deuxième jour. Le premier jour, 11 fois ; le deuxième jour, 12 fois ; dans les autres cas, les quatrième, sixième, septième jours. Durée de la fièvre très variable (de 1 à 13 jours). Elle serait proportionnelle au degré de l'hyperthermie.

Müller pense que la grosseur de l'os et le volume de l'épanchement sanguin ont une faible influence sur le degré et la durée de l'hyperthermie : certaines fractures du fémur sont presque apyrétiques, tandis que les fractures des petits os engendrent parfois des élévations de température très accentuées.

Il rapporte de plus un cas de fracture avec forte extravasation sanguine qui fut complètement apyrétique.

L'attrition des parties molles joue un rôle bien plus constant et plus marqué.

---

1. Grundler, *Einige Beobachtungen über das Verhalten der Körpertemperaturen bei subcutanen Fracturen*, in P. Bruns *Beiträgen z. klinischen Chirurgie*, Bd. I, H. 1, p. 225, etc. 1883.

2. E. Müller, *Ueber das Verhalten der Körpertemperatur bei subcutanen Fracturen*. — P. Bruns, *Beiträge*, etc., Bd. II. H. 1, p. 19, etc. 1885.

L'âge est sans influence.

La même année (1885), C. Hertzberg[1], dans un travail sur le traitement des fractures du fémur par l'extension, rapporte 87 cas de fractures sous-cutanées du fémur, dont 57 furent fébriles.

Début de l'hyperthermie :

35 fractures : le 1er jour ;

13 fractures : le 2e jour ;

9 fractures : le 3e jour (4 fois) ; le 4e, le 6e, le 7e (une fois) ; le 5e (2 fois).

La température fut presque toujours plus élevée le soir que le matin. La durée de la fièvre fut très variable : de 1 à 60 jours.

Contrairement à Volkmann, Hertzberg a trouvé que le degré de l'hyperthermie dépendait peu du volume de l'épanchement sanguin. De 26 cas qui s'accompagnèrent d'extravasation sanguine dans le tissu cellulaire ou d'hémarthrose considérable, 11 furent complètement apyrétiques.

À l'encontre de E. Müller, il n'a pas trouvé de rapport direct entre le degré de l'hyperthermie et sa durée.

De son côté Grossich, dans une note parue dans la *Revue de médecine de Prague*, rapporte 40 cas de fractures sous-cutanées observées à la clinique chirurgicale du professeur Albert, de Vienne. Dans la moitié des cas, la température dépassa 38° ; elle atteignit quelquefois 39° et une fois 39°,7.

En 1885, Horseley[2] publie 168 cas de fractures simples recueillis pendant les années 1881-1883 ; 155 furent fébriles, soit 92 p. 100. Pour ce chirurgien, le degré et la marche de la température après les fractures simples dépendent surtout de l'*âge*, ce qui lui permet de distinguer trois types

---

1. C. HERTZBERG, *Beiträge zur Behandlung von Oberschenkel-Fracturen mit permanenter Gewichtsextension*. Inaug. Dissert. Halle, 1885.

2. V. HORSELEY, *Brit. med. Journal*, 1885. *University College Hospital Reports*, 1881-1883.

de courbes thermoscopiques représentées dans le tableau suivant[1] :

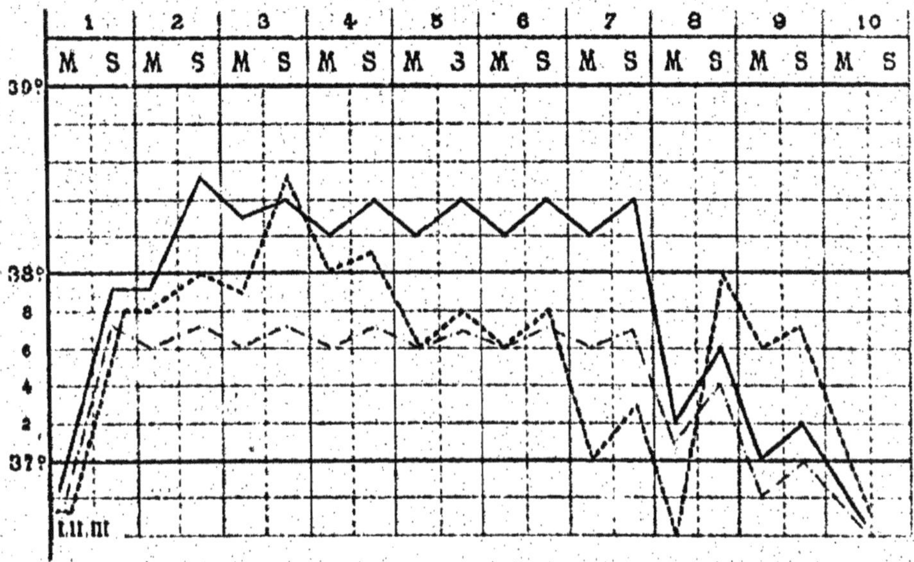

Les types de fièvre correspondant aux courbes I et II présentent une grande analogie.

Dans les deux cas, l'hyperthermie atteint rapidement son acmé (le soir du 1er ou du 2e jour); puis elle se maintient à ce niveau pendant environ 7 jours, la température du soir dépassant celle du matin de 0°,2 ou 0°,3. Seuls les maxima de la température diffèrent (38°,3: courbe I; — 37°,7: courbe II). Dans les deux types, la chute de la température se fait en un ou deux jours.

La courbe III présente deux maxima: l'un (3e jour) est de 38°,5, l'autre (8e jour) de 38°. Comme dans les cas précédents l'ascension thermique est assez brusque; elle persiste d'abord pendant trois ou quatre jours; puis la température baisse d'un

---

1. Ce tableau est emprunté à la thèse de R. RIEGER, travail qui nous a beaucoup servi pour la rédaction de ce chapitre.

demi-degré environ, se maintenant à ce niveau pendant trois jours; le 8ᵉ jour, nouvelle ascension (38°), plus faible que la première. La température redevient normale deux jours après.

D'après la statistique de Horseley, les deux tiers des blessés dont la fièvre est représentée par la courbe I, ont moins de 35 ans; au contraire, la plupart des fractures du type II surviennent chez des individus âgés de plus de 35 ans.

La courbe III se rencontre surtout chez les enfants et les vieillards.

Pour Horseley, la fièvre des fractures simples réside dans la résorption de l'extravasation sanguine et dans l'irritation ou la compression des terminaisons nerveuses.

Il attribue la seconde ascension thermique de la courbe III à un gonflement et un œdème secondaires du membre fracturé.

Après Horseley, Bowlby[1], sur 62 cas de fractures simples chez l'adulte, trouva 59 fois une élévation de la température. Pour lui, cette fièvre est un phénomène réactionnel dépendant du système nerveux; elle est due à l'irritation des nerfs périphériques comprimés par l'épanchement sanguin et l'œdème et à la douleur.

En 1885 parut encore la thèse de P. Demisch[2] qui relate 450 observations de fractures. En éliminant tous les cas où l'hyperthermie ne fut pas due au traumatisme lui-même, on trouve seulement 58 fractures simples fébriles, dont 47 intéressent les os longs.

Demisch arrive aux conclusions suivantes :

« 1° Les fractures sous-cutanées sans aucune complication « peuvent avoir une évolution fébrile (dans 30 p. 100 environ « des cas chez moi);

« 2° La fièvre apparaît plus souvent dans les fractures obli-

---

1. Bowlby, *A note on the cause of pyrexia in cases of simple fracture.* (*Saint-Bartholomew Hosp. Rep.*, XX, p. 241.)

2. P. Demisch, *Ueber Temperatursteigerungen bei der Heilung subcutaner Fracturen.* Inaug. Dissert. Zurich, 1885. — Conclusions, p. 62.

« ques et esquilleuses que dans les fractures simples transver-
« sales ;

« 3° Les enfants au-dessous d'un an sont rarement ou même
« jamais pris de fièvre ; l'âge est d'ailleurs sans influence ;

« 4° Les personnes saines, robustes, auront plus souvent de
« la fièvre que les personnes affaiblies ; de même, les hommes
« plus souvent que les femmes ;

« 5° La fièvre ne dépend pas du volume de l'extravasation
« sanguine ;

« 6° La fièvre est en rapport intime *avec la formation du
cal* ;

« 7° La durée de guérison des cas fébriles est plus courte que
« celle des cas apyrétiques ;

« 8° La fièvre est tout à fait analogue à la fièvre aseptique
« décrite par Volkmann ;

« 0° Le pronostic est plus favorable pour les cas fébriles que
« pour les cas apyrétiques ;

« 10° Il est inutile de combattre la fièvre par la thérapeuti-
« que. »

Ajoutons que dans la statistique de Demisch, la durée de la
fièvre a été très variable (de 1 à 00 jours).

Dans la majorité des cas, la température du matin est restée normale ; dans une dizaine cependant, elle atteignit 38° et
plus.

Dans les 47 fractures fébriles, la température maxima du soir
oscilla entre :

37°,5 et 38° : 4 fois ;
38°,1 et 38°,5 : 21 fois ;
38°,6 et 30°,0 : 14 fois ;
30°,1 et 39°,5 : 5 fois ;
40° : 1 fois (homme robuste de **27** ans) ;
40°,4 : 1 fois (enfant de **2** ans et demi).

L'hyperthermie débuta presque toujours le premier ou le second jour.

Après la thèse de Demisch, parut celle de R. Rieder[1] qui contient 84 cas nouveaux de fractures, dont 2 seulement apyrétiques.

Ses conclusions sont les suivantes:

« 1° Sans aucun doute, dans les fractures sous-cutanées, il y « a très souvent des élévations de température;

« 2° Dans la grande majorité des cas, l'hyperthermie débute « le soir du premier jour après le traumatisme;

« 3° Elle oscille généralement entre 37°,5 et 38°,5, ne dépas- « sant pas souvent 39°;

« 4° Sa durée est variable; elle ne se prolonge généralement « pas au delà de sept jours;

« 5° Le degré et la durée de l'hyperthermie sont indépen- « dants de l'épanchement sanguin;

« 6° Il nous est impossible d'attribuer à la fièvre une signifi- « cation pronostique. »

R. Rieder, discutant les différentes théories pathogéniques de la fièvre des fractures simples, constate qu'aucune n'est scientifiquement démontrée; il se range plutôt à celle de Volk-mann.

D'après cette longue énumération de travaux, on voit que la fièvre des fractures simples a été surtout étudiée en Allemagne. Ce n'est qu'en 1891 que parut en France le premier mémoire sur ce sujet[2].

Dans un article important de la *Revue de Chirurgie*[3], M. GANGOLPHE, de Lyon, expose nettement l'état de la question.

Se basant sur des observations recueillies par lui depuis 1880 à l'hôpital de la Croix-Rousse, et sur celles des auteurs cités, il donne de la fièvre traumatique aseptique une description cli-

1. R. RIEDER, *Ueber Temperatursteigerungen bei subcutanen Fracturen.* Inaug. Dissert. Würzbourg, 1886

2. Avant Gangolphe, Daniel MOLLIÈRE avait attiré l'attention sur cette question.

3. GANGOLPHE et J. M. JOSSERAND, *De la Fièvre dans les fractures simples. Revue de chirurgie,* juin 1891, p. 445-451.)

nique précise. Il passe en revue et discute les différentes théories pathogéniques qui en ont été proposées. Aucune d'elles ne pouvant expliquer l'hyperthermie dans tous les cas, il estime que, loin de s'exclure, elles renferment toutes une part de vérité.

Avec Volkmann, il admet donc que « les produits pyrétogènes qui, introduits dans la circulation, provoquent l'élévation de la température, résultent de l'élimination des éléments anatomiques dont la vitalité a été abolie brusquement par le traumatisme ».

Avec P. Bruns, Grundler, etc., il pense que la résorption de l'extravasation sanguine peut aussi, mais dans certains cas seulement, engendrer de la fièvre.

A ces deux théories il en ajoute une troisième : celle de la sécrétion de substances thermogènes par les éléments anatomiques troublés dans leur nutrition par le fait même du traumatisme.

Pour prouver l'exactitude de cette ingénieuse hypothèse, Gangolphe et Courmont[1] démontrèrent expérimentalement que l'hyperthermie consécutive à une oblitération vasculaire est due à la résorption des produits solubles pyrétogènes sécrétés par les tissus en voie de nécrobiose aseptique.

Après Gangolphe, M. Broca[2], dans un intéressant article sur la fièvre dans les fractures fermées chez l'enfant, mentionne 32 cas de fractures fébriles.

Dans ce nombre, il ne fait pas rentrer les cas où l'hyperthermie, apparaissant seulement plusieurs jours après la production de la fracture, n'a « qu'une relation chronologique avec la fracture ».

Au point de vue du degré de la fièvre, M. Broca distingue

---

1. Gangolphe et Courmont, 1° Fièvre aseptique consécutive à l'oblitération vasculaire (Congrès de chirurgie, 1891); 2° Id. (Archiv. méd. expérim. 1891, t. 3, p. 604).

2. Broca et Lacour, De la Fièvre dans les fractures fermées chez l'enfant. (Mercredi médical, 30 janvier 1895, p. 10.)

deux catégories de courbes : celles où la fièvre ne dépasse pas 38° (22 cas sur 32); celles où elle oscille entre 38° et 39°. Deux fois seulement, le thermomètre monta au-dessus de 39°; dans une fracture du fémur gauche chez une fillette de 19 mois, la température atteignit 39°,5 le jour de l'entrée, mais tomba rapidement au-dessous de 39°.

Dans une fracture du fémur gauche au tiers moyen chez une fillette de 28 mois, la température, après être restée à 38° pendant quatre jours, s'éleva une seule fois à 39°,5 pour redescendre aussitôt. Dans tous les cas observés par M. Broca, la fièvre existait dès le troisième jour après le traumatisme.

Au point de vue de l'étiologie, l'*âge* (de 1 à 12 ans) ne semble avoir aucune influence.

Au contraire, le *siège* de la fracture a une grande importance. « Ainsi, pour les fractures de cuisse, les fébriles sont « plus nombreuses que les apyrétiques. Pour les fractures de « jambe et les fractures du membre supérieur, la proportion « est inverse.

« Mais il importe de noter que les fractures de cuisse sont « *toutes* hospitalisées, tandis que les fractures de jambe ne le « sont *que presque toutes* et que celles du membre supérieur « ne le sont *presque jamais*. Je n'ai donc pas, pour ces der- « nières, des documents assez nombreux pour me permettre « d'établir une proportion. »

Quand une fracture est accompagnée d'une *ecchymose*, d'un *gonflement* considérable avec épanchement de sang ou de sérosité dans les tissus, elle a généralement une marche fébrile.

Quant à l'influence que peut avoir l'hyperthermie sur la consolidation plus ou moins rapide de la fracture et sur le volume du cal, Broca ne l'a pas observée.

Il insiste tout particulièrement dans son travail sur le diagnostic différentiel entre les fractures simples chez l'enfant et l'ostéomyélite aiguë ou subaiguë.

Dans ce chapitre, nous venons de donner les conclusions auxquelles sont arrivés tous les auteurs qui se sont occupés de la fièvre aseptique consécutive aux fractures.

Nous allons maintenant rapporter des observations de fractures recueillies pour la plupart dans le service de notre maître, M. le professeur Heydenreich. Elles sont au nombre de dix, dont six seulement furent fébriles.

Nous donnerons ensuite les résultats que nous a fournis l'étude de la température après un certain nombre de fractures produites expérimentalement sur les animaux.

OBSERVATIONS CLINIQUES

a) **Fractures apyrétiques.**

OBSERVATION I

Fracture de la rotule par contraction musculaire. — Hémarthrose ponctionnée le lendemain de l'accident. — Absence de fièvre.

Homme, 51 ans. Facteur des postes.

Rien de particulier dans les antécédents héréditaires et personnels.

État actuel. — Constitution robuste. Santé excellente.

Il raconte qu'en faisant son service, il glissa sur une peau d'orange et tomba en arrière, mais sans toucher terre, car il fut retenu dans sa chute par un camarade. Pendant sa chute, il eut dans le genou la sensation brusque d'une déchirure. Transporté aussitôt à l'hôpital, on constate un gonflement considérable du genou. A la palpation, on sent la rotule divisée transversalement en deux fragments que l'on peut mobiliser de droite à gauche. Entre ces deux fragments distants de 3 à 4 centimètres on perçoit une fluctuation très nette.

Quelques mouvements de flexion très légère sont encore possibles. Le malade accuse une douleur très faible.

A son entrée à l'hôpital :

$$T = 37°1 \qquad P = 90$$

Le soir :

$$T = 37\,3 \qquad P = 81$$

Le lendemain, même état ; le malade a passé une bonne nuit. Ponction du genou avec l'aspirateur Dieulafoy sans lavage antiseptique. On retire environ 80 grammes de sang de couleur normale, non coagulé. Après la ponction, l'écartement entre les deux fragments est réduit à 2 centimètres.

Application d'une gouttière plâtrée avec bandes de diachylon pour rapprocher les deux fragments osseux :

$$T_m = 36°8 \qquad P = 76$$
$$T_s = 37\,4 \qquad P = 88$$

Le cinquième jour après l'accident, le genou a de nouveau un peu augmenté de volume : hydarthrose légère.

La température est restée constamment physiologique (36°,8-37°,4).

Quarante jours après l'accident, enlèvement de l'appareil. Cal fibreux solide, 3/4 de centimètre d'écartement.

REMARQUES. — Cette observation est un exemple de fracture intra-articulaire avec *épanchement sanguin volumineux*. Dans ce cas, l'attrition des tissus a été nulle, puisque la fracture est due à la contraction musculaire du quadriceps. La température est restée constamment physiologique ; il est vrai que le lendemain de l'accident l'épanchement intra-articulaire a été ponctionné ; notons aussi que dans les jours qui suivirent, il se produisit une légère *hydarthrose.*

Le sang épanché fut reconnu aseptique ; les éléments figurés étaient peu déformés, pas d'augmentation du nombre des globules blancs.

OBSERVATION II

Fracture du col chirurgical de l'humérus chez un vieillard. — Épanchement sanguin volumineux. — Absence complète de fièvre.

Vieillard, 71 ans. Journalier.

Rien de particulier dans les antécédents héréditaires et personnels, fracture du col du fémur il y a un an.

État actuel. — Le malade raconte qu'en montant dans un grenier sur une échelle, il portait sur l'épaule gauche une botte de paille. Un échelon vint à casser et le vieillard, incapable de se retenir avec sa main restée libre, tomba sur le sol ; l'épaule gauche reçut le choc.

A son entrée à l'hôpital, on constate un gonflement notable du moignon de l'épaule avec une vaste ecchymose occupant tout le bras et une grande partie de la face antérieure du thorax. La palpation dans le creux axillaire permet de sentir l'extrémité supérieure du fragment inférieur. Les mouvements communiqués s'accompagnent de craquements. Les téguments ne présentent aucune plaie. La douleur ressentie par le malade est très faible.

$$T_m = 36°8 \qquad P = 68$$
$$T_s = 37\ 3 \qquad P = 72$$

Le lendemain, même état.

$$T_m = 36°9 \qquad P = 64$$
$$T_s = 37\ 1 \qquad P = 68$$

L'épaule et le bras sont placés dans un appareil roulé avec bandes plâtrées.

A partir du 3e jour, la température oscille le matin entre 36°,5 et 37° et le soir, entre 36°,8 et 37°,4.

Le malade sortit de l'hôpital deux mois environ après l'accident avec une consolidation parfaite.

REMARQUES. — Cette fracture survenue chez un vieillard bien constitué a eu une marche complètement apyrétique et cela, malgré la présence d'un *épanchement sanguin très considérable* et le *siège* du trait de fracture voisin de l'articulation scapulo-humérale. Le pouls est resté physiologique.

OBSERVATION III

Fracture bimalléolaire. — Absence complète de fièvre.

(Communiquée par M. le Dr Vautrin, professeur agrégé.)

Homme, 36 ans.

Pas d'antécédents héréditaires, ni personnels. Bonne santé habituelle.

Le 1er juin 1895, il fait une chute en bicyclette. Il est immédiatement transporté à l'hôpital civil de Nancy.

M. Vautrin, accouru aussitôt, diagnostique une fracture bimalléolaire de Dupuytren non compliquée. A la palpation, on reconnaît une fissure remontant sur le tibia, oblique de bas en haut et de dedans en dehors. Les téguments sont absolument intacts.

Une heure et demie après l'accident, le gonflement articulaire est déjà considérable; le membre fracturé est réduit, puis enveloppé de coton et placé dans une gouttière métallique où il reste pendant 6 jours, jusqu'à disparition complète du gonflement et résorption de l'épanchement.

Le 7ᵉ jour, on applique un appareil plâtré en évitant autant que possible la mobilisation des fragments. Pendant 2 jours, le blessé se plaint d'une douleur légère au niveau de la fracture. État général toujours excellent, pas de constipation.

Le malade n'a jamais eu la moindre fièvre depuis le jour de l'accident jusqu'à sa sortie de l'hôpital; la température a oscillé constamment entre 36°,4 et 37°; elle atteignit une fois (le 4ᵉ jour) 37°,5.

Le pouls fut toujours normal normal : 80-100.

REMARQUES. — Il est à noter que, malgré l'apparition d'un *gonflement articulaire* considérable et la résorption rapide de *l'épanchement*, cette fracture a eu une évolution complètement apyrétique.

OBSERVATION IV

Fracture du péroné et du tibia (extrémités inférieures). — Épanchement sanguin volumineux. — Absence de fièvre.

Jeune homme, 17 ans.

Rien de particulier dans les antécédents.

Il a fait une chute en portant un sac de blé.

Il entre à l'hôpital seulement le lendemain de l'accident.

On constate une déviation très accusée du pied en dedans; le tibia est fracturé à 6 centimètres de la malléole; le péroné, à 3 centimètres; il y a engrènement des deux fragments du tibia. Vaste ecchymose à la jambe, gonflement considérable.

Douleur faible.

$$T_m = 37°2 \qquad P = 88$$
$$T_s = 37\ 6 \qquad P = 100$$

Le 3ᵉ jour :

$$T_m = 37° \qquad P = 84$$
$$T_s = 37\ 1 \qquad P = 88$$

Le 5ᵉ jour, application d'une attelle de Dupuytren. Le 7ᵉ jour, réduction sous le chloroforme, appareil plâtré.

REMARQUES. — Cette fracture a eu une marche complètement apyrétique; il est vrai que la température n'a pas été prise
le soir de l'accident.

Notons que cette fracture s'est accompagnée d'un *épanchement sanguin volumineux.*

b) Fractures fébriles.

OBSERVATION V

*Fracture du fémur (tiers inférieur) chez un enfant. — Hémarthrose.
Fièvre pendant trois jours.*

(Communiquée par M. le Dr P. BERTRAND.)

Enfant, 9 ans. Parfaite santé.

En classe, il reçoit un croc-en-jambe d'un camarade; le fémur heurte
contre un banc et se fracture.

Examiné, une heure et demie après l'accident, l'enfant présente une
fracture sus-condylienne du fémur gauche avec déformation considérable
de la cuisse.

$$T = 37°2$$

Quatre heures après le traumatisme (6 h. du soir), la jambe est placée
dans une gouttière, après redressement facile mais douloureux du membre.

$$T = 38° \qquad P = 100$$

Vers 10 heures du soir, l'enfant étant un peu agité; on prescrit une po-
tion au chloral.

Le lendemain, le genou est gonflé. — État général excellent. Aucune
douleur.

$$T_m = 37°3 \qquad T_s = 38°5$$

Le troisième jour, le genou est devenu volumineux; le cul-de-sac sous-
tricipital est très distendu; ecchymose de la face externe de la cuisse,
s'étendant jusqu'au pli de l'aine.

Traction continue avec attelle latérale pour soutenir le membre.
Journée calme.

$$T_m = 37°6 \qquad T_s = 37°8$$

A partir de ce moment, la température redevient normale, oscillant entre
37° le matin et 37°,4 le soir; l'état général se maintient toujours excellent.

L'épanchement reste assez volumineux durant une dizaine de jours, puis diminue progressivement, sans compression, ni ponction.

Le 21e jour, l'enfant peut déjà soulever la cuisse : donc consolidation rapide, le cal est alors volumineux.

Le 30e jour, l'appareil est enlevé ; pas de raccourcissement, craquements articulaires (arthrite sèche du genou) ; deux mois après l'accident, pas d'impotence fonctionnelle.

REMARQUES. — L'examen bactériologique du sang épanché dans l'articulation n'a pas été pratiqué ; mais, d'après l'évolution clinique de la fracture, on peut considérer la fièvre constatée comme aseptique.

OBSERVATION VI

Fracture du tiers inférieur de l'humérus. — Fièvre d'intensité moyenne (38°) pendant quatre jours.

Homme, 33 ans. Charpentier.

Rien de particulier dans les antécédents héréditaires et personnels. C'est un homme robuste, jouissant d'une santé parfaite.

En rivant une charpente, il est tombé d'un échafaudage, d'une hauteur de 3 mètres. Il entre à l'hôpital deux heures après l'accident.

Déformation manifeste du bras gauche : le bras semble raccourci. Mobilité anormale et crépitation très nette. Impotence fonctionnelle absolue. Pas de plaies des téguments.

Gonflement considérable du bras.

$$T_1 = 37°6 \qquad P = 76$$

Le lendemain, le gonflement a augmenté ; la douleur, qui était très forte la veille, a beaucoup diminué ; ecchymose étendue, à la région antéro-interne du bras. Les mouvements du coude sont normaux, non douloureux.

$$T_m = 38°2 \qquad P = 76$$
$$T_1 = 38\,4 \qquad P = 84$$

Le 3e jour :

$$T_m = 37\,6 \qquad P = 72$$
$$T_1 = 38\,2 \qquad P = 76$$

Le 4e jour :

$$T_m = 37\,6 \qquad P = 80$$
$$T_1 = 38 \qquad P = 84$$

A partir du 5e jour, la température redevient physiologique.

La consolidation est complète au bout de 35 jours.

REMARQUES. — Dans cette fracture, l'*épanchement a été con-sidérable*, vu l'apparition rapide d'un gonflement très volumineux. L'attrition des tissus semble avoir été faible et il est probable qu'il s'agit là d'une fracture de cause indirecte, par contraction musculaire.

La fièvre a eu une intensité et une durée moyennes.

OBSERVATION VII

Fracture diaphysaire sous-périostée du tibia. — Fièvre aseptique faible, mais de longue durée (12 jours).

Jeune homme, 16 ans.

Pas d'antécédents héréditaires ni personnels.

Le 18 août, à 1 heure et demie de l'après-midi, chute d'une hauteur de 1ᵐ,50. Transporté à l'hôpital le soir même, à 7 heures : le membre inférieur droit fracturé est enveloppé de ouate et placé dans une gouttière métallique.

A 8 h. du soir. . T $= 38°2$ P $= 96$

Le lendemain (19 août), on observe une ecchymose peu marquée, mais étendue à toute la portion moyenne de la jambe. Pas de déformation. Mobilité anormale difficile à constater.

Fracture du tibia à l'union du tiers inférieur et du tiers moyen. Douleur faible au niveau de la fracture.

Gonflement faible.

Un appareil plâtré de Maisonneuve est placé le jour même.

$T_m = 38°2$ P $= 108$
$T_s = 38°$ P $= 92$

Le 3ᵉ jour :

$T_m = 37°4$ P $= 86$
$T_s = 37 8$ P $= 84$

Le 4ᵉ jour :

$T_m = 37°4$ P $= 82$
$T_s = 37 6$ P $= 88$

Le 5ᵉ jour :

$T_m = 37°2$ P $= 76$
$T_s = 38$ P $= 92$

A partir de ce moment et jusqu'au douzième jour après l'accident, la température du matin oscilla entre 36°,8 et 37°,4 et celle du soir entre 37°4 et 38° ; la température redevient ensuite normale.

Notons que le malade ne fut jamais constipé et que son état général fut toujours parfait.

REMARQUES. — Cette observation montre que les fractures sous-périostées sont, comme les autres, capables d'engendrer de l'hyperthermie. Notons que, dans ce cas, la fièvre a débuté le soir même de l'accident, qu'elle a été légère, mais de longue durée (douze jours).

L'épanchement sanguin a été faible au niveau du foyer de la fracture : le gonflement a été en effet presque nul.

L'ecchymose a été peu accusée, mais assez étendue.

OBSERVATION VIII

Fracture diaphysaire du tibia par cause indirecte. — Épanchement sanguin notable. — Fièvre d'intensité moyenne, mais de longue durée (12 jours).

Jeune homme, 16 ans.

Antécédents héréditaires. — Père alcoolique, mort de fièvre typhoïde. Mère bien portante ; quatre frères en bonne santé ; un est mort à six ans, de maladie indéterminée.

Antécédents personnels. — Rougeole à 7 ans, fièvre typhoïde à 12 ans.

Actuellement, c'est un garçon robuste et bien constitué.

Il a fait une chute en descendant un talus et s'est fracturé le tibia à l'union du tiers inférieur et du tiers moyen.

Le malade entre à l'hôpital le jour même.

$$T_s = 37°8 \qquad P = 101$$

On constate un gonflement déjà considérable de la région moyenne de la jambe. Pas de déplacement, pas de mobilité anormale, pas de crépitation ; on sent nettement une rainure au niveau du trait de fracture qui est transversal. Les mouvements se font bien dans les articulations du genou et tibio-tarsienne.

Le lendemain, le gonflement est plus volumineux, ecchymose étendue au niveau de la jambe, pas d'hydarthrose du genou.

$$T_m = 37°4 \qquad P = 96$$
$$T_s = 37\,9 \qquad P = 100$$

Le 3° jour, même état.

$$T_m = 37°5 \qquad T_s = 38\,1$$

A partir de ce moment et pendant neuf jours, la température du matin oscilla entre 37°,2 et 37°,6 et celle du soir entre 37°,5 et 38°; puis la température redevint normale.

L'état général du malade fut toujours satisfaisant; pas de constipation; appétit excellent. Consolidation en 42 jours.

REMARQUES. — Il s'agit là d'une fracture survenue chez un adolescent, de cause indirecte, *sans attrition des tissus, avec épanchement sanguin notable*. L'hyperthermie a été d'intensité moyenne (38°), mais de longue durée (12 jours).

OBSERVATION IX

Fracture du péroné (base de la malléole). — Emploi du massage. — Fièvre d'intensité et de durée moyennes (3 jours).

Homme, 57 ans.

Rien de particulier dans les antécédents.

En faisant un faux pas, son pied gauche a tourné et le péroné s'est fracturé à 3 centimètres au-dessus de la pointe de la malléole.

Il entre à l'hôpital le jour de l'accident : les mouvements de flexion et d'extension du pied sont impossibles. Douleur très vive au niveau de l'interligne articulaire et du trait de fracture.

$$T_s = 38°4 \qquad P = 92$$

Le lendemain, la douleur a diminué, mais toute la région du cou-de-pied est tuméfiée ; ecchymose au niveau de la fracture.

$$T_m = 37°6 \qquad P = 84$$
$$T_s = 38°2 \qquad P = 88$$

Le 3e jour :

$$T_m = 37°3 \qquad P = 92$$
$$T_s = 38 \qquad P = 88$$

A partir de ce moment, la température redevient normale.

Le 5e jour, le blessé est soumis au massage.

Consolidation rapide. Le malade se lève le 19e jour.

REMARQUE. — La formation rapide du cal n'a pas eu d'influence sur la marche de la température.

OBSERVATION X

Fracture du tibia au tiers supérieur. — Hydarthrose du genou. — Épanchement sanguin volumineux péri-articulaire.— Fièvre assez élevée et de durée assez longue.

Femme, 57 ans. Domestique.

Antécédents héréditaires. — Rien de particulier.

Antécédents personnels. — Variole à 11 ans, ménopause à 48 ans. Alcoolisme. A eu sept enfants, cinq sont vivants et bien portants ; deux enfants morts en bas âge (à 11 jours et à 5 mois).

État actuel. — Constitution robuste, alternatives fréquentes de constipation et de diarrhée. Poumons sains. Tempérament nerveux.

Elle raconte qu'en voulant descendre d'un escabeau, elle glissa et que, la jambe gauche prise entre deux échelons, elle tomba le corps en avant.

À son entrée à l'hôpital, on constate un gonflement considérable de la région du genou et de l'extrémité supérieure de la jambe. Toute la région voisine de l'interligne articulaire est douloureuse à la pression.

Immédiatement au-dessous de la tubérosité antérieure du tibia, on sent une rainure avec légère projection du fragment supérieur en avant, sans rotation de la jambe ; en somme, déplacement à peu près nul. Pas de mobilité anormale, pas de crépitation.

Le péroné n'est pas fracturé ; aucune plaie des téguments.

Diagnostic. — Fracture du tiers supérieur du tibia, sans déplacement, de cause indirecte (par arrachement), avec intégrité du péroné, volumineux épanchement sanguin péri-articulaire et hydarthrose du genou.

Le lendemain, le gonflement péri-articulaire a augmenté, il en est de même de l'hydarthrose ; le choc rotulien est nettement perçu. De plus, on voit une vaste ecchymose sur toute la région antéro-externe de la jambe et de la cuisse gauches jusqu'à la région lombaire.

$$T_m = 38°1 \qquad P = 88$$
$$T_s = 38\,3 \qquad P = 92$$

Les deux jours qui suivirent, les températures notées furent :

$$T_m = 37°8 \quad P = 96 \qquad T_m = 38° \quad P = 84$$
$$T_s = 38\,4 \quad P = 100 \qquad T_s = 38\,2 \quad P = 88$$

Le cinquième jour après l'accident, la température atteignait 38°,4 le matin.

On pratique, avec douceur et pendant vingt minutes, le massage de tout le membre inférieur. Avant massage :

$$T_s = 37°9 \qquad P = 84$$

Immédiatement après :

$$T_4 = 38.2 \qquad P = 90$$

A partir de ce moment, la température du matin oscilla entre 36°,8 et 37°,1 le matin et, le soir, entre 37° et 37°,5.

Le massage fut pratiqué une fois par jour, tous les soirs à 5 heures, pendant vingt minutes ; après chaque massage, le membre inférieur était placé à plat sur un coussin de sable, sans être enveloppé de coton.

Le massage fut pratiqué vingt-trois fois.

Trente-deux jours après l'accident, la malade sortait de l'hôpital marchant avec des béquilles, mais pouvant appuyer sur le membre fracturé.

Durant tout son séjour à l'hôpital, la malade alla régulièrement à la selle ; sa santé fut toujours excellente.

REMARQUES. — Les faits suivants méritent d'être relatés :

1° Hyperthermie d'intensité (38°) et de durée (cinq jours) moyennes ;

2° Marche parallèle du pouls et de la température ;

3° Apparition presque simultanée d'une hydarthrose et d'un épanchement sanguin péri-articulaire volumineux ;

4° Fracture indirecte, transversale, à deux fragments, de l'extrémité supérieure d'un gros os (tibia) dont l'épiphyse est extrêmement vasculaire ;

5° Attrition des parties molles insignifiante ;

6° Emploi du massage le cinquième jour après l'accident. Ce massage a considérablement activé la formation du cal qui était solide le 32ᵉ jour après l'accident ; on sait qu'une telle fracture, traitée par l'immobilisation dans un appareil plâtré, demande trois à quatre mois pour être consolidée (Heydenreich[1]).

Le massage a eu de plus un effet curieux sur la température et le pouls. La température, prise immédiatement après le massage, a été constamment supérieure (de 0°,2 à 1°,4) à la température prise aussitôt avant.

Inversement, le nombre des pulsations a toujours été plus faible (huit pulsations en moyenne) après qu'avant le massage.

---

1. A. HEYDENREICH, *Des Fractures de l'extrémité supérieure du tibia*. Thèse Doct. Paris, 1877.

. La tension artérielle, mesurée au sphygmomanomètre de Potain, n'a pas été modifiée d'une façon sensible.

7° Malgré la rapide formation du cal, l'hyperthermie survenue avant le massage a eu même début, même intensité, même durée que dans le cas des fractures traitées par l'immobilisation.

A partir du premier massage, la température resta constamment normale (36°,8-37°,4 le matin, 37°-37°,5 le soir); le pouls eut une marche parallèle à celle de la température (60-80).

CONCLUSIONS. — L'examen de nos observations cliniques nous donne les résultats suivants :

1° La fièvre traumatique aseptique s'observe dans 60 p. 100 des fractures simples ;

2° L'hyperthermie a débuté constamment le soir du premier jour ;

3 Sa durée a été variable : 3 jours (deux fois); 4 et 5 jours (une fois); 12 jours (deux fois);

4° Les maxima de température n'ont pas dépassé 38°,4;

5° L'âge du blessé, le siège de la fracture, le volume de l'os, la grandeur de l'épanchement, la rapidité de formation du cal, n'ont pas d'influence sur le degré de l'hyperthermie;

6° La mobilisation des fragments est fréquemment suivie d'une légère poussée fébrile.

Telles sont les conclusions que nous pouvons tirer de nos observations cliniques. Voyons maintenant si elles concordent avec celles que nous ont fournies les fractures expérimentales chez les animaux.

FRACTURES PRODUITES EXPÉRIMENTALEMENT SUR LES ANIMAUX

Le cobaye a été le seul animal utilisé.

Mode opératoire. — Pour déterminer, par exemple, une fracture du fémur à l'union du tiers moyen et du tiers inférieur, la partie supérieure de la cuisse est tout entière saisie avec une pince en bois dont les deux branches, larges de 3 à 4 centimètres, sont recouvertes de coton pour éviter les déchirures des téguments. La pince est placée de telle sorte que l'un de ses bords arrive juste au niveau du trait de la fracture que l'on veut provoquer.

Le membre a été préalablement rasé, lavé au sublimé et enveloppé d'une compresse humide antiseptique (sublimé 1/1,000).

La pince étant serrée par la main d'un aide, le membre est brusquement fléchi par l'opérateur; ou bien, la pince serrée et appuyant sur un plan rigide (table), le membre est fortement contusionné, juste au-dessous de la pince, avec un maillet de bois de petite section et entouré de coton; ou bien encore, le membre est placé sur deux planchettes distantes de 1 centimètre, de telle sorte que le trait de la fracture que l'on désire coïncide avec le milieu de l'intervalle entre les deux planchettes; puis la cuisse est contusionnée à ce niveau.

Quand, avec les deux premiers procédés, la pince est fortement serrée, la fracture obtenue est généralement transversale; quand elle l'est moins, la fracture est plus souvent oblique.

Suivant la violence de la contusion, le troisième procédé donne tantôt des fractures plus ou moins obliques à deux fragments, tantôt des fractures comminutives.

Pour avoir une fracture de cette dernière variété, on peut encore contusionner très violemment la cuisse placée à plat sur une table.

Les fractures sont donc produites de trois façons :

1° *Par flexion forcée du membre:* la contusion osseuse et des parties molles est ainsi réduite au minimum; les fractures sont transversales ou obliques, à deux fragments;

2° *Par contusion:* l'attrition des tissus est toujours assez forte; les fractures sont transversales, obliques, à deux ou plusieurs fragments;

3° *Par broiement :* attrition considérable des parties molles ; parfois gangrène immédiate ou secondaire ; fractures comminutives à grand fracas.

Au point de vue du siège, les fractures furent :

1° *Épiphysaires ;*

2° *Articulaires ;*

3° *Diaphysaires.*

Il ne nous a pas toujours été possible d'apprécier le volume de l'extravasation sanguine.

L'ecchymose, précoce ou tardive, a été constante dans les fractures par contusion ou broiement, assez fréquente dans les fractures par flexion.

Quant à l'épanchement au niveau du foyer même de la fracture, les signes physiques qui le traduisent ordinairement chez l'homme permettent rarement, chez le cobaye, de dire s'il est collecté ou infiltré, faible ou volumineux.

Quand cependant la fracture est rapidement suivie d'un gonflement considérable, dur, non œdémateux, on peut presque conclure que l'épanchement est abondant ; très rarement, la fluctuation peut être perçue.

Pour chaque expérience, nous avons vérifié, le second jour après le traumatisme, l'asepsie du foyer de la fracture. A cet effet, une aiguille d'acier flambée était introduite dans ce foyer et ensemencée sur bouillon, gélose et gélatine. Nous avons soigneusement éliminé les cas, d'ailleurs rares, où s'était produite une infection microbienne.

La température a toujours été prise dans le rectum, trois fois par jour.

Fractures expérimentales chez le cobaye. — Résultats thermométriques.

Nous étudierons successivement les fractures produites par flexion, contusion et broiement.

a) **Fractures épiphysaires**[1].

Toutes ces fractures ont été produites par flexion.

	FÉMUR.			HUMÉRUS.	
	1	2	3	4	5
Sexe............. Poids............	M 605 gr.	M 470 gr.	F 510 gr.	M 110 gr.	M 725 gr.
Températures rectales.					
La veille du traumatisme . .	$T_m = 39°5$ $T_s = 39\ 7$	39° 39 3	39°4 39 7	39°2 39	39° 38 9
1 h. avant le traumatisme. . 7 h. soir.	39°5 39 9	39°2 39 8	39°5 39 9	39°4 40	39° 39 8
8 h. matin. . . . . Midi. . . . . 6 h. 1/2 soir	39°8 **40 2** 40	39°2 39 6 39 7	39°8 39 7 **40 3**	39°5 39 8 39 8	39°3 **40** 39 7
8 h. matin. . . . . 7 h. soir.	39°8 39 9	39°4 39 8	39°5 **40 6**	39°3 **40 1**	39°5 **40 3**
8 h. matin. . . . . 7 h. soir.	39°5 **40 2**	39°5 **40**	39°7 39 9	39°4 39 8	39°7 39 5
8 h. matin. . . . . 6 h. soir.	39°7 40	39°4 39 7	39°9 **40 2**	39°4 39 7	39°2 39 2
8 h. matin. . . . . 5 h. soir.	39°5 39 3	39°2 39 6	39°8 39 8	39°2 39 5	39°4 38 8

TABLEAU A.

Températures normales. . .	39°6	39°2	39°5	39°2	39°
1er jour..	0°3	0°6	0°4	0°8	·0°8
2e jour.	0°6 (midi)	0°5	0°8	0°6	1° (midi)
3e jour.	0°3	0°6	1°1	0°9	1°3
4e jour.	0°6	0 8	0°4	0°6	0°7 (8h. m.)
5e jour..	0°4	0°5	0°7	0°5	0°2
6e jour.	»	0°4	0°3	0°3	»

---

1. La température du laboratoire ayant oscillé entre + 14° et + 20°, nous avons cru inutile de la mentionner dans nos tableaux. Les chiffres des tableaux A, B,... E représentent les maxima de température (degré de l'hyperthermie). Nous avons considéré comme température normale de l'animal la moyenne des trois températures rectales (matinale et vespérale) relevées la veille du traumatisme et immédiatement avant.

b) **Fractures articulaires.**

	ARTICULATIONS du genou.			ARTICULA-TIONS du ronde.	
	1	2	3	4	5
Sexe.	M	M	M	M	F
Poids.	715 gr.	605 gr.	855 gr.	450 gr.	480 gr.
Températures rectales.					
La veille du traumatisme. . $\{$ $T_m = 38°8$ $T_s = 39\ 2$	39°3 39 5	39° 39 2	38°9 39	39°2 39 2	
1 h. avant (8 h. matin). . .	39°	39°6	39°	39°1	39°3
Midi.	38 6	38 8	38 7	38 9	38 6
7 h. soir.	39 5	39 6	39 9	39 7	38 9
8 h. matin	39°3	39°5	39°5	39°4	39°6
Midi.	39 7	39 8	39 5	39 9	39 5
6 h. (soir)	40 4	40 6	40 2	40	39 9
Midi.	39°4	39°7	40°	39°8	39°6
6 h. (soir)	39 7	40 2	39 9	40	39 6
8 h. matin	39°2	39°5	39°	39°5	39°1
6 h. (soir)	39 8	39 9	39 4	39 8	39 6

TABLEAU B.

	1	2	3	4	5
Températures normales. . .	39°	39°5	39°	39°	39°2
1er jour.	0°5	0°1	0°9	0°7	0°3
2e jour.	1°4	1°1	1°2	1°	0°7
3e jour.	0°7	0°7	1°(matin)	1°	0°4
4e jour.	0°8	0°4	0°4	0°8	0°4
5e jour.	0°3	0°2	0°3	0°4	0°2

c) Fractures diaphysaires.

1° Par flexion.

	FÉMUR.			HUMÉRUS.		
	1	2	3	4	5	6
Sexe............. Poids.............	M 610 gr.	M 465 gr.	F 500 gr.	M 455 gr.	M 710 gr.	F 415 gr
Températures rectales. — La veille du traumatisme.	$T_m = 38°9$ $T_s = 39$	39° 39 1	39°3 39 1	39°5 39 4	39°6 39 5	39°4 39 6
1 h avant (8 h. matin) .	39°2	39°2	39°	39°4	39°6	39°2
Midi.............	38 9	38 6	38 8	39 1	39 2	39
6 h. soir.........	39 6	39 4	39 5	39 6	39 9	39 1
8 h. matin	39°5	39°	39°1	39°3	39°6	39°1
Midi.............	39 8	39 6	39 4	39 6	40	39 7
6 h. soir.........	39 9	39 7	39 6	39 7	40	40
6 h. soir.........	38°8	38°7	39°2	39°4	39°7	39°5
Gonflement.........	très fort	moyen	fort	tr. fort	moyen	faible

Tableau C.

Températures normales.	39°1	39°1	39°2	39°4	39°6	39°4
1er jour............	0°5	0°3	0°3	0°2	0°3	»
2e jour............	0 8	0°6	0°4	0°3	°0·	0°6

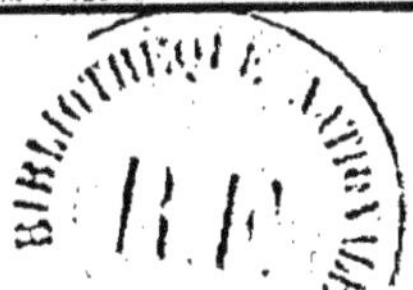

7

2° Par contusion.

Sexe Poids	FÉMUR			HUMÉRUS		
	1 M 680 gr.	2 M 560 gr.	3 F 110 gr.	4 M 450 gr.	5 M 485 gr.	6 F 520 gr.
Températures rectales.						
La veille du traumatisme, $T_m = 39°$	39°	39°2	39°3	39°3	39°2	39°
$T_s = 38\ 9$	38 9	39 3	39 2	39 4	39 4	39 4
1 h. avant (8 h. matin)	39°	39°4	39°2	39°2	39°4	39°5
Midi	38 6	38 6	38 5	39	38 9	39
6 h. soir	39 3	39 4	39 3	39 5	39	39 5
8 h. matin	39°4	39°3	39°5	39°1	39°6	39°3
Midi	39 8	39 9	39 6	39 8	39 8	39 5
6 h. soir	**40 2**	**40**	**40 1**	39 8	**40 1**	39 9
8 h. matin	39°5	39°4	39°2	39°4	39°3	39°5
6 h. soir	39 7	39 8	40 1	39 6	39 3	40 3
6 h. soir	39°4	39°7	39°6	39°4	39°9	39°3

TABLEAU D.

	1	2	3	4	5	6
Températures normales.	39°	39°3	39°2	39°3	39°4	39°3
1er jour	0°3	0°1	0°1	0°2	»	0°2
2e jour	1°2	0°7	0°9	0°5	0°7	0°6
3e jour	0°7	0°5	1°2	0°3	»	1°
4e jour	0°4	0°4	0°4	0°1	0°5	»

3ᵉ Par broiement.

	FÉMUR		HUMÉRUS	
	1	2	3	4
Sexe. . . . . Poids.	M 400 gr.	M 353 gr.	M 490 gr.	M 460 gr.
Températures rectales.				
La veille du traumatisme . .	$T_m = 39°4$ $T_s = 39\ 3$	39°3 39 4	39° 39 2	38°9 39
1 h. avant	39 2	39 2	39	39 2
Midi.	38 4	38 7	38 1	38 4
6 h. soir	39	39 4	39	38 6
8 h. matin	39°4	39°5	39°2	39°2
Midi.	39 6	39 5	39 5	39 7
6 h. soir.	40 2	39 9	39 6	39 7
Midi.	39°8	39°7	39°1	39°3
6 h. soir.	**40 6**	40 3	39 9	**40 4**
Midi.	39°9	39°6	39°5	39°3
6 h. soir.	40	39 8	**40 1**	39 5
8 h. matin	39°	39°4	39°4	39°
6 h. soir.	39 5	39 2	40 3	39 9

TABLEAU E.

	FÉMUR		HUMÉRUS	
	1	2	3	4
Températures normales.	39°3	39°3	39°1	39°
1ᵉʳ jour	— 0°3	0°1	— 0°1	— 0°4
2ᵉ jour.	0°9	0°6	0°5	0°7
3ᵉ jour.	1°3	1°	0°8	1°4
4ᵉ jour.	0°7	0°5	1°	0°5
5ᵉ jour.	0°2	— 0°1	1°2	0°9

Conclusions. — L'inspection des tableaux précédents nous permet de tirer les conclusions suivantes :

a) *Fractures épiphysaires.* — 1° L'hyperthermie apparaît constamment le soir du premier jour; elle varie de 0°,3 à 0°,8 ;

2° Les températures maxima ont varié de 0°,6 à 1°,3 au-dessus des températures normales; elles ont été atteintes le soir du troisième jour (3 fois), du quatrième (1 fois), du deuxième et du quatrième (1 fois);

3° L'hyperthermie a une durée assez longue (cinq à six jours);

4° Le volume de l'os n'a pas d'influence ;

5° Le volume de l'épanchement sanguin a une influence variable.

b) *Fractures articulaires.* — 1° L'hyperthermie a un début généralement précoce : le soir du premier jour, trois fois sur cinq (0°,5, 0°,7, 0°,9) ;

2° Les températures maxima ont varié de 0°,7 à 1°,4 au-dessus des températures normales ;

3° L'hyperthermie a une longue durée : cinq à six jours en moyenne;

4° Les fractures articulaires par flexion (n° 2 et 5) engendrent une hyperthermie presque égale à celle que déterminent les fractures articulaires par contusion.

c) *Fractures diaphysaires :*

α) *Par flexion :*

1° L'hyperthermie débute le soir du premier jour, variant de 0°,2 à 0°,5.

2° Elle atteint son maximum le soir du second jour (0°,3 à 0°,8) ;

3° Elle a une courte durée (deux jours) ;

4° Elle ne dépend pas d'une façon absolue du volume de l'épanchement sanguin.

β) *Par contusion :*

1° L'hyperthermie débute le soir du second jour ;

2° Elle atteint son maximum le soir du deuxième jour (4 fois), le soir du troisième (2 fois). Elle varie de 0°,2 à 1°,2, atteignant ou dépassant 1° trois fois ;

3° Elle a une durée de quatre à cinq jours ;

4° Dans deux cas (n°ˢ 1 et 3), où il y a eu un volumineux épanchement sanguin, l'ascension thermique a été forte.

γ) *Par broiement :*

1° L'hyperthermie débute seulement le soir du second jour ; le premier jour, il y a hypothermie ;

2° Elle atteint son maximum le soir du troisième jour (3 fois), du quatrième (1 fois) ; elle varie de 1° à 1°,4 ;

3° Elle a une longue durée (cinq jours et plus).

Résultats comparatifs. — Si maintenant nous comparons les résultats obtenus pour chacune des différentes variétés de fractures, nous arrivons aux conclusions suivantes :

1° L'hyperthermie a un début généralement plus précoce dans les fractures par flexion que dans les fractures par contusion ; ces dernières déterminent un certain état de shock avec hypothermie le premier jour ;

2° L'hyperthermie est plus élevée après les fractures par contusion, ce qui tient évidemment à la contusion de l'os et des parties molles ; il faut faire exception pour les fractures articulaires qui engendrent constamment de fortes élévations de température, qu'elles soient déterminées par flexion ou par contusion ;

3° Les maxima de température sont atteints, le plus souvent, le soir du second ou du troisième jour ;

4° Dans les fractures par flexion, l'hyperthermie a une durée généralement plus courte que dans les fractures par contusion ; il faut excepter encore les fractures articulaires qui restent fébriles pendant cinq ou six jours, quel que soit leur mode de production. D'une façon générale, la fièvre des fractures simples dure en moyenne de un à deux jours (fractures par flexion), trois, quatre, cinq jours et plus (fractures par contusion et articulaires);

5° L'âge et le sexe des animaux semblent sans influence sur la marche de la température;

6° La mobilisation des fragments provoque des ascensions thermiques assez rapides, mais de courte durée;

7° Les fractures épiphysaires et les fractures articulaires engendrent des mouvements fébriles généralement plus accusés que les fractures diaphysaires, ce qui tient très probablement aux lésions mécaniques ou à l'inflammation aseptique de la synoviale articulaire;

8° Le degré de l'hyperthermie dépend souvent, mais non toujours, du volume de l'épanchement sanguin; il dépend surtout du degré d'attrition des tissus, sans qu'il y ait constamment proportionnalité entre les deux.

Tels sont les résultats thermométriques que nous ont donnés les fractures expérimentales chez les cobayes; ils diffèrent un peu des résultats obtenus chez l'homme. Chez celui-ci, en effet, nous avons trouvé notamment que le siège de la fracture et le volume de l'épanchement n'avaient pas grande influence sur la marche de la température.

Cette différence nous prouve que la pathogénie de la fièvre traumatique aseptique est complexe et qu'elle doit relever de causes multiples et d'importance variable.

Nous venons d'étudier la fièvre aseptique consécutive aux contusions intéressant les tissus conjonctifs; voyons maintenant celle qui résulte de leur *section*.

Sections.

Par *sections*, on entend les solutions de continuité produites par des corps tranchants.

Chauvel[1] définit le tranchant « une scie très fine agissant « non par pression directe, mais par pression combinée à un « mouvement de glissement. »

« Il n'existe pas, dit M. Lejars[2], d'assez fin tranchant pour « s'insinuer dans les espaces intercellulaires et produire une « simple dissociation des éléments adjacents ; la section idéale, « si l'on peut dire, n'existe donc pas en pratique et quelque « mince et aiguisée que soit la lame, il y a toujours, à son con- « tact, des déchirures, des écrasements, des lésions, qui, pour « être circonscrites à une zone étroite et quelquefois presque « élémentaire, n'en sont pas moins, en miniature, celles de « la plaie contuse. »

Ainsi donc, toute section est une plaie contuse en miniature.

Les effets immédiats d'une section ressemblent donc à ceux de la contusion. Il y aura toujours :

1° Section des vaisseaux, hémorrhagie primitive ;

2° Section des nerfs, douleur primitive ;

3° Section des tissus, qui provoque toujours, sur les bords de la diérèse, la mortification d'un nombre variable d'éléments anatomiques. Dans la contusion, cette mortification cellulaire consécutive à l'attrition des tissus est toujours beaucoup plus accusée qu'après une section.

Nous diviserons les plaies par instruments tranchants en deux variétés :

1° Plaies sous-cutanées ;

2° Plaies ouvertes.

---

1. CHAUVEL, art. *Plaies*. (*Dict. enc. des Sc. méd.*, 2ᵉ s., t. XXV, p. 516.)
2. LEJARS, *loc. cit.*, p. 608.

I. — PLAIES SOUS-CUTANÉES

a) **Provoquées chirurgicalement ou accidentellement.**

Nous avons eu l'occasion d'observer bien souvent la marche de la température après les *sections tendineuses sous-cutanées*. Nous n'avons jamais constaté d'élévation de température, ce qui tient évidemment au peu d'importance des lésions mécaniques et des altérations élémentaires consécutives, ainsi qu'à l'absence d'épanchement sanguin appréciable.

Nous ne rapporterons donc pas d'observations cliniques de plaies sous-cutanées par instruments tranchants ayant engendré de l'hyperthermie. Nous rapporterons cependant un cas curieux d'anévrysme diffus de la poplitée, consécutif à la perforation de l'artère par une exostose aiguë de la ligne âpre; il s'agit, en somme, d'une plaie artérielle par section.

OBSERVATION

Anévrysme diffus de la poplitée.

(Observation de MM. F. Terrier et H. Hartmann[1], résumée.)

Fièvre aseptique élevée et de longue durée.

L. S..., âgé de 17 ans, entre le 27 juillet 1892 à l'hôpital Bichat (Service de M. Terrier) pour une volumineuse tumeur de la cuisse et du genou droits.

Ce malade raconte qu'en pleine santé, en sortant d'un bain le 25 juin 1892, il ressentit pendant qu'il était en train de s'habiller une très vive douleur à la partie inférieure et interne de la cuisse droite, douleur qui s'irradiait dans la partie antérieure de la jambe et dans le mollet correspondant avec sensation de froid dans le pied. Le malade put cependant rentrer chez lui à pied et se coucha. — Au bout de 48 heures, les douleurs ayant diminué, il recommença à marcher, mais avec une canne; le genou fléchissait sous lui et la station prolongée exagérait la douleur.

---

1. F. TERRIER et H. HARTMANN, *Revue de chirurgie*, 1893, p. 310.

Au bout d'une quinzaine de jours de repos relatif, il essaya de reprendre son métier de palefrenier, mais, les douleurs augmentant, il dut y renoncer. Depuis le 14 juillet, il garde le repos absolu. La tuméfaction de la partie inférieure de la cuisse a augmenté notablement, le genou s'est mis en flexion légère.

Au début, le malade pouvait y constater des battements, mais ceux-ci ont considérablement diminué depuis lors. La peau a pris une teinte rouge foncé au niveau de la partie antérieure de la tuméfaction.

Le 27 juillet, il entre à l'hôpital Bichat.

Le 4 août, le malade, dans le décubitus dorsal, a le genou fléchi à 90°. — Tout le membre est infiltré ; il est très volumineux. Gonflement considérable du genou et de la partie inférieure de la cuisse; disparition du creux poplité. La tuméfaction, que l'on ne peut pas délimiter nettement, s'étend depuis la partie supérieure de la cuisse jusqu'à la partie inférieure de la région jambière postérieure.

Tendue mais néanmoins résistante et profondément fluctuante, cette tumeur est animée de battements. A son niveau, la peau est chaude, lisse, tendue, d'une coloration rouge-brun. — Bruit de souffle. Tumeur indolente à la pression.

La température oscille entre 39°,5 et 38°,6, atteignant le plus souvent le soir cette dernière.

Antécédents. — Rien de particulier.

État actuel. — Cicatrice d'ancien abcès froid au niveau de la région sus-claviculaire. — L'examen des poumons dénote l'existence d'une tuberculose au début.

Opération, le 5 août. — Incision sur le trajet de l'artère. Après avoir traversé une couche musculaire infiltrée de sang, on tombe dans une cavité pleine de caillots (on en recueille 150 gr.). La cavité qui les renferme, mal limitée, est tapissée de nappes fibrineuses.

On découvre une pointe osseuse, aiguë, implantée sur la face postérieure du fémur, au niveau de la branche interne de bifurcation de la ligne âpre, ainsi qu'une petite perforation de la face antérieure de l'artère poplitée répondant à la pointe osseuse.

Résection du segment artériel comprenant la perforation. Ligature des deux bouts de l'artère. Drainage. Suture. Pansement iodoformé.

Le soir, la température, au lieu de s'élever comme les jours précédents, reste normale.

Tout va bien jusqu'au 14ᵉ jour. La température s'étant alors élevée à 37°,6 le soir et y restant le matin, on défait le pansement le 15ᵉ jour. Pas de pus ; la pression fait sourdre quelques caillots.

Le jour qui suit, la température monte un peu ($T_m = 38°5$, $T_s = 38°,2$), ce qui tient à la formation de deux plaques ecchymotiques correspondant probablement à des escharres en voie de développement au niveau de la partie externe du genou et de la malléole externe. Ces points mal nourris répondent en effet aux régions constamment comprimées par ce fait que le malade reste le genou demi-fléchi et reposant sur le lit par sa face externe. De plus, le pansement, ouvert le 20, démontra la présence de quelques gouttes de pus fibrineux dans le drain.

Le 4 décembre, le malade sort guéri sans impotence fonctionnelle du membre.

REMARQUES. — Lors de l'ouverture de la poche anévrysmale, on a pris, à l'aide d'une pipette stérilisée, du sang au milieu des caillots; or ce sang, ensemencé dans du bouillon peptoné, puis réensemencé sur gélose et gélatine, n'a pas cultivé.

Cependant le malade, avant l'opération, a eu une fièvre assez intense, la température atteignant 38°,6 le soir.

Dans cette observation si intéressante, deux points sont à relever :

1° Tant que le sang extravasé résultant de la perforation artérielle a séjourné dans le tissu cellulaire, il y a eu hyperthermie; celle-ci a disparu dès que le chirurgien a donné issue à l'épanchement et enlevé les caillots;

2° Cette hyperthermie a été assez élevée (37°,5-38°,6).

b) Expérimentales.

En 1879, O. ANGERER[1] démontra expérimentalement que la production chez les chiens et les lapins d'épanchements sanguins volumineux par section sous-cutanée de vaisseaux peut engendrer de l'hyperthermie.

Avec un ténotome long et étroit, Angerer sectionne des vaisseaux sanguins importants, généralement les gros vaisseaux de la cuisse au niveau de la région inguinale. Il en résulte chaque fois un épanchement sanguin volumineux. Pour éviter que cet épanchement devînt trop considérable et entraînât rapidement

---

1. O. ANGERER, *Klinische und experimentelle Untersuchungen über die Resorption von Blutextravasaten.* Würzburg, 1879, p. 47-57.

la mort de l'animal, Angerer comprime les vaisseaux après leur section.

Il fait six expériences, deux sur des chiens, quatre sur des lapins. Des quatre lapins, deux succombent, l'un cinq heures après l'opération, l'autre dix jours après. Les quatre autres sont tués par section des carotides et autopsiés.

Dans son travail, Angerer ne donne que les températures (rectales) relevées après les deux expériences sur les chiens.

a) *Section des vaisseaux de la cuisse gauche (3 h. soir).*

1re EXPÉRIENCE (CHIEN). (Chien attaché.)		2e EXPÉRIENCE (CHIEN). (Chien attaché et morphinisé.)	
Avant l'expérience . .	38°4	Avant l'expérience . .	37°5
6 h. soir.	39	7 h. soir.	36 5
7 h. matin.	38 9	7 h. matin.	37 8
Midi	38 1	Midi	38 2
7 h. soir.	38 8	6 h. soir.	38 5
7 h. matin.	38 6	8 h. matin.	38 5
Midi	38 3	5 h. soir.	38 3
7 h. soir.	38		
7 h. matin.	38 1	7 h. matin.	37 8
Midi	38 4	7 h. soir.	38
7 h. soir.	38 3		

b) *Section des vaisseaux de la cuisse droite (midi).*

(Six jours après la 1re section.)		(Quatre jours après la 1re section, sans narcose.)	
Avant l'expérience . .	38°3	Avant l'expérience . .	38°1
7 h. soir.	38 7	7 h. soir.	39
7 h. matin.	38 8	8 h. matin.	38 7
Midi	38 7	1 h. soir.	38 5
7 h. soir	2	7 h. soir.	39
7 h. matin.	38 4	8 h. matin.	38 3
Midi	38 7	1 h. soir.	38 2
7 h. soir.	38 4	7 h. soir.	38 1
7 h. matin.	38 2		

De ces deux tableaux, nous concluons :

1° La production d'un épanchement sanguin aseptique par section sous-cutanée d'un vaisseau peut engendrer chez le chien des élévations de température ;

2° Cette hyperthermie débute assez rapidement, le premier (1re expérience) ou le second jour (2e expérience). Elle dure de 36 à 48 heures ; elle est en moyenne de un demi-degré.

Notons cependant que la 1re expérience est seule probante, car dans la 2e, l'animal ayant été narcosé avec la morphine, l'abaissement de température survenu le soir de l'opération, peut être attribué à l'alcaloïde.

Notons aussi qu'à l'autopsie, Angerer a trouvé constamment des lésions viscérales : congestion du poumon, de l'intestin, etc. ; ecchymoses sous-pleurales, etc. ; des thromboses vasculaires (cœur, gros vaisseaux), et qu'il attribue en grande partie ces altérations à l'action du *Fibrin-Ferment* mis en liberté dans la coagulation de l'épanchement.

A l'autopsie des chiens, faite respectivement 10 et 7 jours après l'opération, on trouve encore des épanchements sanguins volumineux ; leur résorption ne fut donc que partielle.

On peut reprocher à Angerer d'avoir produit des épanchements trop volumineux chez ces animaux. Le jour et le lendemain de la section vasculaire, les deux chiens présentèrent des symptômes très nets d'anémie, avec inappétence, selles diarrhéiques ; ces symptômes furent encore plus accusés chez les lapins dont l'un mourut cinq heures après l'opération.

Afin d'éviter l'anémie profonde produite par des extravasations sanguines considérables, nous avons fait sur deux lapins l'expérience suivante :

L'animal étant placé sur un appareil à contention, la cuisse droite préalablement rasée et antisepsiée, nous sectionnons, par voie sous-cutanée avec un ténonome, une ou plusieurs des veines sous-tégumentaires de la cuisse, après avoir posé une ligature à la racine du membre pour amener une forte congestion veineuse. Puis cette ligature est levée et un pansement occlusif est appliqué.

Les températures relevées sont consignées dans le tableau suivant :

	LAPINS FEMELLES	
	P. : 1720 gr.	P. : 1840 gr.
1 h. avant section	38°9	39°2
7 h. soir (1 h. après section) . . .	— 39 1	39 6
8 h. matin	39 4	39 5
Midi.	39 4	39 3
7 h. soir.	39 1	39 2
Midi	38 8	38 9
7 h. soir.	39 2	39 3

REMARQUES. — Des deux épanchements, le plus volumineux a été celui de la 2ᵉ expérience. La résorption semble avoir été aussi rapide dans les deux cas. Au bout de quatre jours, l'extravasation avait presque disparu.

Durant les jours qui suivirent l'opération, l'état général des lapins resta tout à fait normal.

L'examen bactériologique du sang épanché, pratiqué le 2ᵉ jour, démontra son asepsie.

CONCLUSIONS. — 1° Un épanchement sanguin dans le tissu cellulaire des lapins peut engendrer de l'hyperthermie;

2° Cette hyperthermie est d'environ un demi-degré; elle apparaît rapidement, le soir du 1ᵉʳ jour, et dure environ vingt-quatre heures;

3° Elle a disparu alors que la plus grande partie de l'épanchement reste encore collecté ou infiltré.

En somme, nos résultats concordent avec ceux d'Augerer.

II. — PLAIES OUVERTES

Elles peuvent être *accidentelles* ou *chirurgicales*.

Les premières sont presque toujours septiques; nous n'en parlerons donc pas.

Quant aux plaies ouvertes chirurgicales, il est presque toujours possible de les maintenir aseptiques.

Ces dernières sont très fréquemment suivies de fièvre, ainsi qu'en témoignent les observations suivantes.

OBSERVATION I

Carcinome du sein gauche. — Épanchement séro-sanguin abondant aseptique. — Fièvre (38°,6) pendant deux jours.

(Observation recueillie dans la clinique de M. le professeur HEYDENREICH, par M. LECLER, interne du service.)

D... (Marie), 53 ans, marchande, entre à l'hôpital de Nancy le 26 mars 1893 (Salle 5, lit 13).

Antécédents héréditaires. — Père mort d'un ulcère simple de l'estomac.

Antécédents personnels. — Pas de maladie antérieure ; a eu deux enfants nourris par elle et bien portants.

Bonne constitution, appétit normal, a un peu maigri depuis quelque temps. Les règles ont toujours été physiologiques ; les dernières remontent à huit jours.

Pas de constipation ; n'est ni nerveuse, ni alcoolique, pas d'albumine dans les urines.

État actuel. — La tumeur aurait débuté il y a six mois par une légère induration au voisinage du mamelon. Actuellement, ce dernier est en effet légèrement soulevé par un nodule de la grosseur d'une petite mandarine. A ce niveau, la peau est rougeâtre et adhérente à la tumeur. A la palpation, celle-ci est très dure, un peu douloureuse et mobile sur les plans sous-jacents. Chapelet ganglionnaire dans l'aisselle.

Diagnostic. — Squirrhe du sein.

Traitement. — Opération le 28 mars.

Extirpation facile de la tumeur ; toilette du creux de l'aisselle. Lavage de la plaie au sublimé (1/1,000); un drain en caoutchouc remontant dans l'aisselle est placé à l'angle inféro-externe de l'incision. Pansement sec iodoformé.

Avant l'opération :

$$T_m = 36°8 \qquad P = 96$$

Après l'opération :

$$T_s = 38 \qquad P = 88$$

Dans l'après-midi, la malade a eu un vomissement chloroformique peu abondant. Douleur légère au niveau de la diérèse et dans le bras un peu serré par le pansement.

Le 29, même état. La douleur a presque complètement disparu. Miction normale; la malade a eu une selle.

$$T_m = 37°9 \qquad P = 76$$
$$T_s = 38°6 \qquad P = 92$$

Le 30. Ouverture du pansement dans le but seul de vérifier l'asepsie des liquides épanchés.

Les pièces de pansement sont imbibées d'une sérosité sanguinolente ; pas d'inflammation des bords de la ligne de suture. Le drain fonctionne bien : pas de collection enkystée. Un pansement sec à l'iodoforme est remis en place, sans lavage antiseptique.

$$T_m = 37°4 \qquad P = 72$$
$$T_s = 38°4 \qquad P = 76$$

Du 30 mars au 5 avril, l'état général de la malade reste excellent. Les douleurs ont disparu; l'opérée a bon appétit et dort bien la nuit. Elle a des selles abondantes les 31 mars, 1ᵉʳ et 4 avril. Température oscillant entre 36°,8 et 37°,1.

Le 5 avril. Ouverture du pansement. Réunion *per primam*, sauf au niveau de l'orifice d'entrée du drain.

La malade sort guérie le 11 avril.

REMARQUES. — *Examen bactériologique.* — Le 30 mars, jour du premier pansement, nous ensemençons dans du bouillon, sur gélose et sur gélatine, le liquide qui imbibe le foyer traumatique, tant au niveau du mamelon que dans le creux axillaire. Les cultures restent stériles. Le même examen pratiqué le 5 avril (second pansement) donne le même résultat.

Examen histologique. — Le liquide séro-sanguinolent examiné le 30 mars, au microscope, sans coloration et avec le réactif d'Ehrlich-Biondi, renferme un grand nombre d'hématies déformées et plus ou moins décolorées. Les *globules blancs, trois fois plus nombreux que dans le sang normal,* sont animés pour la plupart de vifs mouvements amiboïdes: leurs noyaux sont faiblement colorés par le vert de méthyle, ce qui est une preuve de leur vitalité. Quelques rares leucocytes cependant sont immobiles et à protoplasma granuleux. On reconnaît aussi quelques faisceaux de filaments de fibrine.

Notons que dans cette observation la température vespérale a atteint une fois 38°,6 le lendemain soir de l'opération et que le pouls est resté normal.

Notons aussi que, grâce au drainage, il ne s'est jamais produit de collection liquide enkystée.

OBSERVATION II

Carcinome du sein droit. — Extirpation sans drainage. — Hématome sous-cutané. — Fièvre moyenne (38°) pendant trois jours.

B..., 45 ans, entre à l'hôpital le 4 juillet 1895.

Antécédents héréditaires. — Rien de particulier.

Antécédents personnels. — A toujours été bien portante ; elle aurait eu simplement une douleur rhumatismale dans l'épaule droite. Pas d'alcoolisme ; la malade est très nerveuse. — Constipation habituelle : selles assez régulières tous les deux jours.

Ni sucre, ni albumine dans les urines.

État actuel. — A la palpation du sein droit, on sent une tumeur dure, de la grosseur d'une mandarine. Pas d'adhérence de la peau, mais adhérence de la tumeur avec le grand pectoral.

Pas d'engorgement ganglionnaire. Pas de douleur. La tumeur aurait débuté il y a quelques semaines. Opération le 5 juillet : extirpation ; toilette axillaire ; suture sans drainage.

$$T_m = 36°8 \qquad P = 92$$
$$T_s = 38 \qquad P = 96$$

Le 6 juillet. État général bon.

$$T_m = 37°4 \qquad P = 88$$
$$T_s = 37\,6 \qquad P = 100$$

Le 7. On enlève le pansement : la ligne de suture a très bon aspect ; ses bords ne sont pas rouges ; mais il s'est produit un petit hématome sous-cutané. — Le sang extravasé est cultivé sur gélose et dans le bouillon ; il reste stérile. Un pansement sec et compressif est de nouveau appliqué.

Dans la soirée, la malade a une selle normale.

Le 8 :

$$T_m = 37°2 \qquad P = 96$$
$$T_s = 38\,4 \qquad P = 101$$

A partir de ce jour, la température redevient physiologique.

Le 13. Nouveau pansement, enlèvement des fils. La réunion *per primam* est parfaite.

REMARQUES. — L'examen microscopique du sang extravasé pratiqué le deuxième jour démontre que les globules blancs sont en nombre normal.

Dans cette observation, la résorption assez rapide de l'hématome semble avoir été la cause principale de la fièvre.

OBSERVATION III

Kyste de l'épididyme. — Hématome post-opératoire. — Fièvre moyenne pendant quatre jours.

E. J..., 51 ans, entré à l'hôpital le 15 décembre 1895.

Aucun antécédent morbide.

Depuis cinq ans, le malade porte, au-dessus du testicule droit, une petite tumeur d'abord du volume d'un pois, mais ayant grossi progressivement.

Depuis un an, elle cause de légères douleurs.

État actuel. — La partie postéro-supérieure du testicule droit est coiffée d'une tumeur du volume d'une petite mandarine ; on sent les éléments du cordon en arrière de la tumeur qui est fluctuante et transparente.

Le 13 décembre. Extirpation de la tumeur qui renferme un liquide opalin contenant des spermatozoïdes morts.

$$T_m = 36°9 \qquad P = 72$$
$$T_s = 38° \qquad P = 84$$

Dans la soirée, l'opéré a ressenti de vives douleurs dans le scrotum.

Le 14. Le malade ne souffre plus. Il a une selle dans la soirée.

$$T_m = 37°6 \qquad P = 76$$
$$T_s = 37.5 \qquad P = 80$$

Le 15 :

$$T_m = 37.9 \qquad P = 84$$

Ouverture du pansement : on constate une ecchymose scrotale qui a envahi la verge. La peau du scrotum est un peu rouge, tendue et douloureuse à la pression.

Le sang extravasé est mis en culture ; il reste stérile ; il renferme de nombreux faisceaux de fibrine ; pas d'augmentation du nombre des globules blancs.

Pansement antiseptique humide.

$$T_m = 37 \qquad P = 70$$

Le 16 :

$$T_s = 38 \qquad P = 92$$
$$T_s = 37°5 \qquad P = 81$$

Le 17. L'ecchymose diminue, mais la région scrotale reste tuméfiée et douloureuse jusqu'au niveau de l'anneau inguinal. A partir de ce moment, la température reste normale, oscillant entre 37°,3 le soir et 36°,8 le matin.

Le 21. On fait une ponction infructueuse.

Le 23. Incision du scrotum, les caillots sont enlevés avec une curette.

Le malade sort complètement guéri le 31 décembre.

REMARQUES. — L'examen bactériologique du sang extravasé a été pratiqué deux fois : le lendemain de l'opération et quatre jours après (le 17) ; il a été négatif.

De plus, le nombre des globules blancs est resté normal.

Dans cette observation, il est intéressant de noter que la température est restée fébrile jusqu'au moment où l'ecchymose a commencé à ne plus s'étendre et à diminuer. Ce fait semble bien indiquer que l'hyperthermie a eu sa cause dans la résorption du sang épanché.

En effet, tant que l'ecchymose a augmenté, l'épanchement sanguin a progressivement diminué de volume ; l'infiltration du sang dans le tissu cellulaire voisin a en effet favorisé sa résorption. Pendant tout ce temps, le mouvement fébrile a persisté. Puis, l'infiltration du sang s'étant arrêtée, la résorption de sa partie liquide a également cessé[1] et la fièvre a disparu.

La résorption du sang peut donc, à elle seule, engendrer la fièvre traumatique aseptique.

---

[1]. La résorption ne pouvait s'effectuer au niveau des parois de la poche qui étaient recouvertes de fibrine.

OBSERVATION IV

*Lipome sous-cutané. — Léger épanchement sanguin aseptique.
Pas de fièvre.*

La nommée G. (Marthe) entre à l'hôpital le 20 novembre 1895, salle
n° 5, lit n° 3.

Elle porte une tumeur de forme un peu allongée, du volume du poing
et située à 10 centimètres environ au-dessus de l'épine antéro-supérieure
droite. La peau a son aspect normal et n'est pas adhérente à la tumeur.
Celle-ci est molle, presque fluctuante. La palpation n'est pas douloureuse.
Le diagnostic s'impose : c'est un lipome qui a débuté à l'âge de dix-
huit ans.

Rien de particulier dans les antécédents.

Le 22 novembre, la malade est opérée. Pas de vomissement. Le soir,
température normale.

L'état général se maintient excellent jusqu'au 30 novembre, jour où
les fils sont enlevés.

Réunion par première intention.

En pressant sur les bords de la plaie, on fait sourdre quatre ou cinq
centimètres cubes d'un sang légèrement brunâtre et liquide.

Examen microscopique. — Les éléments figurés du sang présentent les
altérations habituelles ; les globules blancs sont en proportion normale ;
quelques filaments de fibrine.

L'ensemencement du sang reste stérile.

Depuis le jour de l'opération jusqu'au 30 novembre, la température de
la malade oscilla constamment entre 36° et 37°.

Nous pourrions rapporter encore un grand nombre d'autres
observations de traumatismes opératoires, tels que : extirpation
de tumeurs du sein, de lipomes sous-cutanés, d'hématomes du
scrotum consécutifs à des opérations de cure radicale de her-
nie, etc. Dans la majorité des cas, nous avons constaté une
fièvre aseptique légère. Mais, pour ne pas trop allonger notre
travail, nous nous contentons de les mentionner. Les observations que nous avons données répondent d'ailleurs à peu près
à tous les cas.

Elles nous montrent que les traumatismes chirurgicaux aseptiques ont tantôt une évolution fébrile, tantôt une évolution
apyrétique; elles mettent en évidence le rôle important joué

par la résorption du sang extravasé dans la genèse de l'hyperthermie. Nous avons en effet constaté bien souvent que des
épanchements sanguins volumineux et rapidement résorbés engendrent des élévations de température notables. Celles-ci surviennent généralement le soir de l'opération ou le lendemain,
rarement plus tard. Mais leur durée est variable; dans la majorité des cas, elle est de 2 à 4 jours; mais elle peut être de
8 jours et plus.

Ces différences dans la durée de la fièvre nous ont semblé
dépendre, dans une certaine mesure, du mode de résorption.

Tant que celle-ci peut s'effectuer, la fièvre persiste le plus
souvent; quand elle devient nulle ou très faible, la température
retombe à la normale.

Il est cependant des cas de traumatismes chirurgicaux, suivis
d'épanchements sanguins, qui ont une marche apyrétique. Nous
avons, par exemple, observé deux hématomes consécutifs à l'extirpation de kystes de l'épididyme; dans les deux cas, l'épanchement fut volumineux; son mode de production et son évolution furent identiques et cependant l'un fut apyrétique et
l'autre s'accompagna d'une ascension thermique très nette.

Des faits si dissemblables sont difficiles à expliquer et prouvent que nous ne connaissons pas encore tous les facteurs pathogéniques de la fièvre traumatique aseptique.

Après l'étude de la fièvre aseptique consécutive aux traumatismes par *contusion* et par *section*, nous devrions faire celle de
la fièvre qui peut résulter des traumatismes par *piqûre, compression* et *distension*.

Nous n'avons pas recueilli d'observations de lésions mécaniques déterminées par un *instrument piquant*. Il est facile de
concevoir cependant que ces lésions puissent donner naissance
à de la fièvre et que l'intensité et la durée de cette fièvre puissent dépendre de l'importance des vaisseaux rompus et par
suite du volume de l'épanchement.

Il serait également intéressant d'étudier l'effet sur la température des lésions mécaniques par *compression*, que celle-ci soit brusque ou progressive.

Dans le cas de compression *brusque*, il se produit des effractions interstitielles, des épanchements sanguins, des ruptures, des écrasements comme à la suite des contusions. Cette compression peut donc engendrer de la fièvre aseptique au même titre que la contusion.

Si la compression est *lente*, les phénomènes ischémiques atrophiques et nécrotiques qu'elle provoque s'accompagnent fréquemment d'hyperthermie, ainsi que l'ont prouvé les expériences de MM. Gangolphe et Courmont, expériences dont nous parlerons plus loin.

Il resterait enfin à étudier la fièvre consécutive aux traumatismes par *distension*, c'est-à-dire, par exemple, la fièvre des entorses, luxations, ruptures musculaires, etc. Nous nous contenterons de dire que les entorses s'accompagnent fréquemment d'élévation de température : sur neuf entorses tibio-tarsiennes que nous avons observées, nous avons noté sept fois de l'hyperthermie. Celle-ci débute, comme celle des fractures sous-cutanées, le soir de l'accident ou le lendemain, et elle dure deux ou trois jours, rarement plus.

Elle est ordinairement modérée (38°-38°,5), mais elle peut atteindre cependant 39° quand le gonflement est considérable.

Nous n'insisterons pas davantage sur les traumatismes par compression et par distension. D'ailleurs, nous avons vu que les contusions et les sections produisent toujours des extravasations sanguines et il est facile de comprendre que ces extravasations déterminent forcément des lésions de compression et de distension. Quel que soit le mécanisme de la violence, les lésions élémentaires qu'elle provoque sont en réalité identiques.

Dans ce long chapitre, nous venons de faire l'histoire clinique de la fièvre aseptique consécutive aux traumatismes intéressant les *tissus conjonctifs*, étudions maintenant la fièvre qui résulte des lésions mécaniques des séreuses.

II. — FIÈVRE ASEPTIQUE CONSÉCUTIVE AUX TRAUMATISMES INTÉRESSANT LES SÉREUSES

I. — SÉREUSES ARTICULAIRES

Dans un récent article, M. Broca [1] a attiré l'attention sur les mouvements fébriles, parfois très accusés, qui surviennent à la suite des hémarthroses du genou chez l'enfant.

De l'examen d'un certain nombre d'observations, il conclut à l'existence de trois degrés de fièvre aseptique. « Tantôt, dit-il, le mouvement fébrile est très léger : le premier jour on note un peu de fièvre, 37°,6-37°,8, et bientôt la température revient à la normale.

« Dans des cas plus accusés, la température dépasse 38°; le soir de l'entrée, le malade a 38°,2-38°,4 ; le lendemain, la température se maintient à peu près au même niveau, puis descend à 37° le troisième ou le quatrième jour.

« Enfin, dans un troisième degré, l'hyperthermie est beaucoup plus marquée, la fièvre dépasse 39°... Cette hyperthermie, inconstante d'ailleurs, n'est point spéciale à la contusion du genou; je l'ai notée dans les contusions du cou-de-pied, de l'épaule. »

Nous avons fait les mêmes constatations à la suite des hémarthroses du genou chez l'adulte. Nous en avons observé cinq cas, dont quatre furent fébriles. Une fois la température ne dépassa pas 37°,9 (le soir du second jour) et dura deux jours ; deux fois

---

1 A. BROCA, *L'Hémarthrose du genou chez l'enfant. (Presse médicale*, 1891, p. 397.)

elle dépassa 38° (38°,2 et 38°,5) pendant trois ou quatre jours et une fois elle atteignit 39° et même 39°,4.

Dans tous les cas, l'hyperthermie débuta le soir de l'accident.

De ces cinq observations, nous rapporterons seulement celle de l'hémarthrose qui fut suivie d'une si forte hyperthermie que le chirurgien, craignant une arthrite suppurée, crut devoir faire la ponction d'abord, puis l'arthrotomie.

OBSERVATION I

Hémarthrose du genou. — Fièvre très élevée et de longue durée (13 jours).

(Recueillie dans le service de M. le professeur Gross.)

V... (Joseph), 32 ans. Charpentier.
Entré à l'hôpital le 29 mars 1895.
Rien de particulier dans les antécédents.

Le 29 mars à 9 heures du matin, le malade était monté sur une échelle, à 4 mètres de hauteur environ. L'échelle vint à glisser ; le malade, pour ne pas tomber avec l'échelle, sauta et tomba sur le sol. La jambe gauche porta, ainsi que les deux mains. Le malade, un instant étourdi, se releva bientôt et put marcher environ 50 mètres. Le jour même, il entrait à l'hôpital.

État actuel. — Examiné à 5 heures du soir, le malade a le genou augmenté de volume ; on perçoit nettement le choc rotulien ; épanchement intra-articulaire abondant ; pas d'ecchymose, pas de crépitation neigeuse. Pas de douleur localisée au niveau des insertions ligamenteuses, mais douleur spontanée et provoquée par la pression sur toute la région du genou.

Il s'agissait en somme d'une hémarthrose par choc direct. A 5 heures du soir, la température atteint 38°,9 ; le pouls est à 112.

Le lendemain, le thermomètre est à 37°,6 et le pouls à 98. Les douleurs du genou ont un peu diminué ; le malade a bon appétit ; son état général est excellent.

Le gonflement articulaire a augmenté ; pas d'ecchymose.

$$T. = 38°6 \qquad P = 116$$

Le 31. La température est à 38°. M. Vautrin, professeur agrégé, craignant une suppuration de l'article, fait la ponction. Il s'écoule environ 80 grammes d'un sang liquide, rouge vermeil, avec reflets blanchâtres.

Un pansement antiseptique humide est appliqué et le membre placé dans une gouttière garnie de coton.

$$T_s = 38°6 \qquad P = 128$$

1er avril. Le malade a bien dormi ; il a une selle dans la matinée ; légère inappétence ; le gonflement articulaire a notablement diminué, mais le genou est plus gros que normalement.

$$T_m = 38° \qquad P = 120$$
$$T_s = 39 4 \qquad P = 124$$

Le 2 avril :

$$T_m = 38° \qquad P = 96$$

Le chirurgien fait l'arthrotomie qui donne issue à 40 grammes environ d'un sang liquide, non coagulé. Pansement humide au sublimé.

$$T_s = 38°8 \qquad P = 120$$

Durant les quatre jours qui suivirent, la température du matin atteignit 38°,4, 38°, 38°,8 et 37°,8, et celle du soir, 39°, 39°,2, 39° et 38°,6.

A partir du 5 avril, la température retomba progressivement à la normale. Le 11, elle était redevenue physiologique. A ce moment, la plaie opératoire était en grande partie fermée.

REMARQUES. — L'examen bactériologique du sang extravasé fut pratiqué deux fois, après la ponction et après l'arthrotomie. Les cultures furent faites dans le bouillon, sur gélose et gélatine : elles restèrent stériles.

Après la ponction, l'examen histologique de deux préparations colorées avec le réactif d'Ehrlich-Biondi démontre l'existence d'un très grand nombre de leucocytes (un pour six hématies), la plupart polynucléaires. Le vert de méthyle colore faiblement leurs noyaux. De plus, on constate la *phagocytose* des hématies par quelques globules blancs.

Après l'arthrotomie, les leucocytes sont devenus encore plus nombreux (un pour huit hématies), presque tous polynucléaires ; la phagocytose a cessé, bien que les mouvements amiboïdes des cellules migratrices soient restés très vifs.

Dans cette observation, la fièvre, qui débuta le soir même du traumatisme, fut très élevée et dura pendant treize jours. Le pouls suivit une marche parallèle. L'hyperthermie ne peut être, selon nous, attribuée à la résorption de l'épanchement sanguin, puisque le volume du genou, au lieu de diminuer, ne fit qu'augmenter jusqu'au jour de la ponction.

On ne peut davantage incriminer l'attrition des tissus périarticulaires, puisque ceux-ci furent à peine contusionnés.

Nous croyons que la présence dans l'épanchement d'un très grand nombre de cellules migratrices joua un grand rôle dans la production de la fièvre. C'est cette hypothèse que nous avons essayé de vérifier expérimentalement, ainsi que nous le verrons dans notre chapitre sur la pathogénie.

Voici d'ailleurs une autre observation où nous avons constaté une fièvre assez élevée coïncidant avec la présence dans l'épanchement d'un grand nombre de leucocytes.

OBSERVATION II

Piqûre du genou. — Épanchement séreux intra-articulaire aseptique.
Fièvre élevée durant sept jours.

(Recueillie dans le service de M. le professeur GROSS.)

B... (Ch.), 63 ans. Serrurier.
Rien de particulier dans les antécédents héréditaires.

Antécédents personnels. — A 20 ans, il est soldat en Afrique, où il est atteint de paludisme. Rentré en France, il n'en souffre plus qu'à de très rares intervalles et il se considère comme guéri.

A 40 ans, apparition lente d'un abcès dans la région sous-maxillaire droite ; après quatre mois d'évolution non douloureuse, il est percé et suppure pendant dix mois.

En 1890, panaris de l'auriculaire droit qui occasionne un phlegmon diffus de l'avant-bras et nécessite l'amputation du doigt.

Il y a cinq ans, il aurait été atteint d'une affection aiguë du poumon qui nécessita un séjour de six semaines à l'hôpital.

Antécédents alcooliques peu marqués, mais certains.

État actuel. — Constitution robuste, santé excellente ; le blessé ne présente pas d'autre affection que celle qui l'amène à l'hôpital. Tempérament arthritique. Artériosclérose très marquée. Emphysème pulmonaire.

Le 6 décembre, en voulant briser une planche sur sa jambe, le malade s'enfonce une petite pointe dans le genou droit au bord interne de la rotule et il la retire immédiatement. Il fait quelques pas et il ressent aussitôt une violente douleur articulaire.

Le blessé entre le jour même à l'hôpital, où l'on constate l'absence complète d'inflammation : pas de gonflement du genou.

7 décembre. La douleur persiste, le genou est tuméfié, le cul-de-sac sous-tricipital fait une saillie notable. Pas d'inflammation.

Le 9. Le chirurgien fait la ponction qui retire un peu de liquide séreux, jaunâtre. Lavage de l'articulation à l'eau phéniquée (2 p. 100) stérilisée.

Soulagement immédiat.

$$T_m = 38°1 \qquad T_t = 38°8$$

Le 10. Réapparition des douleurs et du gonflement.

La fièvre se maintient pendant trois jours aux environs de 38°.

Le 13. Nouvelle ponction et nouveau lavage.

Avant la ponction :

$$T_m = 38° \qquad T_t = 38°3$$

Le liquide ponctionné est assez abondant, séreux, jaunâtre, absolument analogue à celui retiré la première fois.

La température se maintient encore aux environs de 38° jusqu'au 17, où elle redevient normale.

La seconde ponction fait cesser la douleur.

Le 20. Disparition complète du gonflement, un peu de raideur articulaire ; l'immobilisation du membre est supprimée. Plus de fièvre.

Examen du liquide ponctionné [1]. — Les cultures restent stériles. Les globules blancs sont très nombreux, la plupart polynucléaires, quelques cellules endothéliales libres dans le liquide.

REMARQUES. — Cette observation met en évidence les faits suivants :

1° L'existence d'une fièvre assez intense survenant à la suite d'une hydarthrose traumatique aiguë et aseptique.

La plaie du genou, très petite et superficielle, guérit sans inflammation ni suppuration ; elle ne peut donc avoir été la cause directe de l'hyperthermie ;

2° L'apparition de la température maxima (38°,8) le soir de la première ponction.

Cette poussée fébrile doit-elle être mise sur le compte de

---

1. Il a été pratiqué par M. HAUSHALTER, professeur agrégé.

l'injection d'eau phéniquée? Rappelons-nous que les expériences de M. Edelberg[1] ont prouvé que les injections sous-cutanées d'eau phéniquée ne provoquent pas d'élévation de température. Cependant il est possible que dans le cas particulier l'injection d'eau phéniquée ait produit une légère irritation de la synoviale, irritation qui se serait traduite par un afflux de leucocytes.

Notons toutefois que l'hyperthermie existait déjà avant la ponction;

3° La présence d'un grand nombre de leucocytes polynucléaires;

4° La disparition simultanée de la fièvre et du gonflement; l'absence de symptômes généraux.

II. — SÉREUSES SPLANCHNIQUES

a) Péritoine.

a) *Traumatismes expérimentaux.* — Pour étudier les modifications de la température centrale produites sous l'influence des épanchements sanguins traumatiques intra-péritonéaux, nous avons fait l'expérience suivante :

Un cobaye femelle du poids de 420 gr. est laparotomisé avec une asepsie rigoureuse ; le péritoine ouvert, nous sectionnons un vaisseau mésentérique. Nous laissons le sang s'écouler dans la séreuse pendant une demi-minute environ; puis les deux bouts du vaisseau sont liés au fil de soie bouilli. Suture du péritoine au fil de soie. L'incision de la peau est fermée au moyen d'une serre-fine.

Après une hypothermie de plusieurs heures, le thermomètre

---

1. M. EDELBERG, *Klinische und experimentelle Untersuchungen über das Wundfieber bei antiseptischer Behandlung.* (Deutsch. Zeitsch. f. Chirurgie, Bd. I, H. 2, p. 62. Leipzig, 1880.)

monte de 0°,3, 0°,6 et 0°,9 au-dessus de la température primitive, au bout de huit, douze et vingt heures ; la trente-sixième heure, l'hyperthermie a disparu.

Les cultures du sang épanché ensemencé au moment de l'opération restent stériles[1].

L'asepsie du sang extravasé est de plus vérifiée trois fois : au bout de six, dix et trente heures.

Chaque fois, le liquide péritonéal, examiné au microscope, renferme de nombreux leucocytes, presque tous polynucléaires, des hématies et quelques cellules endothéliales.

Trente-quatre heures après l'opération, l'animal est sacrifié, sa cavité abdominale ouverte.

On ne trouve plus aucune trace de sang extravasé, ni de caillots.

Cette expérience prouve nettement que les épanchements sanguins intra-péritonéaux aseptiques, résultant d'une laparotomie, peuvent engendrer la fièvre traumatique aseptique ; elle met aussi en évidence le grand pouvoir de résorption du péritoine sain qui est capable d'absorber le sang épanché dans sa cavité avant que celui-ci ait eu le temps de se coaguler.

Nous avons eu bien soin de vérifier plusieurs fois l'asepsie de l'épanchement.

C'est qu'en effet la simple irritation du péritoine par du sang extravasé, par des caillots, peut déterminer une infection de la séreuse, sans compter que le sang stagnant est un excellent milieu de culture pour les bactéries[2]. De plus, l'ouverture de l'abdomen amène forcément la chute, dans le péritoine, de germes extérieurs ; il est vrai qu'habituellement ces germes sont détruits avant d'avoir eu le temps de se multiplier et d'élaborer des toxines.

---

1. L'ensemencement était fait au moyen d'une tige de platine flambée introduite par une boutonnière péritonéale.

2. WATERHOUSE, *Experimentelle Untersuchungen über Peritonitis.* (*Virchow's Archiv.* Bl, CXIX, 1890.)

Enfin, le ventre étant resté ouvert pendant près de dix minutes, il y avait lieu de craindre que la trop longue durée de l'opération eût déterminé des altérations de la séreuse suffisantes pour favoriser l'afflux et la pullulation des bactéries[1].

L'expérience suivante prouve d'ailleurs bien avec quelle facilité peut se produire l'infection du péritoine sous l'influence d'une simple irritation de la séreuse.

Dans le but de recueillir des globules blancs, nous avions introduit dans la cavité abdominale d'un lapin une demi-douzaine de très petites éponges stérilisées. L'opération avait été faite avec l'asepsie la plus minutieuse et cependant l'animal mourut quelques heures après d'une péritonite dont l'exsudat, ensemencé, donna une culture pure de coli-bacilles.

Nous pourrions citer aussi une observation clinique de laparotomie suivie rapidement de septicémie intestino-péritonéale par suite de l'oubli d'une compresse stérilisée dans le ventre.

Tous ces faits démontrent donc la nécessité absolue de pratiquer l'examen bactériologique des liquides épanchés dans le péritoine à la suite de traumatismes opératoires.

Mais cet examen, facile à faire sur un animal en expérience, est rarement possible chez l'homme. C'est pour cette raison que la littérature chirurgicale est si pauvre en observations de fièvre traumatique réellement aseptique, ainsi que nous allons le voir.

b) *Traumatismes opératoires.* — Nous laissons complètement de côté les traumatismes accidentels de l'abdomen qui s'accompagnent si fréquemment d'hypothermie et de symptômes infectieux.

Nous ne nous occuperons que des traumatismes opératoires.

---

1. Expériences de Walthard, cité par Tavel et Lanz, *Ueber .Etiologie der Peritonitis.* (*Mittheilungen aus Kliniken und medicinischen Instituten der Schweiz*, I, Reiche, 1. Heft. Carl Sallmann, Basel und Leipzig, 1893.)

Parmi ces derniers, nous pourrions citer le *massage utérin* pratiqué dans le but de mobiliser une matrice fixée en mauvaise position par d'anciennes adhérences. Ce massage détermine quelquefois en effet une légère poussée fébrile. Mais cette fièvre est-elle réellement amicrobienne ? Elle doit être bien souvent septique; les adhérences fixatrices résultant généralement d'une pelvi-péritonite septique antérieure, leur rupture doit mettre en liberté dans la séreuse des bactéries qui, récupérant brusquement leur ancienne virulence, peuvent engendrer une péritonite septique atténuée, du *péritonisme*, comme diraient les anciens chirurgiens.

En est-il de même de la fièvre consécutive aux laparotomies aseptiques?

Tous les chirurgiens savent bien que les opérations abdominales aseptiques engendrent fréquemment un léger mouvement fébrile débutant généralement le soir de l'intervention ou le lendemain et persistant pendant trois ou quatre jours et quelquefois plus. Cette hyperthermie est presque toujours peu élevée, oscillant entre 37°,5 et 38°,5 sans dépasser 39°.

De plus, le pouls est généralement un peu accéléré (90-110). L'état général de l'opéré reste d'ailleurs satisfaisant; il a simplement quelques nausées, rarement des vomissements; le ventre est légèrement douloureux; enfin il y a de la paralysie intestinale et de la constipation.

Tous ces symptômes traduisent la réaction péritonéale. Mais cette réaction est-elle amicrobienne?

L'absence de symptômes généraux permet de le supposer, non de l'affirmer.

Nous savons en effet que le péritoine peut s'infecter sous l'influence de causes multiples et minimes en apparence. Or ces causes interviennent d'autant plus que l'opération s'est prolongée davantage et que par suite la séreuse subit plus longtemps le contact de l'air extérieur.

Il y a donc lieu de suspecter toutes les observations de fièvre

traumatique, prétendue aseptique, consécutive à des laparotomies.

Il est cependant certain que, dans bien des cas, il s'agit de
fièvre réellement aseptique.

La production d'un épanchement sanguin intra-péritonéal
post-opératoire peut en effet engendrer une hyperthermie amicrobienne, ainsi que le prouvent un certain nombre d'observations d'*hématocèles spontanées* que nous allons rapporter.

En 1894, MM. Hartmann et V. Morax[1] ont mentionné deux
cas d'hématocèles rétro-utérines avec fièvre (38°,4 dans le premier, 38°,2 et 38°,8 dans le second) où l'ensemencement d'une
grande quantité de sang ne donna lieu à aucune culture.

Dans sa thèse de doctorat, M. F. Jayle parle d'un autre cas
d'hématocèle rétro-utérine s'accompagnant de 40° et où le sang
extravasé mis en culture resta stérile.

Enfin M. Reynier a bien voulu nous signaler quelques autres
faits du même genre qu'il a communiqués dernièrement à la
Société de chirurgie de Paris. Il nous écrivait récemment au
sujet de la fièvre consécutive aux hématocèles intra-péritonéales
spontanées qu'il avait été bien souvent surpris de constater
qu'une élévation de température assez forte pour faire croire à
une suppuration pût résulter de la présence dans le péritoine
d'une collection sanguine. Bien souvent, ce chirurgien, soup-
çonnant cliniquement l'asepsie de l'épanchement, refermait le
ventre sans drainage et le malade guérissait sans le moindre
accident. Plusieurs fois, d'ailleurs, l'asepsie du sang extravasé
lui fut démontrée par l'examen bactériologique (une fois cet
examen fut pratiqué par M. Marie, son interne).

Ce sont ces faits que M. Reynier a signalés dans sa communication à la Société de chirurgie (1895).

---

1. H. HARTMANN et V. MORAX, *Quelques considérations sur la bactériologie des
suppurations péri-utérines.* (*Annales de gynécologie*, juillet 1891, t. XLII, p. 1.)

2. F. JAYLE, *La Septicémie péritonéale aiguë post-opératoire.* Thèse doct.,
Paris, 1895, p. 61.

Il a bien voulu nous faire parvenir deux autres observations d'hématocèles. Dans ces deux cas que nous allons rapporter, il put assister au début des accidents et constater la fièvre dès les premiers jours.

OBSERVATION I

Le 27 octobre 1890, M. le Dr Reynier est appelé près d'une malade entrée la veille dans un service de médecine où elle fut prise de syncope, avec petitesse du pouls, pâleur des téguments, douleur dans le ventre et pour laquelle le diagnostic d'hématocèle péritonéale s'imposait. Le même jour, on lui fit plusieurs piqûres d'éther et de caféine.

Le lendemain matin, la malade était très faible, pouls toujours petit, rapide.

Le 27 au soir, c'est-à-dire 24 heures après le début des accidents, la température était de 38°,2.

Le 28 :

$$T_m = 38° \qquad T_s = 38°5$$

Le 29 :

$$T_m = 39 \qquad P = 110, \text{ petit}$$

État général très bas nécessitant une intervention immédiate.

La laparotomie est pratiquée et fait découvrir un épanchement de sang non enkysté. Le soir même, la température baissait :

$$T_s = 38°2$$

et le lendemain elle était à 37°.

OBSERVATION II

Il s'agit d'une femme entrée en 1892 à l'hôpital Tenon, dans le service de M. le Dr Reynier, qui posa dès le début le diagnostic de salpingite hémorrhagique probable.

Elle fut prise subitement de syncope qui survint au moment d'une époque de règles. Celles-ci avaient débuté le matin et s'étaient arrêtées brusquement dans la journée. Le lendemain matin, trouvant le ventre ballonné, une masse qui bombait dans le cul-de-sac vaginal postérieur et qui n'existait pas la veille, le chirurgien fit le diagnostic facile d'hématocèle.

Le matin de ce même jour, c'est-à-dire 12 heures après l'accident, la température était de 36°, le soir de 36°,8.

Le lendemain 18 février :

$$T_m = 37°4 \qquad T_s = 38$$

Le 19 :

$$T_m = 37\ 6 \qquad T_s = 39\ 3$$

Le 20 :

$$T_m = 37\ 2 \qquad T_s = 38$$

Le 21 :

$$T_m = 38 \qquad T_s = 38$$

22 février. Laparotomie : hématocèle et salpingite hémorrhagique du côté gauche, côté droit intact. Pas de drainage, guérison sans accident.

REMARQUES. — Ces observations ne sont pas absolument probantes, car l'examen bactériologique du sang épanché n'a pas été pratiqué.

L'asepsie ne peut qu'être soupçonnée cliniquement. Le fait que la fermeture du ventre *sans drainage* n'a donné lieu à aucun accident consécutif, vient à l'appui de cette hypothèse, sans toutefois la démontrer d'une façon positive.

D'ailleurs, même si l'asepsie du sang extravasé eût été démontrée au moment de la laparotomie, eût-on pu affirmer que, dans les premiers jours après le début des accidents, le sang ne fut pas septique ? Comme le dit M. Quénu[1], pour pouvoir conclure à l'asepsie d'une hématocèle, il faudrait avoir des analyses du liquide sanguin à différentes périodes de son évolution et à des dates plus ou moins éloignées de la rupture primitive des vaisseaux.

Cette remarque a une grande importance dans les cas d'hématocèles. Un grand nombre d'entre elles en effet sont dues à la rupture de grossesses tubaires dont le contenu est souvent septique.

De tous ces faits, nous pouvons cependant conclure que la production d'épanchements sanguins intra-péritonéaux peut engendrer la fièvre aseptique, mais que le nombre des observa-

____

1. QUÉNU, *Analyse bactériologique d'une hématocèle rétro-utérine. (Bull. Soc. de chirurgie de Paris, t. XIX, p. 726.)*

tions publiées est trop faible pour permettre de fixer les caractères cliniques de cette fièvre.

Avant de passer à l'étude de l'hyperthermie consécutive aux traumatismes pleuraux, nous dirons quelques mots des élévations de température engendrées par les *hématocèles post-opératoires*[1]. Ces modifications thermiques nous ont été signalées par M. Pozzi.

Il s'agit d'hématocèles extra-péritonéales intra-ligamentaires qui surviennent à la suite des opérations sur les annexes, au moment du retour de l'hémorrhagie menstruelle (épistaxis utérines)[2].

Ces hématocèles ont donc leur siège dans le tissu conjonctif interposé entre les deux feuillets des ligaments larges et non dans la cavité séreuse. Elles eussent donc dû être décrites dans le chapitre qui traite de la première variété de fièvre traumatique aseptique. Mais dans le cas particulier, la collection sanguine est en contact immédiat avec le péritoine qui est irrité et réagit contre cette irritation ; de plus, la séreuse contribue pour une bonne part à la résorption. C'est pour ces raisons que nous rangeons dans ce chapitre la fièvre des hématocèles post-opératoires.

Cette fièvre est un phénomène presque constant à la suite de ces épanchements. Elle « n'est pas très intense, le thermomètre ne monte pas au-dessus de 39° et la courbe oscille généralement entre 37°,5 et 38°,5. Le pouls devient aussi un peu fréquent, mais il conserve sa force, son ampleur, sa régularité. C'est exceptionnellement que l'élévation de la température s'accompagne de frissons, de soif vive, de sécheresse de la peau ou d'autres phénomènes fébriles. »

---

1. L'hématocèle post-opératoire apparaît en général peu de jours après l'intervention chirurgicale ; c'est presque toujours dans la première semaine ou au commencement de la seconde.

2. Ch. DE LA MÈGE, *Contribution à l'étude de l'hématocèle post-opératoire*, Thèse doct., p. 21, Paris, 1893.

Les caractères cliniques de cette fièvre sont donc identiques à ceux de la fièvre traumatique aseptique. Malheureusement, dans les observations publiées par M. de la Nièce, l'examen bactériologique n'a pas été fait.

Tels sont les rares documents que nous avons recueillis sur la fièvre aseptique consécutive aux lésions mécaniques intéressant le péritoine.

Nous serons encore plus bref sur les modifications de la température après les traumatismes pleuraux.

b) Plèvre.

Nous rapporterons seulement trois observations d'hémothorax [1] qui nous ont été communiquées par M. Tuffier [2].

OBSERVATION I

H..., 20 ans. Étudiant en droit. Tentative de suicide par balle de revolver. Plaie pénétrante de poitrine du côté gauche. Hémothorax abondant ayant provoqué dès le lendemain une vive dyspnée. Pendant 5 à 6 jours, température élevée, oscillant entre 39° et 40° et ayant fait croire à la purulence de l'épanchement.

Une ponction faite au 6° jour a donné issue à un liquide que *les cultures ont montré aseptique*.

A ce moment, la fièvre est brusquement tombée ; l'état général est redevenu meilleur et la température s'est depuis lors maintenue normale. Guérison.

OBSERVATION II

Femme, 18 ans.

Hémothorax gauche consécutif à une plaie par balle de revolver (tentative de suicide). Apyrexie les cinq premiers jours. Au 6° jour, la tem-

---

1. M. HARTMANN a bien voulu nous signaler deux cas de gros épanchements sanguins pleuraux *aseptiques* febriles. Dans l'un d'eux, l'évacuation du sang par une ponction aspiratrice fut suivie d'une chute immédiate de la température de 39°5 à 37°.

2. TUFFIER, *Soc. de chirurgie*, séance du 13 nov. 1895.

pérature monte à 38°,6 et oscille entre 38°,6 et 39°,4 pendant quatre jours. Au 11° jour, la température retombe à la normale et la malade guérit sans présenter d'autre complication.

OBSERVATION III

(Recueillie par M. Claude, interne du service)

L. D., 19 ans.

Entré à Beaujon, salle Huguier, pour un hémothorax consécutif à une plaie par balle de revolver (tentative de suicide) ; la plaie siège au niveau du 3° espace intercostal droit, au-dessus du sein.

Le 11 septembre, température 38° ; le soir dyspnée, la matité remonte en arrière et à droite jusqu'à l'épine de l'omoplate. Souffle, égophonie ; jusqu'au 17 septembre, les phénomèmes paraissent s'amender, la température reste normale. Mais le 18 on constate une augmentation notable de l'épanchement, et le 20, la température monte à 38° le matin, 39° le soir ; pendant les deux jours suivants (21, 22), le thermomètre a marqué le matin 37°,5, le soir 38°,5.

Ce n'est qu'à partir du 23 que la fièvre a cessé complètement, les signes d'épanchement pleural ont été depuis lors en diminuant d'intensité et le 13 novembre le malade peut être considéré comme guéri.

REMARQUES. — De ces trois observations, la première est seule probante, puisque c'est le seul cas où l'asepsie de l'épanchement pleural ait été vérifiée.

Cette observation nous montre que les plaies pénétrantes de poitrine peuvent s'accompagner de fièvre aseptique. L'hyperthermie peut être assez élevée (39°-40°) pour faire croire à une suppuration de l'hémothorax.

A priori, il peut paraître étrange qu'une plaie du poumon puisse donner lieu à un épanchement pleural aseptique. En effet, le plus souvent une plaie du poumon ouvre des rameaux bronchiques importants dont le contenu est riche en microbes, d'où une suppuration de l'hémothorax ou bien il se développe un foyer de pneumonie traumatique.

Mais il peut arriver que la plaie soit superficielle et n'intéresse que des rameaux bronchiques de petit calibre. Dans ce cas, l'air n'ayant d'accès dans la plaie que par des canaux très

étroits, « sa présence est inoffensive, car il est pur ». D'ailleurs,
« Tyndall, Lister et de nombreux observateurs après eux ont
montré que l'air inspiré n'arrivait aux petites bronches que privé
des poussières et des germes de l'atmosphère, et l'étude directe
des parties périphériques du poumon permet de penser qu'à l'état
de santé il n'existe dans le parenchyme pulmonaire, grosses et
moyennes bronches mises à part, aucun organisme étranger[1]. »

On a précisément remarqué que les balles de revolver sont
d'une innocuité remarquable quand elles ne font que traverser
les parties périphériques du poumon.

De plus, « une balle peut être aseptique ; elle peut n'entraîner
avec elle aucun agent infectant emprunté aux vêtements ou à la
surface du corps... Dans ces conditions, le trajet de la blessure
restant aseptique, la guérison s'obtient par l'enkystement pur et
simple du corps étranger. »

Pour ces raisons, il est possible que la fièvre observée par
M. Tuffier dans les deux derniers cas d'hémothorax ait été réellement aseptique. Cependant, il nous semble prudent de concevoir des doutes sur la véritable nature de la fièvre quand elle
débute seulement plusieurs jours après le traumatisme (observation 2), ou procède par poussées (observation 3). On peut
alors avoir affaire à une infection secondaire et si la guérison
survient quand même rapidement, c'est que les agents de cette
infection étaient peu virulents.

Après avoir étudié la fièvre aseptique consécutive aux traumatismes pleuraux, nous devrions faire l'histoire clinique de
la fièvre engendrée par les lésions mécaniques des autres séreuses splanchniques (péricarde, arachnoïde).

Mais nous n'avons trouvé aucune observation clinique de

---

1. J. J. Peyrot, article : *Plaies pénétrantes de la plèvre et du poumon*, p. 36-
37-43 (*Traité de chir.* de MM. Duplay et Reclus, t. VI. 1892.)

Consulter aussi : Folgière, *Des Infections secondaires*. Th. Paris, 1888 ;
— Evrax, *De la Suppuration des épanchements sanguins dans les plèvres*.
Th. Paris, 1888 ; — Lesbos, *Contrib. à l'étude de l'hémothorax traumatique*,
Th. Paris, 1882.

cette variété de fièvre. Nous la passerons donc sous silence pour dire quelques mots des modifications de la température provoquées par les traumatismes des organes.

III. — FIÈVRE ASEPTIQUE CONSÉCUTIVE AUX TRAUMATISMES DES ORGANES.

Nous nous contenterons de signaler un certain nombre de traumatismes des reins avec épanchements uro-hématiques péri-rénaux qui ont été suivis d'hyperthermie.

MM. Ch. Monod[1], Peyrot[2], Boiffin[3], etc., en ont rapporté des observations dans lesquelles on voit la température se maintenir pendant plusieurs jours aux environs de 38° et 38°,5.

Plus récemment, M. Tuffier[4] en a publié deux autres observations.

OBSERVATION I

Contusion du rein droit. — Hématurie primitive. — Épanchement uro-sanguin péri-rénal. — Évacuation par l'uretère au 11° jour, simulant une hémorrhagie secondaire. — Fièvre pendant deux jours.

D. (Georges), âgé de 20 ans, sténographe, entre salle Gosselin, n° 2, le 19 octobre 1891, au soir.

Étant en bicyclette, il a été frappé dans la région lombaire droite par le brancard d'une voiture. Douleur vive au niveau du rein droit.

La nuit qui suit son entrée, mictions assez fréquentes et spontanées (un litre d'urine sanglante) d'une couleur brun noir. Le malade n'a pas de passé pathologique urinaire, pas de blennorrhagie.

Température normale. — On sent une masse diffuse péri-rénale, douloureuse. Pas d'ecchymose.

Le 20 octobre. Le malade rend un litre d'urine et de sang noir dans la journée.

Le 21. Urines moins colorées. Température : 37°,4.

Le 22. Les hématuries ont cessé, mais les urines sont encore un peu,

1. Ch. Monod, *Ann. génit.-urin.*, 1892, p. 312.

2. Peyrot, *Bull. Soc. chir.*, 21 mars 1891.

3. Boiffin, *Ann. génit.-urin.*, 1893.

4. Tuffier, *Des Épanchements uro-hématiques périrénaux* (*Ann. génit.-urin.* mars 1895, n° 3, p. 222-225.)

foncées. La région du rein droit est encore douloureuse à la pression. La palpation de la région lombaire fait reconnaître une tumeur sanguine dure, mais fluctuante, qui s'étend jusqu'à la région inguinale où on trouve une ecchymose.

$$T_m = 37°4 \qquad\qquad T_s = 38°5$$

Le 25. La teinte pseudo-ictérique des téguments qui avait apparu la veille s'accentue. Pas de phénomènes généraux. Température normale : 37°.

Le 26. Urines claires, paraissant contenir un peu d'hémaphéine. Extension de l'infiltration sanguine. — État général bon. — *Pas de fièvre.* Le soir, le malade, rend de nouveau des urines hémorrhagiques très foncées. — La tension de la tuméfaction abdominale et lombaire a diminué. Les ecchymoses ont presque disparu. *Température normale.*

Le 6 novembre. Les urines sont tout à fait claires, le malade sort guéri le 6 décembre : la tuméfaction péri-rénale a complètement disparu.

REMARQUE. — Cette observation montre que la contusion rénale avec épanchement uro-hématique s'est accompagnée d'une élévation vespérale de température (38°,5) pendant deux jours avec ictère hémaphéique.

OBSERVATION II

Contusion du rein droit. — Épanchement péri-rénal. — Évacuation par l'uretère simulant une hémorrhagie secondaire.

H. (Pierre), âgé de 35 ans, charretier, entre le 30 novembre 1891.

Le malade a reçu, le 29 novembre, à 7 heures du soir, un coup de limon de voiture dans le flanc droit, qui l'a obligé à se mettre au lit.

Il souffre beaucoup et *présente de la fièvre*, mais n'a pas uriné de sang tout de suite. Dans ses antécédents pathologiques, il faut signaler une blennorrhagie (maintenant l'écoulement a cessé) ; il n'a jamais eu de pus dans ses urines.

Le 30 novembre au matin, survient la première hématurie, six heures environ après l'accident. Il entre alors à l'hôpital. A la palpation du flanc droit, on sent une tumeur diffuse, douloureuse surtout au niveau de l'angle costo-vertébral. Les urines sont mêlées de sang noir et si le malade n'a pas uriné de sang dès le moment du traumatisme, c'est probablement à cause de l'oblitération de l'uretère par un caillot. Les urines sont en quantité normale. Pas de crises néphrétiques ni de rétention d'urine. *La température est à 38°,6 le 30 au soir.* Nausées de temps en temps. — Pas de vomissements.

Le 1er décembre. Température: 38° le matin.

Urines en quantité normale, mais mêlées de sang noir. La région lombaire ne présente plus d'ecchymoses, mais elle est douloureuse au palper.

Le malade est soumis au régime lacté absolu. Vessies de glaces *loco dolenti.*

$$T_m = 38° \qquad T_s = 38°4$$

Le 2 décembre. Amélioration de l'état général. — Diminution de la tuméfaction. — Urines à peine colorées en rose.

$$T_m = 38° \qquad T_s = 38°4$$

Le 3 décembre. Crises douloureuses avec sensation d'étouffement. Douleur dans le côté.

Le 5. État général excellent. — Urines de couleur normale (dépôt d'urates).

$$T_m = 38° \qquad T_s = 38°4$$

Le 6. Le rein est encore deux ou trois fois plus gros que normalement.

$$T_m = 37°6$$

A partir du 7 décembre, apyrexie complète.

Le 10 décembre. Les douleurs ont disparu, mais le malade est atteint de bronchite et de congestion pulmonaire du côté droit. Les crachats renferment des diplocoques et des streptocoques, mais pas de bacille de Koch.

Le 11 décembre. Nouvelle hématurie de sang noir brun. *A l'examen microscopique, on y trouve des hématies très altérées, des granulations irrégulières, des cristaux, mais pas de globules de pus.*

Diminution de la douleur et de la tuméfaction; il y a un peu de congestion pulmonaire. Pas de fièvre. Température : 36°,1 le matin.

Le 14. Même état des urines. — Le malade se sent tout à fait bien. L'état reste stationnaire jusqu'au 28 décembre.

Le 28. Les urines, qui étaient de moins en moins colorées, ont repris la teinte normale. Il y a un peu de polyurie (2 litres et demi, 3 litres d'urine). Les urines sont seulement un peu troubles. La tuméfaction lombaire a disparu. Bon état général.

Le 8 janvier. Les urines sont revenues à la quantité et à la couleur normales. On ne sent plus rien dans la région lombaire.

Le malade sort guéri le 10 janvier 1895.

REMARQUES. — Cette observation montre que l'hématurie primitive a apparu seulement quelques heures après le traumatisme ; elle a duré cinq ou six jours. Les urines étaient fortement colorées en brun noir les deux premiers jours ; à partir du troisième, elles devinrent roses ; le cinquième, elles étaient redevenues normales. Leur quantité resta physiologique pendant toute la durée de la fièvre.

L'élévation de température fut constatée pour la première fois le lendemain soir de l'accident (38°,6). Cette hyperthermie se maintint pendant cinq jours, oscillant entre 38° le matin et 38°,4 le soir.

Il est à noter que la rétention de l'épanchement péri-rénal qui commença le troisième jour après l'accident et qui se traduisit le lendemain par des crises douloureuses, de véritables crises néphrétiques, n'amena pas de modifications dans la température.

D'après M. Tuffier, cette rétention et ces douleurs seraient dues à une coagulation sanguine dans l'uretère. L'hématurie tardive, qui survint le onzième jour, ne fut point accompagnée de fièvre. La bronchite et la congestion qui éclatèrent ce même jour furent sans influence sur la température. Quant au sang épanché, il présentait les altérations de la plupart des extravasats ; il ne contenait pas de globules de pus.

Ces observations nous montrent donc que les traumatismes rénaux avec épanchements uro-hématiques s'accompagnent fréquemment d'hyperthermie. Bien que le liquide extravasé n'ait pas été ensemencé, il est probable qu'il était aseptique, car l'examen histologique a démontré l'absence complète de globules de pus et la guérison se fit rapidement.

Mais quelle fut la véritable cause de la fièvre ? Faut-il incriminer la résorption du sang ou celle de l'urine, ou une perturbation fonctionnelle et dynamique du rein ? Nous ne pouvons le dire.

Tels sont les seuls cas de traumatismes des organes suivis d'élévations de température que nous ayons recueillis. Ils sont en nombre beaucoup trop restreint pour qu'il soit possible de faire l'histoire clinique d'une fièvre dont la véritable pathogénie nous échappe.

Dans les chapitres précédents, nous avons successivement passé en revue les modifications de la température consécutives aux traumatismes à foyer siégeant dans les tissus conjonctifs et séreux. Il ne nous reste plus qu'à étudier celles qui résultent des lésions mécaniques des centres nerveux.

IV. — FIÈVRE CONSÉCUTIVE AUX LÉSIONS MÉCANIQUES DES CENTRES NERVEUX

I. — ENCÉPHALE

a) Traumatismes expérimentaux.

La recherche des centres thermiques cérébraux a permis à un grand nombre d'expérimentateurs, depuis Tscheschichin (1866) jusqu'à M. J.-F. Guyon (1893), de constater que les piqûres aseptiques de certaines parties du cerveau donnaient lieu fréquemment à une hyperthermie très élevée, pouvant atteindre deux et même trois degrés.

Cette ascension thermique[1] a toujours un début très précoce, survenant d'emblée ou plus souvent après une courte période d'abaissement de la température. Secondaire ou primitive, l'hyperthermie s'accuse au plus tard vers la fin de la première heure. Elle atteint très rapidement son acmé, s'y maintient pendant deux ou trois heures environ ; puis le mouvement de descente se fait progressivement et, le lendemain, la température est généralement retombée à la normale. Exceptionnellement, l'hyperthermie peut persister plusieurs jours.

---

1. J.-F. GUYON, *Contribution à l'étude de l'hyperthermie centrale consécutive aux lésions de l'axe cérébro-spinal*. Thèse de Paris, 1893, p. 139 et suiv. On trouvera dans cet important travail tous les documents nécessaires à l'étude de cette question.

Ces modifications thermiques ne se manifestent d'ailleurs qu'à la suite de piqûres de certaines parties assez bien déterminées du cerveau.

Tandis que les piqûres superficielles de l'écorce cérébrale donnent presque constamment de l'hyperthermie, les piqûres profondes intéressant le noyau caudé, la couche optique, le corps calleux, le septum lucidum, le trigone, engendrent fréquemment, mais non toujours, une poussée fébrile très accentuée.

Signalons encore les études de M. Duret[1] sur les traumatismes cérébraux. « Chez la plupart des animaux en expérience, il a observé, au point de vue de la température, trois phases successives : la première, très courte, est toujours marquée par une brusque élévation qui égale 41° et 42° à la suite de chocs graves, 39° ou 40° à la suite de chocs plus légers ; la seconde phase, qui survient de cinq à quinze minutes après le traumatisme, est caractérisée par un abaissement rapide de la température au-dessous de la normale, jusqu'à 34° quelquefois ; vingt-quatre heures plus tard environ, la colonne thermométrique s'élève de nouveau, c'est alors la troisième phase, phase inflammatoire pour M. Duret[2]. »

De tous ces faits expérimentaux, nous concluons que les lésions mécaniques (piqûres, contusions, etc.) du cerveau provoquent fréquemment une véritable *fièvre traumatique nerveuse* (Richet). La brusquerie de son apparition prouve assez que l'infection ne joue aucun rôle dans sa genèse.

b) Traumatismes accidentels.

Nous ne parlerons pas de la *compression*, qui est ordinairement suivie d'hypothermie.

---

1. Duret, *Études expérimentales sur les traumatismes cérébraux.* Th. Paris, 1878, p. 90.

2. Guyon, *loc. cit.*, p. 18.

Il n'en est pas de même de la *contusion cérébrale*, qui peut être suivie d'hyperthermie et cela en l'absence de toute méningo-encéphalite septique. M. J.-F. Guyon a réuni dans sa thèse 31 cas de contusions avec fièvre aseptique nerveuse.

Il les divise en deux groupes, suivant la forme générale de la courbe thermique.

1er groupe. — L'ascension de la température présente trois périodes à considérer : une première période d'abaissement, très courte ; une seconde période dans laquelle la température se relève rapidement, atteignant 38° à 39° en huit à dix heures et se maintenant à ce niveau pendant les vingt-quatre heures suivantes ; une période terminale, débutant trente-six heures environ avant la mort et caractérisée par une brusque ascension à 40°, 41° et même 42°.

2e groupe. — L'abaissement thermique primitif fait défaut ; l'ascension de la température survient presque aussitôt après le traumatisme, comme dans les traumatismes expérimentaux de M. Duret, avec cette différence que sa durée est plus longue (quelques heures). Tantôt elle précède la mort à brève échéance, tantôt, au contraire, la température retombe à la normale jusqu'au début de la période pré-agonique pour remonter à ce moment [1].

Tels sont les caractères cliniques de l'hyperthermie consécutive aux traumatismes encéphaliques.

En raison des analogies qu'ils ont avec ceux de l'hyperthermie dans les lésions cérébrales spontanées, nous dirons quelques mots de ces dernières.

c) Lésions cérébrales spontanées.

Hémorrhagie et ramollissement. — Comme les traumatismes cérébraux, ces lésions spontanées se caractérisent par du coma,

---

1. J.-F. Guyon, *loc. cit.*, p. 52-56.

des convulsions, de la paralysie, du stertor. Il y a même parfois une si grande similitude dans les symptômes que le diagnostic différentiel peut être impossible.

L'analogie n'est pas moins grande entre les deux courbes de température. Il est cependant une différence. Tandis que l'abaissement initial ne fait presque jamais défaut après une hémorrhagie cérébrale récente, il manque souvent à la suite des traumatismes crâniens, et quand il survient dans ce dernier cas, il dure bien moins longtemps que dans le premier.

L'hypothermie initiale de l'hémorrhagie se produit très rapidement, parfois en quelques minutes, plus souvent en quelques heures; elle peut durer jusqu'à vingt-quatre heures. Puis la température remonte rapidement, atteint 38° ou 38°,5, plus rarement 39°.

En vertu de la loi des oscillations compensatrices de la température[1], il est possible que cette hyperthermie secondaire soit la conséquence de l'hypothermie primitive, comme si le système nerveux s'efforçait de rétablir l'équilibre thermique un moment troublé.

Quand la guérison doit survenir ou que la mort est retardée, au mouvement fébrile secondaire succède un nouvel abaissement, la température oscillant entre 37°,5 et 38°,5 (période stationnaire de Charcot) pendant plusieurs jours. Puis le thermomètre remonte rapidement à 40°-41° au moment de la période pré-agonique[2].

Telle est la marche de la température dans l'hémorrhagie cérébrale. Sa connaissance exacte permettra d'établir le diagnostic avec la fièvre des contusions cérébrales aseptiques

---

1. BOUCHARD, *Leçons sur la fièvre et les maladies fébriles* (cours inédit, professé à la Faculté de médecine en 1893).

2. GUYON, *loc. cit.*, p. 33 et suiv.

II. — MOELLE ÉPINIÈRE

Depuis Brodie, un grand nombre de cliniciens ont signalé l'hyperthermie à la suite des *fractures* et des *luxations* du rachis accompagnées de lésions médullaires (contusions, etc.). Tantôt l'élévation de température (42°-43° et plus) débute d'emblée et rapidement, tantôt elle est précédée d'une période d'abaissement.

La plupart des observations connues de traumatismes du rachis avec fièvre sont rassemblées dans la thèse de M. Guyon.

Telle est la marche de la température après les lésions mécaniques des centres nerveux. Intensité et brusque apparition de l'hyperthermie, d'ailleurs fréquemment précédée d'un abaissement thermique et toujours accompagnée d'un cortège de symptômes imposants, tels sont les principaux caractères de cette *fièvre traumatique nerveuse*.

Bien différente est la fièvre des traumatismes n'intéressant pas le névraxe. Début moins subit sans abaissement initial, hyperthermie moins élevée, à courbe plus régulière, sans retentissement sur l'état général, tels sont ses caractères [1].

Elle se distingue aussi très nettement de la plupart des *maladies infectieuses*.

Dans celles-ci, l'élévation de la température est généralement plus durable. Les bactéries pathogènes se multipliant de plus en plus, il en résulte une élaboration continue et sans cesse croissante de toxines pyrétogènes ; d'où une persistance plus longue de la fièvre et une irrégularité plus grande dans la courbe thermique.

De plus, les maladies infectieuses sont le plus souvent précédées d'une période d'*incubation* qui manque dans la fièvre

---

1. Ses caractères ont été nettement définis par MM. GANGOLPHE et JOSSERAND (*Rev. chir.*, 1891, p. 445) et par VOLKMANN et GENZMER (*Sammlung klinischer Vorträge*, 1877, n° 121).

traumatique aseptique, ou du moins qui est beaucoup plus courte.

Enfin les maladies infectieuses s'accompagnent toujours de symptômes généraux plus ou moins graves.

Mais si la différence entre ces deux sortes de pyrexies est si tranchée au point de vue symptomatique, nous verrons qu'il n'en est plus de même pour la pathogénie.

Au point de vue biologique, il existe en effet une grande analogie entre les cellules et les microbes. Aux toxines microbiennes pyrétogènes, on peut opposer les leucomaïnes cellulaires pyrétogènes ; à la fièvre microbienne, la fièvre cellulaire.

Nous en avons fini avec l'étude clinique des modifications de la température après les lésions mécaniques amicrobiennes.

Établissons maintenant le *diagnostic* de la fièvre traumatique aseptique.

DIAGNOSTIC DIFFÉRENTIEL DE LA FIÈVRE TRAUMATIQUE ASEPTIQUE ET DES FIÈVRES ÉPITRAUMATIQUES

C'est là une question difficile qui, pour être résolue au lit du malade, exige toute l'attention et toute la sagacité du chirurgien. Et encore bien souvent, malgré un examen scrupuleux des antécédents du blessé, de son état actuel, de la nature du traumatisme et des lésions locales, le diagnostic restera-t-il en suspens.

Le diagnostic de la fièvre traumatique aseptique se basera :

1° Sur la connaissance exacte de la cause : mode d'action, point d'application de la violence, etc.

Le chirurgien devra se rappeler toutefois qu'il n'existe pas toujours un rapport direct entre le degré de l'hyperthermie et l'étendue des lésions locales ;

2° Sur l'étude de la température. Combien de temps après le traumatisme apparaît l'hyperthermie ? Quel est son degré ? Quelle est sa durée ? Quel est son type ?

3° Sur l'absence de symptômes généraux ;

4° Sur l'asepsie démontrée par l'examen bactériologique des liquides épanchés dans le foyer traumatique et du sang de la circulation générale ;

5° Sur l'absence de toute affection intercurrente ou rappelée ;

6° Sur l'observation de signes locaux.

Remarquons, à ce propos, qu'une fausse interprétation des signes locaux peut induire en erreur le chirurgien.

Un exemple fera mieux comprendre notre pensée.

Nous avons opéré l'année dernière, dans le service de M. le professeur Heydenreich, une femme de 52 ans atteinte d'un squirrhe du sein, sans envahissement ganglionnaire. L'opération terminée, nous faisons un pansement sec à l'iodoforme, sans drainage.

Mais le troisième jour, la température atteignant 38°,4 le matin, nous ouvrons le pansement. Les bords de la ligne de suture sont rouges, légèrement tuméfiés et un peu douloureux à la pression ; en un mot, il y a de l'inflammation. Nous introduisons alors profondément une tige de platine stérilisée entre les bords de l'incision et nous ensemençons sur gélose et dans le bouillon.

Puis nous examinons sur lame et sans coloration le liquide exsudé qui est d'ailleurs peu abondant et séro-sanguinolent, et nous trouvons avec des hématies normales ou fragmentées un grand nombre de leucocytes, la plupart polynucléaires et animés de mouvements amiboïdes.

Sans l'examen bactériologique, qui resta négatif, le chirurgien eût conclu à une inflammation septique et à une suppuration prochaine. Il n'en fut rien. Au bout de dix jours, la réunion *per primam* était parfaite, les signes inflammatoires locaux avaient disparu.

Cette observation nous prouve que si, le plus souvent, une inflammation locale est due à une infection microbienne, il est des cas rares, il est vrai, où elle est aseptique.

Dans le cas particulier, quelle est la cause de l'hyperthermie ? Faut-il l'attribuer à l'inflammation locale et la fièvre constatée est-elle une fièvre *inflammatoire*, ainsi que l'appelaient les anciens chirurgiens ?

Cette hypothèse nous paraît la seule admissible et nous croyons volontiers que cette inflammation a été provoquée par l'action irritante de l'iodoforme.

Dans une autre observation de carcinome du sein avec envahissement ganglionnaire, nous avons observé une fièvre oscillant entre 38° et 38°,5 pendant quatre jours. Dans ce cas, l'étendue de la tumeur empêchant le rapprochement des bords de l'incision, un pansement sec à l'iodoforme est appliqué sur la plaie grande comme la paume de la main. Dès le second jour, la température atteint 37°,8 le matin et 38°,4 le soir. L'opérée a de l'inappétence et des vomissements, pas de constipation. Le pansement est ouvert le lendemain : la plaie a bon aspect, pas d'inflammation ni de suppuration ; on applique un pansement humide au sublimé. Le cinquième jour ($T_m = 38°$), nouveau pansement. Le soir, la température est redevenue normale (37°,4), les vomissements ont cessé. Cette hyperthermie ne peut être attribuée, selon nous, qu'à une intoxication iodoformique légère. On sait en effet, que l'absorption par les plaies de cet antiseptique peut engendrer parfois des élévations de température variables (Max Schede, Frischmann, Kœberlé). Au lieu d'une fièvre traumatique aseptique, nous avons eu une *fièvre iodoformique*[1].

Les faits de ce genre sont certainement très rares ; il faut cependant en être prévenu.

Notons en passant que l'application de pansements humides à l'acide phénique ou au sublimé (solutions usuelles) ne détermine pas d'élévation de température. L'absorption de ces antiseptiques provoque plutôt de l'hypothermie.

---

1. E. Brun, *Des Accidents imputables à l'emploi chirurgical des antiseptiques.* Thèse agrég., Paris, 1886.

A. Rouquès, *Substances thermogènes.* Th. Paris, 1893, p. 16-17.

La première observation nous démontre donc la nécessité de pratiquer l'examen bactériologique des liquides du foyer traumatique pour poser avec certitude le diagnostic de fièvre traumatique aseptique.

Cependant on peut rencontrer parfois des bactéries dans un épanchement sanguin traumatique qui, pour le clinicien, évolue aseptiquement.

Il nous souvient d'un volumineux hématome du scrotum survenu après extirpation d'un kyste de l'épididyme. La température resta normale dans les jours qui suivirent l'opération et cela malgré la présence d'un épanchement considérable de sang coagulé, malgré aussi la présence dans ce sang de microcoques indéterminés que nous révéla l'examen bactériologique. S'il y avait eu de l'hyperthermie, eût-on dû l'attribuer à l'épanchement ou aux bactéries ? On ne peut le dire d'une façon absolue. Mais, dans le cas particulier, la guérison se fit sans suppuration ; le troisième jour, le chirurgien avait d'ailleurs vidé avec une curette la poche scrotale de caillots qu'elle contenait. Nous croyons donc que l'hyperthermie eût dû être attribuée à la résorption du sang extravasé. Les microcoques étaient en effet trop peu virulents pour donner lieu à de la fièvre.

Est-il aussi nécessaire de vérifier l'asepsie du sang de la circulation générale ?

Le sang circulant peut être considéré, chez l'homme sain, comme exempt de microbes ; il est en effet très peu hospitalier pour les bactéries[1].

M. Nocard[2] a bien trouvé des microbes en grand nombre dans le chyle des chevaux, quatre ou cinq heures après le repas ; mais pareille constatation a-t-elle jamais été faite chez l'homme sain ?

Quant à nous, nous n'avons jamais rencontré de bactéries

---

1. CHARRIN, article *Infection* (*Traité path. gén.* de Bouchard, t. II, p. 121, 1896).

2. NOCARD, *Influence des repas sur la pénétration des microbes dans le sang.* (*Soc. biol.*, 9 fév. 1895.)

dans le sang de nos blessés. Le sang était, il est vrai, simplement recueilli par piqûre au doigt et ensemencé dans le bouillon sur gélose et gélatine. Il eût fallu, pour obtenir des résultats certains, recueillir par ponction veineuse une plus grande quantité de sang (1") et l'ensemencer tout entière dans de nombreux tubes de culture. Mais les malades se prêtent mal à un tel examen.

Si insuffisants qu'aient été nos ensemencements, nous pouvons cependant considérer comme aseptique la fièvre des blessés dont nous avons rapporté les observations.

Mais il ne suffit pas, pour affirmer le diagnostic de fièvre traumatique aseptique, d'avoir vérifié l'asepsie du foyer traumatique. Il faut tenir compte aussi du *blessé*, de la *blessure* et du *milieu*.

Nous avons examiné la blessure. Observons le blessé. Le trauma ne crée pas seulement la lésion mécanique, il peut aussi déterminer l'éclosion d'un de ces états pathologiques désignés par Verneuil[1] sous le nom de *fièvres épitraumatiques*.

Le traumatisme peut en effet réveiller un état pathologique éteint ou latent (*maladie rappelée*), ou bien modifier ses manifestations actuelles. Inversement, l'état pathologique peut modifier l'évolution normale de la lésion mécanique et exagérer l'un des symptômes normaux du traumatisme (hyperthermie, etc.).

Celui-ci peut aussi se compliquer d'une *maladie intercurrente*.

Verneuil et son élève Maunoury distinguent les fièvres épitraumatiques en:

1° Fièvres rappelées ;

2° Fièvres intercurrentes ;

3° Fièvres inflammatoires.

Doit-on considérer ces dernières comme des fièvres épitrau-

---

1. VERNEUIL, 1° *Encycl. internat. de chir.*, Paris, t. I, 1883 ; — 2° *De la Fièvre traumatique et des fièvres épitraumatiques* (*Gaz. hebd. de méd. et de chir.*, p. 2, 1884) ; — 3° *Mém. de chir.*, t. III et IV, 1886.

matiques? Selon nous, il faut distinguer les inflammations septiques et les inflammations aseptiques. Les premières sont des fièvres épitraumatiques. Quant aux inflammations aseptiques, les unes sont étrangères au traumatisme (irritation par un bandage, le pansement, l'iodoforme, etc.), les autres sont créées par lui.

Ne sait-on pas en effet que tout agent mécanique peut, sans intervention microbienne, provoquer une inflammation? Et celle-ci est due soit à l'attrition des tissus et aux lésions élémentaires qui en résultent, soit à leur irritation par le sang extravasé. C'est, ainsi, par exemple, qu'un épanchement sanguin péritonéal peut déterminer une péritonite amicrobienne, qu'un épanchement péri-articulaire du genou engendre parfois de l'hydarthrose aseptique.

D'ailleurs l'atteinte portée par le traumatisme à la vitalité cellulaire peut, soit en modifiant les sécrétions des éléments cellulaires, soit en les frappant de nécrobiose, déterminer l'élaboration de leucomaïnes vaso-dilatatrices qui provoquent la congestion, premier stade de l'inflammation.

Les fièvres inflammatoires aseptiques ne résultant pas directement du traumatisme sont des fièvres épitraumatiques intercurrentes. La fièvre inflammatoire aseptique créée par le trauma est une véritable fièvre traumatique aseptique.

Nous distinguerons donc seulement deux grandes variétés de fièvres épitraumatiques :

1° *Les fièvres intercurrentes ;*
2° *Les fièvres rappelées.*

DIAGNOSTIC DIFFÉRENTIEL DE LA FIÈVRE TRAUMATIQUE ASEPTIQUE ET DES FIÈVRES INTERCURRENTES

Par *fièvre intercurrente,* nous entendons toute fièvre accidentelle et fortuite qui, atteignant, dans les premiers jours après

le traumatisme un blessé sans état pathologique antérieur, dé-
rive soit de la blessure, soit du milieu.

Avant l'éclosion de la fièvre intercurrente, le sujet est un
blessé simple ; il devient ensuite « un blessé malade ». (Verneuil.)
Les fièvres intercurrentes dérivant de la blessure sont les fièvres
inflammatoires aseptiques ne résultant pas du traumatisme : inflammation amicrobienne du territoire vulnéré ou d'une région
voisine causée par une irritation extérieure (pansement, bandage, topiques, etc.). Cette variété de fièvre est rare.

Bien plus fréquentes sont celles qui dérivent exclusivement
du milieu, sans liaison avec la constitution du blessé, sain avant
le trauma.

Exemple : un individu se fait une fracture de cuisse ; le lendemain, il est atteint de pneumonie avec fièvre intense. Il s'agit
là d'une fièvre intercurrente.

Nous ne pouvons évidemment passer en revue toutes les
fièvres intercurrentes qui peuvent compliquer les traumatismes.
D'ailleurs la symptomatologie et la marche de ces fièvres permettront presque toujours de les distinguer de la fièvre traumatique aseptique.

Cependant il est des cas où le diagnostic est difficile, notamment quand les deux états morbides (fièvre intercurrente et
fièvre traumatique) s'influencent mutuellement.

Si les travaux de Verneuil et de ses élèves nous ont indiqué
quelques-uns des effets de fièvres intercurrentes sur l'évolution
et le mode de guérison des plaies, sur l'exagération d'un de leurs
symptômes normaux (douleur, hémorraghie, etc.), ils ne nous
disent rien de leurs effets sur la température.

Il serait cependant intéressant de savoir quelle influence
peuvent avoir sur la courbe thermique d'un blessé certains états
physiologiques ou pathologiques, tels que la *menstruation*, la
constipation, le *surmenage*, etc.

Étudions successivement ces différents états.

I. — MENSTRUATION. SON INFLUENCE SUR LES FIÈVRES POST-OPÉRATOIRES ASEPTIQUES

Si l'influence des lésions traumatiques sur la menstruation a été bien étudiée[1], si Verneuil[2] nous a fait connaître les troubles que celle-ci peut déterminer du côté des plaies, nous connaissons moins leurs effets sur la température des blessées.

Tous les chirurgiens ont cependant observé les poussées fébriles qui succèdent aux opérations abdominales pratiquées dans les jours qui précèdent l'apparition des règles.

Après une castration, on voit parfois, le soir même de l'intervention, le thermomètre monter à 38°,5-39°, et se maintenir à ce chiffre jusqu'à l'écoulement menstruel qui survient le lendemain ou dans les premiers jours après l'opération. Le pouls est d'ailleurs le plus souvent rapide comme dans la plupart des opérations abdominales.

A quoi sont dus les mouvements fébriles consécutifs à des opérations pratiquées avant ou pendant la période cataméniale ?

Plusieurs causes semblent intervenir.

La congestion du système génital et des organes du petit bassin est une des principales.

On sait en effet que, pendant les règles, il se produit une véritable érection de tous ces organes, et cette pléthore peut déterminer des hémorrhagies intra ou extrapéritonéales post-opératoires.

Sans doute, en dehors de la période menstruelle, toute intervention abdominale s'accompagne aussi d'épanchement sanguin péritonéal. Mais généralement cet épanchement est faible,

---

1. TERRILLON, *Progrès médical*, 1874, p. 737 ; *Ann. de gynécol.*, 1882, t. XVII, p. 161.

2. VERNEUIL, *Mém. de chir.*, t. IV, p. 310.

car le chirurgien a toujours soin de faire une toilette soignée de la cavité abdominale.

De plus, quand l'hémostase a été complète, l'hémorrhagie ne se reproduit généralement plus.

En est-il de même pour les laparotomies pratiquées avant les règles ?

Les sections vasculaires qu'elles nécessitent donnent lieu à un écoulement sanguin souvent plus considérable que pendant la période extra-menstruelle.

De plus, cet écoulement se reproduit fréquemment après fermeture du ventre et cela quelque parfaite qu'ait été l'hémostase. Le fait suivant le prouve.

Nous avons observé cette année une femme opérée par M. le professeur Heydenreich pour un fibro-myôme intraligamentaire inséré sur un des bords de l'utérus par un large pédicule. Celui-ci est sectionné au bistouri et suturé et la ligature des vaisseaux (utérus, ligaments larges, etc.) très soigneusement faite. Après l'étanchement du sang, pas le moindre suintement. Le ventre est refermé sans drainage.

Or, huit heures après l'opération, la femme présentant des signes certains d'hémorrhagie interne, nous pratiquons la laparotomie d'urgence. Le ventre renferme plus d'un litre de sang non coagulé provenant du bord utérin sectionné. Un quart d'heure après, la malade mourait.

L'autopsie démontra que toutes les ligatures et sutures avaient bien tenu et que l'hémorrhagie provenait exclusivement du bord utérin qui était recouvert de caillots.

Avant d'intervenir, M. Heydenreich s'était assuré que la malade était en dehors de la période menstruelle. Or, cette femme avait trompé le chirurgien, car elle attendait ses règles le jour même de l'opération. L'hémorrhagie interne qui lui coûta la vie fut donc causée par l'irruption du sang menstruel dans le péritoine.

Les cas de mort par hématocèle cataméniale post-opératoire

sont exceptionnels ; c'est qu'en effet les chirurgiens pratiquent rarement des opérations abdominales pendant la période menstruelle.

Mais ils savent tous qu'en hâtant l'apparition des règles et par suite en congestionnant les organes du petit bassin, ces opérations peuvent déterminer des suintements sanguins post-opératoires.

Si l'on songe que la résorption d'un épanchement sanguin intra-péritonéal provoque fréquemment de l'hyperthermie, quoi d'étonnant que cette hyperthermie soit souvent très accentuée à la suite des opérations pratiquées dans la période prémenstruelle ?

Mais la congestion des organes du petit bassin n'est sans doute pas la seule cause des poussées fébriles observées à la suite des opérations pratiquées pendant les règles.

Si la menstruation, « expression d'une fonction physiologique », s'effectue chez la plupart des femmes sans trouble de l'état général, il est des cas où elle « équivaut à une véritable maladie », et cette maladie se révèle par des symptômes d'une véritable auto-intoxication (fièvre, inappétence, diarrhée, éruptions diverses, etc.).

Pour M. Charrin[1], la menstruation concourt à l'élimination de certains poisons fabriqués par l'organisme ; l'appareil génital serait pour la femme un système de défense, une voie de dépuration. Les expériences récentes de Charrin et Carnot semblent démontrer l'hypertoxicité du sang de la circulation générale avant la menstruation.

Ce sang hypertoxique n'est-il pas de plus doué de propriétés hyperpyrétogènes ? Quand il s'extravase, n'a-t-il pas une action plus irritante sur les tissus ? Ses propriétés chimiotaxiques ne sont-elles pas modifiées ? Sa coagulabilité n'est-elle pas diminuée ? Pendant les règles, les traumatismes ne diminuent-ils pas l'élimination des toxines ?

---

1. CHARRIN, *Gaz. hebd. de méd. et de chir.*, 2 janvier 1896.

Autant d'hypothèses que nous nous contentons de signaler et qui, si elles étaient démontrées, rendraient bien compte de la fièvre élevée que déterminent souvent chez la femme les opérations chirurgicales.

Une autre cause semble intervenir dans sa genèse ; c'est la débilité du système nerveux, son impressionnabilité plus grande pendant les règles. M. le professeur Bouchard[1] nous a magistralement montré l'influence d'un tel état sur la marche de la température.

Quoi qu'il en soit, quand, après un traumatisme aseptique quelconque (après les opérations abdominales en particulier), le chirurgien verra survenir une élévation de température assez brusque dans son apparition et assez irrégulière dans son type, il devra toujours songer à l'apparition prochaine du flux cataménial. Dès que celui-ci se sera produit, il observera généralement une chute de la température.

II. — CONSTIPATION.

Bien souvent les opérations chirurgicales (abdominales en particulier) déterminent une constipation plus ou moins opiniâtre.

Cet état de réplétion de l'intestin a-t-il un effet appréciable sur la marche de la température ?

Sur près de deux cents opérés, M. Delorme[2] aurait constaté qu'une constipation même prolongée ne donne pas de fièvre et même que, chez quelques-uns, elle s'accompagne d'abaissement de température.

Bien souvent nous avons constaté l'exactitude de cette opinion chez les blessés ou opérés de la clinique de M. Heydenreich. Il est cependant des cas non douteux d'hyperthermie due

---

1. Bouchard, *Du Rôle de la débilité nerveuse dans la production de la fièvre* (*Sem. médic.*, 1 avril 1891, p. 153).

2. Delorme, *Soc. de chir.*, 23 mai 1891.

à la constipation. Qui n'a pas observé en effet des traumatisés fébricitants dont l'hyperthermie disparaissait très rapidement après l'évacuation de l'intestin, et reparaissait avec la constipation?

D'ailleurs, Küstner[1] ne signale-t-il pas chez certains malades qui ont subi un traumatisme, chez les laparotomisés, chez les femmes en couches, des accès fébriles en imposant parfois pour une septicémie et disparaissant après un simple lavement?

L'opinion de M. Delorme est certainement exagérée. Il y a des constipés sans fièvre et des constipés avec fièvre. Peu nous importe d'ailleurs la raison de cette différence.

Avant de poser le diagnostic de fièvre traumatique aseptique, le chirurgien devra donc toujours s'enquérir de l'état de l'intestin. Il évitera le plus souvent une erreur en administrant un lavement immédiatement après le traumatisme.

Quant à la fièvre de constipation, elle ne répond à aucun type; le plus souvent elle atteint 38°, mais parfois aussi 39° et 39°,5.

III. — FIÈVRE DE SURMENAGE[2].

Les traumatismes peuvent atteindre des individus surmenés *physiquement* ou *mentalement*.

Par exemple, le chirurgien est appelé près d'un blessé qui, après avoir fait une course excessive en bicyclette, vient de se fracturer la jambe. Le soir même, le thermomètre monte à 39°. Quelle est la cause de cette fièvre?

Est-ce une fièvre traumatique aseptique ou une fièvre de surmenage?

Le diagnostic s'imposera le plus souvent, car la fièvre de sur-

---

1. KÜSTNER, *Zur Kritik der Beziehungen zwischen Fæcalstase und Fieber.* (*Zeitsch. f. klin. Med.*, Bd. V, 1882.)

2. A. B. MARFAN, article : *La Fatigue et le surmenage.* (*Traité path. gén.* de Bouchard, t. I, p. 445-512. 1895.)

menage s'accompagne ordinairement de symptômes généraux accusés qui manquent dans la fièvre traumatique aseptique : frissons, courbature, céphalalgie, troubles digestifs, douleurs musculaires, etc.

De plus, le thermomètre monte brusquement à 39°-40° : c'est une fièvre continue avec rémission matinale d'un degré, durant une semaine au maximum.

Mais si tel est le type clinique le plus fréquent de la fièvre de surmenage, il est des formes atténuées avec hyperthermie légère (38°-39°) et de courte durée (2 à 3 jours) qui peuvent en imposer pour la fièvre traumatique.

Cependant, même dans ces cas bénins, l'observation attentive du malade révélera presque toujours l'existence de quelques symptômes généraux qui éclaireront le diagnostic.

Le chirurgien devra se rappeler aussi que le *surmenage mental*, en stimulant l'activité des centres thermogènes, élève la température (Gley, Mosso), et qu'il en est de même du *coup de chaleur* que l'on tend à considérer comme un accident du surmenage.

Enfin le chirurgien pourra hésiter entre la fièvre traumatique et la fièvre dite de *croissance*[1]. Celle-ci est en réalité causée presque toujours par le surmenage et elle en présente tous les symptômes. D'ailleurs les douleurs nettement localisées au niveau des épiphyses les plus « fertiles », l'accroissement notable de la taille du sujet permettront presque toujours de faire le diagnostic.

Telles sont les principales fièvres intercurrentes que le clinicien pourra confondre avec la fièvre traumatique aseptique.

Il devra la distinguer aussi des fièvres *rappelées.*

---

1. *Id.*, p. 472-473. — Rocquès, *loc. cit.*, p. 147.

DIAGNOSTIC DIFFÉRENTIEL DE LA FIÈVRE TRAUMATIQUE ASEPTIQUE ET DES FIÈVRES RAPPELÉES

Nous ne parlerons que des fièvres par *auto-intoxication*.

I. — FIÈVRE HYSTÉRIQUE

De même que les émotions vives, les traumatismes déterminent parfois chez les hystériques, principalement chez les femmes, des poussées fébriles dont la véritable cause nous échappe souvent.

C'est qu'en effet la fièvre hystérique n'a pas de type défini ; on lui a décrit des formes lentes, courtes, continues, intermittentes, rémittentes et, chez un même hystérique, ces diverses formes peuvent se substituer l'une à l'autre.

On peut cependant, avec M. Boulay[1], distinguer deux grandes variétés de fièvre hystérique :

1° Les cas « où la fièvre est le principal sinon l'unique symptôme, où elle évolue sans reproduire l'aspect d'aucun autre état pathologique » ;

2° Les cas où « l'hyperthermie s'accompagne de phénomènes qui simulent de plus ou moins près une affection viscérale ».

La distinction entre les fièvres de cette dernière variété et les fièvres traumatiques aseptiques sera le plus souvent facile. Il n'en est pas de même pour les fièvres hystériques du second groupe. Dans ces cas, le diagnostic se basera :

1° Sur l'étude des antécédents nerveux, héréditaires et personnels ;

2° Sur la marche de la température. Rien de plus capricieux que la marche de la température chez les hystériques. Elle peut

---

1. Boulay, *De la Fièvre hystérique*. (Rev. gén. in Gaz. des Hôp., 27 déc. 1890, n° 118.) — Gilles de la Tourette, *Traité de l'hystérie*. Paris, 1895. — M. Crouzet, *La Fièvre hystérique*. Thèse Paris, 1895.

avoir tous les types : tantôt elle oscille entre 37° et 38°, tantôt elle atteint 39° et même 40°; en général, elle survient brusquement et sa défervescence est rapide. Sa durée n'a rien de fixe : elle peut être de quelques jours ou même de plusieurs années (Debove);

3° Sur l'état du pouls.

Dans la fièvre traumatique aseptique, le pouls varie peu ou, s'il varie, il marche le plus souvent parallèlement à la température.

Dans la fièvre hystérique, au contraire, il est très capricieux;

4° *Sur l'examen des urines* qui, le plus souvent normales dans la fièvre traumatique aseptique[1], présentent, au contraire, chez les hystériques fébricitants, une diminution dans le résidu fixe de l'urée, avec inversion de la formule des phosphates[2].

Ces caractères permettront généralement de poser le diagnostic différentiel qui, quelquefois cependant, reste en suspens. Il est en effet des cas où la fièvre hystérique se traduit, comme la fièvre traumatique, par une hyperthermie légère (38°-38°,5), de courte durée (3-4 jours), et disparaissant brusquement, sans aucun signe fonctionnel concomitant.

II. — FIÈVRE DANS LA CHLOROSE[3]

Elle ne se distingue pas toujours très nettement de la fièvre traumatique aseptique.

---

1. RIEDEL (*Zeitschrift f. Chir.*, Bd. X) a cependant constaté que les fractures simples fébriles s'accompagnent fréquemment de l'apparition dans les urines de cylindres et souvent d'albumine. Au contraire, quand la fièvre manque, les urines restent normales. Ces troubles urinaires seraient dus à l'action du *Fibrin-Ferment* sur les reins.

2. R. VIZIOLI, *Annali di Neurl*, fasc. V et VI, 1891. — G. DE LA TOURETTE, *loc. cit.*

3. A. GILBERT, *Traité de méd.* de Charcot et Bouchard. — ROQUÈS, *loc. cit.*, p. 111-130.

Dans ces deux variétés de fièvres, la température a une marche assez analogue.

Le plus souvent, chez les chlorotiques, le thermomètre oscille entre 37°,8 et 38°,5, avec légère exacerbation vespérale ; quelquefois, cependant, on a signalé un type inverse. Plus rarement se produisent des poussées fébriles de 39° et plus. Cette hyperthermie ne s'accompagne d'ailleurs pas de symptômes généraux ; la qualité et la quantité des urines varient peu ; il y a seulement une légère accélération du pouls.

Le type de la fièvre chlorotique est donc assez inconstant ; mais il est analogue à celui de la fièvre traumatique.

Le diagnostic se basera sur l'état actuel du malade (examen du sang, etc.) et sur la durée de l'hyperthermie. Dans la chlorose, celle-ci est très variable ; mais elle est généralement plus longue que dans la fièvre traumatique ; elle persiste plusieurs jours et même plusieurs mois.

Si l'on songe que, chez les chlorotiques, l'équilibre thermique est très instable[1], qu'il suffit souvent d'un exercice un peu violent, d'une émotion un peu vive, d'un traumatisme léger pour lui donner naissance, on comprendra que parfois le chirurgien puisse hésiter dans son diagnostic, et il hésitera d'autant plus que l'on n'est pas encore fixé sur la fréquence de la fièvre chlorotique (opinions contraires de Mollière et de Hayem).

III. — FIÈVRE DANS LE CANCER[2]

Elle intéresse tout particulièrement le chirurgien. Son existence est actuellement bien établie.

Elle peut n'apparaître qu'à la période de cachexie cancéreuse. Mais alors le diagnostic différentiel avec la fièvre trau-

---

1. BOUCHARD, *Influence de la débilité nerveuse dans la production de la fièvre.* (*Sem. méd.*, 4 avril 1891.)

2. ROUQUÈS, *loc. cit.*, p. 161-169. — Avec Rouquès, nous rangeons la fièvre cancéreuse dans les fièvres par auto-intoxication.

matique aseptique est généralement facile. Il n'en est plus de même quand elle se montre dès le début de l'évolution du néoplasme. Dans ce cas, le diagnostic pourra être impossible si l'hyperthermie est la seule manifestation du cancer. Mais, le plus souvent, l'existence de la tumeur se révélera par des symptômes caractéristiques, dépendant de l'organe envahi.

Dans les deux cas, l'examen des urines pourra rendre de grands services.

IV. — FIÈVRE DANS LA LEUCOCYTHÉMIE

On observe quelquefois de la fièvre dans les deux formes de la diathèse lymphogène, la leucémie et la pseudo-leucémie, et cela « indépendamment de tout travail inflammatoire saisissable ».

C'est une fièvre rémittente ou intermittente, procédant par petits accès. Quelques mois avant la mort, elle devient continue. Le diagnostic de cette fièvre, d'ailleurs très rare, se basera sur l'examen du sang et la forme de la courbe thermique.

Nous pourrions encore signaler la *goutte*, l'*urémie*, le *goître exophtalmique*, la *cirrhose hypertrophique*, qui s'accompagnent parfois d'hyperthermie. Mais l'observation des nombreux symptômes concomitants qui caractérisent chacune de ces maladies permettra toujours de les distinguer de la fièvre traumatique aseptique.

Quant à la *fièvre traumatique nerveuse*, elle pourra être confondue avec la fièvre de l'*hémorrhagie cérébrale*. Nous avons vu précédemment que l'étude de la température pouvait aider au diagnostic.

Enfin, le chirurgien devra se souvenir que les *tumeurs cérébrales*, les *scléroses du névraxe*, la *paralysie générale*, etc., peuvent s'accompagner d'hyperthermie.

Il est enfin une dernière variété de fièvre épitraumatique dont nous voulons parler : c'est la *fièvre des accouchées*.

V. — FIÈVRE DES ACCOUCHÉES[1]

Dans un accouchement normal et dans des suites de couches normales, la température reste physiologique, oscillant de quelques dixièmes autour de 37°.

Cependant, quand le travail a été long et douloureux, on observe parfois, chez les femmes non infectées, chez les primipares principalement, dans les douze heures qui suivent l'accouchement, une hyperthermie de 0°,5 à 0°,8 durant quelques heures.

Outre cette hyperthermie précoce, on peut observer de la fièvre plusieurs jours après l'accouchement. Celle-ci coïncide avec la rétention des membranes ou de débris placentaires, avec la présence de caillots dans la cavité utérine. Mlle Bruyant rapporte dans sa thèse deux observations de fièvre survenue, dans les dix jours après l'accouchement, « chez des femmes absolument saines et non infectées, chez lesquelles on avait pris les plus grandes précautions antiseptiques avant, pendant et après le travail ».

Dans un cas (39°,5), elle se montre le 9° jour ; dans l'autre (38°-38°,8) elle dure de douze à trente-six heures pour disparaître chaque fois quelques heures après l'expulsion des débris placentaires. L'hyperthermie a d'ailleurs été le seul symptôme constaté.

En résumé, les accouchées peuvent présenter une *fièvre précoce* peu élevée et de courte durée et une *fièvre tardive* plus intense et durant autant que la rétention des débris placentaires.

Ces deux fièvres sont-elles aseptiques ? et, si elles le sont, doit-on les considérer comme de véritables fièvres traumatiques ?

La première est certainement de nature aseptique ; car, s'il est vrai que toute accouchée présente souvent du frisson avec des modifications diverses dans le fonctionnement normal de

---

[1]. Mlle Bruyant, *Des principales Causes d'élévation de température chez les accouchées.* Thèse Paris, 1895.

ses différents systèmes, ces signes ne révèlent pas une infection. Le frisson peut se montrer sans fièvre et, quand celle-ci apparaît, l'état général de la femme n'en reste pas moins excellent.

Pour les uns, cette fièvre serait due à l'accumulation passagère dans l'organisme de la chaleur dégagée par le muscle utérin soumis à un travail excessif et par la contraction de la plupart des autres muscles de l'organisme qui concourent à l'expulsion fœtale.

Pour Mlle Bruyant, c'est une véritable *fièvre de surmenage*, due à l'action sur le système nerveux thermogène de produits sécrétés par les fibres musculaires utérines dont les échanges nutritifs sont exagérés. Si les émonctoires fonctionnent bien, la température reste normale; sinon, la fièvre apparaît, causée par la rétention des produits de désassimilation musculaire. Il y a fièvre par auto-intoxication.

Quelle que soit la théorie que l'on adopte, cette fièvre est certainement aseptique.

En est-il de même de la fièvre tardive des accouchées? Les avis sont partagés.

Les uns admettent qu'une antisepsie du vagin et des organes génitaux externes faite très soigneusement chez une femme en bonne santé avant, pendant et après le travail, empêche certainement la pénétration de germes extérieurs dans la cavité utérine. C'est l'opinion de Mlle Bruyant; mais nous lui objecterons que dans les deux observations qu'elle rapporte, l'examen bactériologique des débris placentaires et des caillots restés dans l'utérus n'a pas été pratiqué.

Pour les autres, au contraire, la fièvre tardive des suites de couches doit être bien rarement aseptique, et nous sommes de cet avis.

M. Galippe[1] n'a-t-il point montré que fréquemment des fœ-

____

1. GALIPPE, *Soc. de biol.*, 25 janvier 1896.

tus recueillis dans l'utérus, même avec toutes les précautions
aseptiques voulues, pouvaient renfermer des microbes et qu'il
en était de même des organes fœtaux? Quoi d'étonnant alors
que les débris placentaires en renferment aussi ?

Pour Ahlfeld[1], cette fièvre serait de nature infectieuse. Elle
serait due tantôt à la résorption des toxines sécrétées par les microbes qui habitent normalement les parois du col et du vagin ;
tantôt, mais plus rarement, à une pénétration directe des microbes eux-mêmes dans le sang.

Ainsi donc, la véritable nature de la fièvre tardive des suites
de couches est encore indéterminée.

Si l'on admet qu'elle est quelquefois aseptique, doit-on considérer cette fièvre tardive, ainsi que la fièvre précoce, comme
des fièvres traumatiques ?

Pour cela, il faut admettre que le travail de l'accouchement
est un véritable traumatisme.

Or, qu'est-ce qu'une lésion traumatique, sinon une lésion résultant « d'une violence extérieure ou d'une action physiologique
« exagérée, caractérisée par l'instantanéité de la cause, la pro-
« duction immédiate d'une solution de continuité dans nos tis-
« sus, l'apparition subite des modifications morphologiques ou
« fonctionnelles, le développement très prochain d'une irrita-
« tion au point lésé et la tendance naturelle à la réparation
« spontanée[1]. »

Il nous semble que les lésions utérines provoquées par le travail de l'accouchement répondent à cette définition. Celui-ci
détermine une véritable plaie cavitaire avec hémorrhagie traumatique. « L'accouchée qu'on a su mettre à l'abri de l'infection
n'est en somme qu'une blessée, qu'une opérée avec plaie opératoire aseptique[2]. »

Ajoutons que, grâce à la richesse de la vascularisation san-

<hr>

1. AHLFELD, *Zeitsch f. Geburtsh. und Gynækol.*, vol. XXVII, fasc. 2.
2. VERNEUIL, *Mém. de chir.*, t. IV, p.   . 1886.
3. Mlle BRUYANT, *loc. cit.*, p. 58 et 60.

guine et lymphatique de l'utérus, celui-ci se prête merveilleusement à la résorption du sang extravasé dans sa cavité et des produits résultant de la mortification des éléments anatomiques, qui n'ont pas été éliminés dans le vagin.

« Si le col est obstrué par un caillot, par un débris de mem
« brane ou de placenta, ou s'il se referme un peu trop vite par
« une contraction partielle intempestive ; si en même temps le
« muscle utérin tout entier se contracte, la pression intra-uté
« rine augmente et nous trouvons réalisées toutes les circons
« tances expérimentales dans lesquelles on a produit de la fiè
« vre aseptique[1]. »

En résumé, la fièvre précoce des suites de couches est aseptique mais non traumatique. C'est probablement à la fois une fièvre musculaire et une fièvre de surmenage, et quant à la fièvre tardive, c'est une fièvre traumatique qui peut être quelquefois aseptique.

Ces longs détails sur la fièvre aseptique des accouchées pourront paraître superflus. Mais il était intéressant de savoir si on devait la considérer comme une fièvre traumatique aseptique ou comme une fièvre épitraumatique.

De plus, il peut arriver que, dans les jours qui suivent l'accouchement, une femme subisse une opération chirurgicale ou soit atteinte de traumatisme accidentel. Le clinicien peut donc avoir à poser le diagnostic différentiel entre la fièvre des accouchées et la fièvre traumatique. Sur quels signes se basera-t-il ? Il restera le plus souvent dans le doute ; cependant, si l'évacuation du contenu utérin provoque rapidement une chute de la température, il sera presque en droit de conclure à une fièvre des accouchées.

Quant à dire quelle est l'influence de la *grossesse* sur la marche de la température après un traumatisme aseptique, elle n'est pas connue.

---

1. Mlle Bruyant, *loc. cit.*, p. 68 et 69.

Telles sont les différentes affections fébriles que le chirurgien devra soigneusement distinguer de la fièvre traumatique aseptique.

Une fois le diagnostic établi, devra-t-il instituer un *traitement?*
L'histoire clinique de cette fièvre nous a montré que son *pronostic* était toujours bénin ; elle ne devra donc pas être traitée[1].

« Quoique je ne sois guère partisan des hypothèses, dit M. Ch. Richet[2], je serais tenté de dire que la fièvre est un procédé de défense, autrement dit que cette fièvre est salutaire. »

Cette hypothèse ne pourrait-elle pas s'appliquer aussi à la fièvre traumatique aseptique?

---

1. Quand la fièvre aseptique atteint un degré élevé (39° et plus), le diagnostic avec une fièvre infectieuse, une fièvre de suppuration, pourra être hésitant. On comprend alors que, dans le doute, le chirurgien puisse ou intervenir inutilement ou intervenir trop tard. D'où la nécessité de poser nettement le diagnostic différentiel.

2. Ch. Richet, *Travaux du laboratoire*, t. III, 1895, p. 516. — Article : *Les Fonctions de défense de l'organisme.*

PATHOGÉNIE DE LA FIÈVRE TRAUMATIQUE ASEPTIQUE

Si tous les chirurgiens admettent aujourd'hui l'existence de la fièvre traumatique aseptique, ils sont encore loin de s'entendre sur sa véritable pathogénie.

Bien des théories en ont été données : les unes ne sont que d'ingénieuses hypothèses, les autres sont basées sur des faits expérimentaux bien établis. Nous allons les passer en revue et les discuter.

Elles sont au nombre de cinq :

1° Théorie de la fièvre de septicémie atténuée;

2° Théorie de la fièvre épitraumatique;

3° Théorie de la réaction physiologique locale;

4° Théorie de la fièvre réflexe;

5° Théorie de la résorption de substances pyrétogènes.

I. — THÉORIE DE LA FIÈVRE DE SEPTICÉMIE ATTÉNUÉE

Pour Weber, Bergmann, Verneuil, etc., toute élévation de température résultant directement d'un trauma était une fièvre traumatique septique. Celle-ci était *légère* quand l'hyperthermie était courte et peu élevée, *forte* quand elle était plus intense et plus durable, devenait de la *septicémie* quand elle atteignait 40° pendant plusieurs jours et de la *pyohémie* quand la courbe thermique présentait de grandes oscillations[1].

Pour Verneuil en particulier, toute fièvre résultant directe-

---

1. Verneuil, *Mém. de chir.*, t. IV, 1886, p. 277. — F. Verchère, *De la Fièvre traumatique*. (*Gaz. des Hôp.*, 5 mai 1888.)

ment d'une plaie ouverte, même traitée antiseptiquement, est une fièvre septico-traumatique. C'est une *fièvre d'inoculation* quand elle survient très peu de temps après le traumatisme ; c'est une *fièvre traumatique* proprement dite quand elle apparaît seulement trois ou quatre jours après. Dans les deux cas, il y a résorption par la plaie d'un virus traumatique, qui tantôt provient du milieu extérieur, tantôt est élaboré par les tissus vulnérés et plus ou moins mortifiés, tantôt enfin résulte de la pullulation de microbes existant antérieurement dans le foyer traumatique et récupérant leur vitalité première sous l'influence de l'action mécanique (*microbisme latent*), ou de microbes affluant d'un point éloigné de l'organisme (tube digestif, etc.).

En un mot, Verneuil n'admet pas l'existence de la fièvre traumatique aseptique.

Dans ses *Mémoires de chirurgie*[1], il rapporte l'observation d'une ablation de tumeur ramollie, englobant le nerf sciatique et développée chez un sujet sain et dans des tissus sains. Le lendemain de l'opération, qui fut faite très antiseptiquement, le thermomètre monta brusquement à 39° le matin et à 39°,2 le soir. Les deux jours qui suivirent, la température oscilla entre 37°,2 et 39°,8, puis elle redevint normale.

L'hyperthermie ne s'accompagna d'ailleurs d'aucun autre symptôme. « J'aurais donc eu beau jeu, ajoute Verneuil, pour « admettre ici la fièvre traumatique aseptique de MM. Volk-« mann et Genzmer, *conception commode*, créée surtout pour les « besoins de la médecine opératoire, mais qui ne résout rien, « parce qu'on n'en possède point d'explication satisfaisante. »

Très embarrassé pour expliquer cette fièvre, Verneuil crut successivement : 1° à une *fièvre inflammatoire* provoquée, soit par la déchirure large du tissu conjonctif, soit par une arthrite légère du genou, que rendait probable la douleur exaspérée par la pression sur la face antérieure du genou ; 2° à une *fièvre*

---

1. VERNEUIL, *Mém. de chir.*, t. IV, p. 283-286.

d'inoculation, ainsi qu'en témoigne la brusque ascension du thermomètre le lendemain de l'intervention ; 3° à une *fièvre traumatique ordinaire* à marche un peu insolite ; 4° à une *fièvre épi-traumatique* ayant eu « pour origine l'écho du trauma extérieur » sur un néoplasme secondaire confinant à la moelle épinière et qui se révéla deux mois après par l'apparition d'une paraplégie.

Mais la tumeur extirpée présentait à sa périphérie deux petits noyaux ramollis qui furent ouverts pendant l'opération et dont le contenu renfermait des bactéries. Aussi Verneuil conclut-il à une fièvre d'inoculation sans éliminer cependant l'effet possible sur la température de l'irritation par le traumatisme opératoire du noyau périmédullaire.

Sans rejeter la conclusion de Verneuil, il est certain que la déchirure large du tissu conjonctif, nécessitée par l'énucléation de la tumeur, a provoqué la nécrobiose d'un grand nombre d'éléments anatomiques et une irritation assez vive des extrémités nerveuses, facteurs qui jouent un grand rôle dans la genèse de la fièvre aseptique, ainsi que nous le verrons.

Quant à l'action sur la température de l'irritation à distance du nodule secondaire, elle paraît bien hypothétique. En revanche, la résorption des microbes a pu contribuer à l'ascension thermique ; mais la réunion s'étant faite *per primam*, sans apparition d'aucune inflammation locale, ni d'aucun symptôme fonctionnel, il est probable que les microbes ont eu bien peu d'influence sur la température.

D'ailleurs, la résorption des bactéries ne détermine pas forcément de la fièvre.

C'est ainsi que, l'année dernière, nous avons observé chez un adulte une fracture simple de la diaphyse du tibia qui évolua sans aucune fièvre, et cependant l'ensemencement du sang épanché dans le foyer traumatique démontra l'existence de staphylocoques dorés. La présence de ces microbes était due à une ancienne contusion du tibia, reçue par le blessé dans sa jeunesse.

L'apyrexie constatée tenait sans doute au défaut de virulence des staphylocoques.

Les faits de ce genre sont évidemment rares. Généralement, tout traumatisme intéressant un tissu renfermant déjà des bactéries (*microbisme latent*) détermine soit leur pullulation locale et par suite de l'inflammation ou de la suppuration avec hyperthermie, soit leur diffusion dans l'organisme avec fièvre septicémique ou pyohémique.

Le traumatisme peut produire les mêmes effets en provoquant l'afflux au point lésé de microbes venus d'un point quelconque de l'organisme (infection endogène). Verneuil, Trélat, Steinhal, Kraske, Lannelongue et Achard, Béraud[1], Gangolphe[2], etc., n'ont-ils pas publié quelques rares observations de suppuration dans les fractures fermées chez les convalescents de fièvres graves (fièvre typhoïde, etc.).

De ces faits, nous concluons:

1° La fièvre consécutive aux traumatismes aseptiques, c'est-à-dire ne déterminant pas d'infection exogène, est presque toujours aseptique;

2° Elle est septique quand il y a infection endogène et microbisme latent. Dans ce dernier cas, elle peut être aseptique quand les microbes ne récupèrent aucune virulence.

Ajoutons que, contrairement à la théorie de Verneuil, la fièvre traumatique aseptique est très fréquente, ainsi qu'en témoignent les observations si nombreuses publiées par les chirurgiens, la rareté de l'infection en l'absence de porte d'entrée et, enfin, le contraste si frappant entre les caractères cliniques de cette fièvre et ceux de la fièvre septique.

---

1. Béraud, Thèse de Paris, 1887.

2. Gangolphe, *De la Suppuration dans les fractures simples.* (*Lyon Médical*, avril 1892.)

II. — THÉORIE DE LA FIÈVRE ÉPITRAUMATIQUE

C'est la théorie émise par Maunoury[1] pour expliquer la fièvre dans les traumatismes sans infection.

Nous avons vu ce que Verneuil entend par fièvres épitraumatiques. Ce sont des fièvres qui se surajoutent aux traumatismes, mais n'en dérivent pas : *post hoc, sed non propter hoc.*

Verneuil les divise en :

1° Fièvres inflammatoires ;

2° Fièvres par affection intercurrente ;

3° Fièvres par affection rappelée.

Pour Maunoury, les fièvres inflammatoires sont très fréquentes.

La fièvre consécutive à une fracture simple de l'extrémité inférieure du fémur est pour lui toujours due à une arthrite concomitante du genou ; de même pour la fièvre que Gosselin avait observée fréquemment à la suite de fractures du col du fémur et, d'une façon générale, de même pour toutes les fractures épiphysaires ou articulaires.

Quand une fracture simple, à marche fébrile, ne s'accompagne pas d'arthrite, il y a toujours inflammation au niveau du foyer traumatique.

En résumé, pour Maunoury, la fièvre des fractures simples n'est pas une fièvre traumatique, c'est une *fièvre épitraumatique inflammatoire*[2]. Il en est de même de la fièvre des entorses, des lésions mécaniques interstitielles (contusions avec épanchements sous-cutanés), des plaies accidentelles ou opérations aseptiques, etc.

Dans un précédent chapitre, nous avons distingué les fièvres

---

1. MAUNOURY, *Étude clinique sur la fièvre primitive des blessés.* Thèse Paris, 1877.

2. En supposant toutefois que le blessé ne présente aucune affection intercurrente ou rappelée.

inflammatoires en deux catégories : les fièvres inflammatoires *septiques* et les fièvres inflammatoires *aseptiques*. Les premières ne rentrent pas dans cette étude ; les autres doivent être divisées, selon nous, en deux variétés : 1° les fièvres *primitives*, qui apparaissent dans les premiers jours après le traumatisme, et qui résultent directement de ce dernier ; ce sont de véritables fièvres traumatiques aseptiques ; — 2° les fièvres *secondaires*, ne résultant pas du traumatisme et apparaissant assez longtemps après lui ; ce sont des fièvres épitraumatiques aseptiques.

Telle la fièvre résultant d'une irritation par un bandage, un topique, etc.

On nous objectera que la fièvre inflammatoire primitive n'est pas une fièvre traumatique, mais une fièvre épitraumatique aseptique, car tout traumatisme aseptique ne détermine pas d'inflammation, celle-ci étant en réalité une véritable complication des lésions mécaniques.

Nous répondrons que si les traumatismes aseptiques déterminent rarement des phénomènes inflammatoires locaux très marqués, il en est peu qui ne déterminent pas un certain degré de congestion avec exsudation et diapédèse. Or, qu'est-ce que cette congestion sinon le premier stade d'une inflammation souvent assez faible pour échapper au clinicien ?

Tous les traumatismes provoquent des extravasations sanguines, des dystrophies élémentaires primitives, de la nécrobiose cellulaire, etc. Autant de causes d'irritation pour nos tissus, irritation qui appelle bien souvent la congestion et l'inflammation.

Sans doute l'inflammation est presque toujours d'origine microbienne, mais elle peut être amicrobienne.

Injectez, par exemple, sous la peau d'un cobaye un quart de centimètre cube d'une solution aux 2/100 de nitrate d'argent et vous obtiendrez une inflammation avec exsudation séro-fibrineuse aseptique ; un centimètre cube d'une solution aux 5/100 de même sel vous donnerait chez le chien une suppuration aseptique.

Injectez à un animal quelconque une solution physiologique de NaCl, elle se résorbera sans inflammation appréciable; mais injectez une solution au sixième et vous aurez de l'œdème inflammatoire (Janowsky).

Faites la même expérience avec une solution chlorurée tenant en suspension des particules solides (farine de froment, poudre de charbon, etc.) et vous déterminerez de la diapédèse avec phagocytose.

L'introduction, sous la peau d'un animal, d'un corps étranger aseptique de volume limité ne produira jamais d'inflammation suppurée ni de gangrène de la peau, mais de la congestion et de l'œdème.

En résumé, les irritants mécaniques ou chimiques déterminent presque toujours de la congestion et de l'inflammation.

Il en est de même des traumatismes qui sont des irritants à la fois mécaniques et chimiques.

En effet, les épanchements qu'ils provoquent dans nos tissus les compriment et les ischémient; d'où des troubles variables dans la vitalité des éléments anatomiques, dont quelques-uns sont frappés de gangrène aseptique; d'où élaboration de produits anormaux de sécrétion ou de nécrobiose cellulaire, produits qui peuvent irriter *chimiquement* nos tissus, être doués, comme beaucoup de toxines microbiennes, de propriétés vaso-dilatatrices, d'où par suite congestion et inflammation locales.

Mais il est vrai de dire que toutes les lésions traumatiques ne déterminent pas la même réaction. Les unes évoluent silencieusement, les autres provoquent une vive inflammation. A quoi tiennent ces différences? Elles relèvent certainement de plusieurs causes.

D'abord, toutes choses égales, plus la résorption des liquides extravasés sera rapide, moins l'irritation de nos tissus sera violente et prolongée.

D'autre part, cette irritation dépend du degré de résistance de nos tissus, et cette résistance dépend elle-même de l'état général de l'individu, de la violence du traumatisme, de la nature du tissu, de ses altérations pathologiques antérieures, etc.

Enfin, si la composition chimique, si la toxicité, si le pouvoir bactéricide du sérum sanguin varient dans de grandes limites, sous des influences diverses, il est fort probable qu'il en est de même de ses propriétés chimiotaxiques, de son action irritative ou nécrobiosante sur les éléments anatomiques, en un mot de son pouvoir « phlogogène ».

Toutes ces raisons nous expliquent pourquoi certains épanchements sanguins traumatiques sous-cutanés ou intra-péritonéaux se résorbent sans déterminer d'inflammation locale appréciable, tandis que d'autres provoquent une vive réaction.

Dans les deux cas, il peut y avoir hyperthermie, mais le degré de cette hyperthermie ne dépend pas toujours de l'intensité de la réaction locale, un hématome qui se résorbe rapidement et silencieusement pouvant donner une fièvre plus élevée qu'un hématome s'accompagnant d'inflammation.

Devra-t-on dire que, dans le premier cas, il y a fièvre traumatique aseptique et, dans le second, fièvre épitraumatique inflammatoire aseptique ?

Nous n'admettons pas cette distinction, car l'inflammation est l'effet direct et presque constant de tout traumatisme. L'inflammation varie seulement dans son intensité, tantôt passant inaperçue, tantôt se révélant par des symptômes accusés, voilà toute la différence. Elle ne constitue pas une réaction spécifique des tissus à des excitants spécifiques, mais un symptôme dépendant de la grandeur de l'excitation, excitation qui dépend elle-même de la nature de l'agent mécanique, du siège et de la gravité des lésions, de la résistance de l'organisme, de la composition des épanchements traumatiques, de leurs propriétés physiologiques et physico-chimiques.

Si l'on distinguait la fièvre traumatique aseptique de la fièvre inflammatoire, il faudrait alors distinguer aussi la fièvre inflammatoire aseptique de la fièvre de suppuration aseptique.

Sans doute, les traumatismes ne déterminent jamais de suppuration aseptique, parce que leur action irritative est trop faible ; mais il n'en est pas de même de certaines substances chimiques (nitrate d'argent, etc.), dont l'injection sous-cutanée provoque tantôt de simples inflammations, tantôt des abcès à pus stérile. Or, on ne peut dire toujours quand s'arrête l'inflammation et quand commence la suppuration.

D'ailleurs, au point de vue étiologique, les deux processus sont identiques ; la grandeur de l'excitation est le seul caractère distinctif.

Aussi appellerons-nous simplement *fièvre aseptique* celle qui résulte de l'injection d'une substance telle que le nitrate d'argent, l'essence de térébenthine, etc., appellation qui ne préjuge rien de la grandeur de l'excitation et par suite de l'effet produit par cette substance.

Voilà pourquoi nous considérons la fièvre primitive inflammatoire comme une véritable fièvre traumatique aseptique.

Quant à la fièvre secondaire, nous la rangeons parmi les fièvres épitraumatiques.

Mais si, pour Verneuil, la fièvre aseptique de Volkmann est bien souvent une fièvre inflammatoire, elle est fréquemment aussi confondue avec une fièvre intercurrente ou rappelée. Le fait est indéniable, mais il existe de très nombreuses observations de fièvre traumatique aseptique dans lesquelles on n'a pu trouver aucune cause autre que le traumatisme pour expliquer l'hyperthermie.

III. — THÉORIE DE LA RÉACTION PHYSIOLOGIQUE LOCALE

Pour Famechon (1876) et Demisch (1885), qui ont étudié seulement la fièvre des fractures simples, l'élévation de la température est une fièvre « congestive et inflammatoire » due à l'exagération des phénomènes nutritifs locaux et, par suite, à l'accroissement du travail physiologique de réparation nécessité par la formation du cal.

Cette théorie est basée sur ce fait clinique, signalé par Demisch, que la consolidation des fractures fébriles est plus rapide que celle des fractures apyrétiques.

On peut faire à cette théorie les objections suivantes :

1° L'observation de Demisch n'a pas été vérifiée par les chirurgiens qui, depuis, se sont occupés de la question.

Daniel Mollière[1] n'a trouvé aucun rapport entre l'intensité et la durée de la fièvre et la rapidité de la consolidation.

De même, M. Broca[2], étudiant la fièvre des fractures chez l'enfant, n'a pas constaté de « relation entre l'existence de la « fièvre aseptique d'une part et, d'autre part, la rapidité de la « guérison et le volume du cal.

2° « Cette explication, qui s'applique aux fractures, n'est plus « aussi bien de mise quand il s'agit de lésions d'un autre genre, « par exemple d'épanchements intra-articulaires séreux ou hé- « morrhagiques, ou encore de gangrène par oblitération vas- « culaire.

3° « Si l'hyperthermie était bien due à l'accroissement du « travail physiologique nécessité par la formation du cal, elle « devrait durer jusqu'à la consolidation de la fracture, jusqu'à « la cessation de l'accroissement du cal. Or, il n'en est rien. « Tous les observateurs sont d'accord pour dire que la fièvre « aseptique ne dure que quelques jours au début du trauma- « tisme ; exceptionnels sont les cas où elle se prolonge, par « exemple dans les cas de fracture, jusqu'à la consolidation « complète[3]. »

4° Elle ne repose sur aucune preuve expérimentale.

Cependant, faut-il rejeter complètement la théorie de Famechon ?

---

1. Daniel Mollière, *Clinique chirurgicale*, p. 343.
2. Broca et Lacoin, *Mercredi médical*, 30 janv. 1895.
3. Idem, *Gaz. hebd. de méd. et de chir.*, 9 mars 1895.

Différents expérimentateurs, Hunter (1827), Becquerel et Breschet (1835), J. Simons et E. Montgomery, Zimmermann (1862), O. Weber, Billroth et Hufschmidt, etc.[1], ont en effet démontré que, dans tout foyer inflammatoire (plaie ouverte ou fermée), il y a excès de production de chaleur et que cette augmentation de la température locale est presque toujours inférieure, quelquefois égale, rarement supérieure à la température générale.

Plus récemment, M. Ansonneau[2] a constaté que la température du pus d'un abcès était supérieure à celle des tissus voisins de l'abcès et même parfois à la température rectale (cheval, lapin), qu'en un mot, dans une région enflammée, il y a bien excès de production de chaleur. En revanche, il a démontré que cet excès n'a aucune influence sur l'élévation thermique générale et qu'il en est de même de sa suppression, « du moins lorsque la région malade n'est pas très étendue ».

Ainsi donc, d'une façon générale, la production de chaleur locale due à l'inflammation n'a pas d'influence notable sur la température de l'organisme, à moins peut-être cependant que le territoire enflammé n'ait une grande étendue.

Mais une lésion mécanique ne détermine pas seulement de l'inflammation, elle s'accompagne toujours d'extravasation sanguine plus ou moins considérable. Or, bien souvent ce sang se coagule et il y a lieu de se demander si cette *coagulation* ne dégage pas une quantité de chaleur suffisante pour impressionner la température générale.

Les auteurs ne s'entendent pas sur cette question.

Les uns, comme Valentin (1844), Schiffer (1868), Lépine (1870), Frédéricq (1877), ont constaté une élévation de température pendant la coagulation, mais leurs procédés de recherches n'étaient pas rigoureux.

---

1. E. Lhomme, Thèse. Strasbourg, 1861.
2. Ansonneau, Thèse. Toulouse, 1895, p. 55-59.

— 176 —

Les autres, comme MM. F. Joly et C. Sigalas[1], soutiennent
l'opinion contraire.

Nous avons repris la question en employant identiquement
la même méthode que ces derniers physiologistes.

Cette méthode est basée sur les deux principes suivants dé-
montrés par M. Arthus[2] :

1° Du sang additionné d'un oxalate neutre de soude (moins
de 0,1 p. 100 d'oxalate) est rendu incoagulable spontanément ;

2° Le sang oxalaté est coagulé par addition d'un composé
calcique.

Nous avons fait la saignée à la jugulaire d'un chien : le sang
est recueilli dans des tubes en verre renfermant la proportion
convenable d'oxalate. Chaque vase contient alors 10 centimètres cubes de sang décalcifié. Nous préparons d'autre part une
solution de chlorure de calcium à 1 p. 100 ; quand celle-ci a
pris la même température que le sang oxalaté, nous en ver-
sons 1 centimètre cube dans chaque tube. La température du
mélange est alors soigneusement observée avec un thermomètre
au 1/10°. Au bout de 6-8 minutes, la température ambiante
étant d'environ 20°, on obtient une coagulation totale et massive.

Nous avons fait trois fois l'expérience sur le sang de chien
en observant constamment le thermomètre pendant un quart
d'heure : il ne s'est produit aucune variation de température.

Deux autres expériences, pratiquées chaque fois sur 40 centimètres cubes de sang pris à la jugulaire d'un cheval, nous
ont donné le même résultat.

Nous avons d'autre part étudié la marche de la température
rectale d'un chien auquel nous avons injecté, sous la peau de
la région dorsale, 30 centimètres cubes du sang oxalaté provenant du même animal.

Huit jours après, le sang étant complètement résorbé, nous

1. F. JOLY et C. SIGALAS, *Sur la chaleur développée par la congulation.* (*Soc.
Biol.*, séance du 9 déc. 1893, p. 993.)

2. M. ARTHUS, *Recherches sur la coagulation du sang.* (Thèse sc. nat., 1890.)

avons injecté sous la peau du dos du même chien, dans une région symétrique de la précédente, 30 centimètres cubes de sang oxalaté renfermant 3 centimètres cubes de chlorure de calcium à 1 p. 100.

Dans les deux expériences, la température, notée de minute en minute pendant le premier quart d'heure, puis de quart d'heure en quart d'heure (3 fois) et enfin d'heure en heure (4 fois), nous a donné des résultats très sensiblement identiques (légère hyperthermie de 0°,4-0°,5).

De ces faits, nous concluons donc que ni l'inflammation, ni la coagulation des épanchements sanguins traumatiques ne développent une quantité de chaleur suffisante pour modifier la température générale de l'organisme et que, par suite, la théorie de Famechon, ne reposant sur aucune base scientifique, doit être rejetée.

IV. — THÉORIE DE LA FIÈVRE RÉFLEXE

Pendant longtemps, beaucoup de médecins considérèrent la fièvre en général comme un phénomène de nature réflexe (Hoffmann, Stahl, Cullen), opinion adoptée par Lobstein, Claude Bernard et Lereboullet. Elle régna depuis J. Hunter, qui en fait un phénomène sympathique, jusqu'à Lister, pour qui elle est due à une irritation des nerfs de la plaie par les produits septiques.

Il ne faut donc pas s'étonner que, dans ces dernières années, quelques chirurgiens aient encore attribué la même pathogénie à la fièvre traumatique aseptique.

C'est ainsi qu'elle est défendue par L. Championnière [1] (1872), Bowlby [2] et Terrier [3].

---

1. LUCAS-CHAMPIONNIÈRE, *De la Fièvre traumatique*. Th. agr. chir. 1872.

2. BOWLBY, *A note on the cause of pyrexia in cases of simple fracture.* (*Saint-Bartholomew Hosp. Rep.*, Londres, t. XX, p. 211.)

3. TERRIER, *Éléments de pathol. gén. chir.*, 1885, p. 130.

M. Terrier s'exprime ainsi au sujet de la nature de la fièvre consécutive aux fractures simples, aux cautérisations de la peau et des muqueuses avec formation d'eschares sans suppuration : « Dans ce cas, avec Just Lucas-Championnière, nous pensons « que la fièvre traumatique résulte de phénomènes essentielle-« ment nerveux, qu'elle tient à l'excitation de centres nerveux « encore mal déterminés, siégeant soit en un point nettement « délimité, soit, comme le veut le professeur Vulpian, échelon-« nés sur toute la longueur de la moelle [1]. »

Cette théorie est basée sur un certain nombre de faits cliniques et expérimentaux que nous allons énumérer.

A) Faits cliniques.

Dans son *Traité de pathologie générale* (1857), Monneret signale l'hyperthermie continue ou rémittente qu'engendre parfois la douleur causée par les névralgies.

De même pour Hirtz (1870), la douleur aiguë et paroxystique de la colique hépatique suffirait, dans certains cas, à provoquer la fièvre.

De plus, tous les chirurgiens ont observé les ascensions thermiques, si promptes à apparaître et à disparaître, que détermine le cathétérisme de l'urèthre rétréci sans aucune lésion du canal.

Enfin les partisans de la théorie nerveuse citent encore à l'appui de leur thèse l'évolution et la nature toutes particulières de la fièvre de quelques maladies nerveuses avec ou sans lésions matérielles des centres encéphaliques ou médullaires : lésions traumatiques de l'axe cérébro-spinal, apoplexie cérébrale, tumeur ou sclérose des centres nerveux, hystérie, épilepsie, etc.

---

1. *Id.*, p. 438.

DISCUSSION.

Tous ces faits doivent être distingués, selon nous, en deux catégories : dans la première, la modification nerveuse, dynamique ou matérielle, intéresse primitivement et directement les centres nerveux, exemple : les lésions traumatiques de l'axe cérébro-spinal ; dans la seconde, les centres nerveux ne sont intéressés qu'indirectement et par un mécanisme variable, exemple : cathétérisme de l'urèthre ; compression des extrémités nerveuses périphériques par un épanchement sanguin traumatique, etc.

Quelle est la nature de la fièvre consécutive à ces deux groupes de troubles nerveux ?

1° *Lésions traumatiques de l'axe cérébro-spinal.*

Nous avons vu que l'hyperthermie était une conséquence fréquente de ces lésions et qu'elle ne se montrait pas seulement dans la période pré-agonique, mais encore très souvent dans les premières heures après le trauma. L'hyperthermie est d'ailleurs rarement un symptôme isolé ; il y a généralement accélération du pouls et de la respiration, des troubles moteurs et sensitifs, des modifications profondes dans l'état général.

Aussi faut-il se demander, avec M. Guyon [1], si l'infection ou l'intoxication ne jouent pas un rôle dans la genèse de cette hyperthermie.

Beaucoup d'auteurs pensent en effet que la fièvre consécutive aux lésions traumatiques cérébro-spinales est une fièvre infectieuse. Assurément la méningo-encéphalite et la méningo-myélite sont des complications fréquentes de ces lésions, mais elles sont loin d'être constantes.

Dans sa thèse, M. Guyon rapporte en effet plusieurs observa-

---

1. J. F. Guyon, *loc. cit.* Thèse. Paris, 1893, p. 68-72.

tions de traumatismes cérébraux dans lesquelles l'examen né-croscopique démontra l'absence de toute inflammation du cerveau et des méninges. Dans deux cas de traumatismes médullaires, l'examen histologique lui prouva également le peu d'intensité de la réaction inflammatoire locale.

Mais, ajoute M. Guyon : « Le défaut de réaction inflammatoire n'exclut cependant pas la possibilité de l'infection. De même que l'inflammation ne semble pas toujours être de nature infectieuse, de même l'infection peut se propager sans provoquer d'inflammation locale... L'absence de méningo-encéphalite n'implique donc pas strictement l'absence de septicémie. Mais nous savons que l'infection est rare à la suite de lésions viscérales, pulmonaires ou gastriques, bien que le poumon et l'estomac soient directement en rapport avec les germes infectants. Peut-elle être plus fréquente à la suite d'une lésion cérébrale récente, alors surtout qu'il n'y a pas communication avec le milieu extérieur? L'hypothèse paraît peu vraisemblable. »

Si donc, dans bien des cas de traumatismes de l'axe cérébro-spinal, l'hyperthermie ne peut pas être attribuée à l'infection, est-elle davantage due à une intoxication?

Cette intoxication peut avoir deux origines :

1° Elle peut être due à la résorption, par la plaie cérébrale ou médullaire, du sang extravasé.

Pour vérifier le fait, M. Guyon a recueilli aseptiquement le sang et la sérosité de deux foyers hémorrhagiques récents et les a inoculés dans les veines de deux lapins. L'ensemencement de ces liquides resta d'ailleurs stérile. L'injection n'eut aucune influence sur la température.

On peut objecter que le sang inoculé aux lapins a été recueilli seulement vingt-quatre heures après la mort et que les altérations du sang extravasé ont pu modifier son pouvoir pyrétogène.

De plus, ces expériences sont trop peu nombreuses pour permettre de tirer une conclusion ferme.

Il est d'ailleurs vraisemblable que la résorption du sang extravasé peut ici, comme à la suite des fractures simples, des contusions des parties molles, etc., donner lieu à une élévation de la température.

Mais on sait que cette fièvre de résorption n'atteint jamais un degré aussi élevé que la fièvre des traumatismes nerveux et qu'elle a un début plus lent.

2° L'intoxication peut résulter encore des troubles profonds que les traumatismes des centres nerveux, de même que les lésions spontanées de ces centres, peuvent apporter dans le fonctionnement de nos organes. En modifiant la nature de leurs sécrétions, en les empêchant d'éliminer, de transformer ou de détruire nos produits de déchets, ils peuvent créer une véritable auto-intoxication et engendrer une fièvre toxique. Mais dans ce cas encore, cette fièvre ne surviendrait pas aussi vite que la fièvre nerveuse.

Les lésions viscérales consécutives aux traumatismes des centres nerveux ne sont cependant pas négligeables.

Bien avant l'apparition des troubles trophiques (eschares, etc.), on observe fréquemment, très peu de temps après le choc vulnérant, des altérations vasculaires, de la congestion ou des hémorrhagies dans le poumon, le foie, les reins, la rate, la muqueuse gastrique, etc. Ces complications viscérales ont-elles un effet direct sur la température [1]?

C'est peu probable. « Elles se rencontrent en effet, chez d'autres malades, aussi accentuées et quelquefois davantage, sans donner lieu à aucune réaction thermique. Les hémorrhagies pulmonaires ou cardiaques, les gastrorrhagies dues aux ulcères ou aux cancers de l'estomac, les épanchements sanguins du foie ou du rein, consécutifs à certains traumatismes, ne sont pas accompagnés d'élévation de température. *Lorsque la fièvre se produit, elle est toujours tardive et résulte alors d'une inflam-*

---

1. Nar, Thèse. Paris, 1877.

mation secondaire déterminée accidentellement, après un temps variable, autour de la lésion primitive. Celle-ci n'est donc pas par elle-même la cause des phénomènes fébriles qui, s'ils se montrent, s'expliquent toujours par une complication surajoutée[1]. »

Cette conclusion de M. Guyon est vraie dans la grande majorité des cas. Cependant, certains traumatismes viscéraux, tels que les contusions du rein, peuvent engendrer une hyperthermie assez précoce. Dans ce cas, on peut avoir affaire à une véritable fièvre traumatique aseptique, due à la résorption de l'épanchement sanguin, séro-sanguin ou uro-hématique[2]. Mais alors la fièvre, pour être précoce, n'a cependant pas un début aussi brusque qu'à la suite des traumatismes du névraxe. De plus, la symptomatologie n'est pas la même dans les deux cas.

De cette discussion, nous concluons que *l'hyperthermie précoce, consécutive aux lésions traumatiques de l'axe cérébro-spinal n'est due ni à l'infection ni à l'intoxication et qu'elle a son origine dans la modification nerveuse créée par le trauma.*

Cette conclusion est basée surtout sur ce fait qu'une lésion nerveuse est seule capable de déterminer une hyperthermie à début aussi brusque et d'un degré aussi élevé que celle que l'on observe si fréquemment à la suite des traumatismes des centres nerveux.

Avant de se manifester, la fièvre d'infection, de même que la fièvre d'intoxication, sont en effet précédées d'une période d'incubation toujours plus ou moins longue.

2° Lésions traumatiques n'intéressant pas directement l'axe cérébro-spinal.

Supposons maintenant que le traumatisme, au lieu d'avoir son point d'application sur les centres nerveux eux-mêmes, atteigne une région périphérique.

1. J. F. Guyon, *loc. cit.*, p. 61.
2. Terrier, *Ann. gén. urin.*

Supposons, par exemple, une contusion des parties molles : dans ce cas, les extrémités nerveuses périphériques peuvent être ou sectionnées ou contusionnées par l'agent vulnérant, ou enfin comprimées et irritées par l'épanchement traumatique. *Ces lésions matérielles ou cette irritation des nerfs périphériques peuvent-elles par voie réflexe impressionner les centres régulateurs de la thermogénèse ?*

Nous avons vu plus haut que, d'après certains auteurs, la *douleur* causée par les névralgies, la colique hépatique, etc., pouvait à elle seule engendrer l'hyperthermie.

Ces faits sont discutables. Ne savons-nous pas en effet que les névralgies faciales, les crises fulgurantes de tabès restent apyrétiques[1] ?

De plus si, dans quelques cas, en pleine crise douloureuse de colique hépatique et durant quelques heures ou même plus, on voit survenir un violent accès fébrile avec grand frisson et température de 40 degrés, est-on en droit d'attribuer à la douleur la production de cette *fièvre hépatalgique* (Charcot). Sans doute, comme le dit M. A. Chauffart[2], « elle n'implique nullement l'idée de complication angiocholitique, et cependant on ne peut se défendre de penser qu'elle est du même ordre et relève probablement d'un certain degré de résorption virulente transitoire par les voies biliaires, de même que la fièvre urineuse et le simple accès unique qui succède à un cathétérisme septique sont de même nature et ne diffèrent que par l'infection définitive et constituée ou passagère seulement des voies biliaires ».

Cliniquement, il est donc loin d'être démontré que la douleur puisse engendrer des élévations de température. En est-il de même de l'irritation des nerfs périphériques causée, par exemple, par le *cathétérisme de l'urèthre ?* Nous savons en effet que quelques chirurgiens considèrent l'accès fébrile aigu qui suc-

---

1. Broca, *Gaz. hebd. de méd. et de chir.*, 9 mars 1895.

2. A. Chauffart, *De la Lithiase biliaire. (Traité de méd.* de Charcot et Bouchard, t. III. 1892, p. 722.)

cède parfois à ce cathétérisme comme le résultat d'une action réflexe exercée par le traumatisme de l'urèthre sur l'appareil rénal.

Ce réflexe vaso-moteur déterminerait une vive congestion du rein et, par suite, des troubles profonds et immédiats dans ses fonctions normales d'excrétion, d'où une véritable intoxication avec fièvre urineuse. C'est la *théorie rénale* de la fièvre urineuse.

Pour d'autres chirurgiens, cette fièvre serait due à l'absorption directe du liquide urinaire par la plaie vésicale ou uréthrale.

Dans un remarquable article où il discute ces deux théories, M. J. C. Guyon[1] se montre éclectique.

Pour lui, l'accès aigu de fièvre urineuse peut se présenter sous deux formes :

La première est caractérisée par une évolution franche et rapide de l'accès qui est généralement unique et se termine par la guérison complète.

Dans la seconde, les accès se succèdent à intervalles irréguliers, souvent sans cause connue, s'accompagnant de complications graves et nombreuses et se terminant souvent par la mort ou par un retour tardif à la guérison.

Pour M. Guyon, les accès de la première variété, ceux, par exemple, qui succèdent à une séance de cathétérisme, à une uréthrotomie, à une lithotritie, à l'engagement d'un fragment de calcul dans l'urèthre, etc., sont des « *accès de source chirurgicale* ». Ils sont dus à une intoxication par absorption directe du liquide urinaire soit par la plaie vésicale, soit par la plaie uréthrale.

Quant aux accès de la seconde variété, consécutifs aux mêmes traumatismes, leur prolongation, leur répétition *sans provocation nouvelle* « doivent nécessairement correspondre à des lésions ».

---

1. J. C. GUYON, *Leçons cliniques sur les maladies des voies urinaires*. Paris, 1885, p. 510-565.

C'est alors le rein qui est lésé (néphrite interstitielle suppurée), et c'est sa lésion qui produit l'accès. La fièvre a une origine rénale.

Que faut-il penser de ces différentes opinions?

Laissons de côté la seconde forme de l'accès aigu de fièvre urineuse qui ne nous intéresse pas.

Quant aux accès francs, il faut distinguer les cas où il n'y a ni plaie vésicale, ni plaie uréthrale, de ceux où il y a plaie.

Avec M. Guyon nous admettons bien que l'absorption d'urine par la plaie puisse, dans une certaine mesure, intervenir dans la production de la fièvre.

Si la plaie est large, s'il existe un obstacle quelconque à l'écoulement de l'urine (sonde à demeure trop volumineuse), il peut arriver comme le dit Maisonneuve que « le malade pisse dans ses veines », et l'on conçoit que l'absorption d'urine ou sa pénétration par effraction dans les tissus puissent provoquer un accès.

Mais si la plaie est petite, si après le cathétérisme le chirurgien a eu soin de placer une sonde à demeure de petit calibre pour éviter l'infiltration d'urine, si de plus celle-ci n'est pas hypertoxique, comment expliquer qu'une intoxication par absorption directe d'une quantité très minime d'urine puisse provoquer rapidement un si violent accès fébrile (40°-41°). Sans doute dans ces conditions les accès sont rares, mais ils peuvent survenir et bien des chirurgiens les ont observés.

Il est vrai que, pour M. Guyon, si un cathétérisme évacuateur ou explorateur, même irréprochable, peut déterminer un accès franc celui-ci ne reste pas unique; il est suivi d'autres et l'on voit « s'établir le second type de la forme aiguë », avec lésion rénale antérieure.

Cependant, bien des chirurgiens ont vu survenir, après un cathétérisme pratiqué avec la plus grande douceur, sans écoulement sanguin consécutif, un accès franc et unique de fièvre urineuse et cela sans qu'il fût possible, cliniquement du moins, de diagnostiquer une lésion rénale. Quelle est alors la cause de cette poussée fébrile ?

Nous croyons volontiers que le passage du cathéter détermine un réflexe dû à l'irritation du canal de l'urèthre. Mais quel est l'effet de ce réflexe ?

Pour les partisans de la théorie rénale, ce réflexe provoque une congestion du rein et cette congestion engendre la fièvre.

Pour Horsley, il produit une excitation des centres thermogènes médullaires ou cérébraux.

Nous ne nous risquerons pas à discuter la valeur de ces deux hypothèses. Disons seulement que la théorie de la congestion réflexe suppose une lésion rénale antérieure, si minime soit-elle ; or cette constance de la lésion n'est rien moins que démontrée. Et d'ailleurs l'intoxication consécutive à cette congestion peut-elle expliquer la brusque apparition et la cessation rapide de certains accès cathétériens, sans lésion du canal ? Nous ne le pensons pas. Aussi serions-nous tenté d'adopter la théorie d'Horsley et de considérer avec lui l'accès franc unique, qui succède aux cathétérismes de l'urèthre *sans plaie de la muqueuse*, comme une fièvre nerveuse et non comme une fièvre toxique.

Nous venons d'énumérer et de discuter quelques-uns des faits cliniques sur lesquels est basée la théorie nerveuse de la fièvre traumatique.

Nous avons vu qu'aucun d'eux ne prouve nettement l'origine nerveuse de la fièvre consécutive aux traumatismes n'intéressant pas les centres nerveux.

Quant à la fièvre consécutive aux traumatismes de l'axe cérébro-spinal, elle semble bien être une fièvre traumatique nerveuse, ainsi que nous le verrons plus loin.

Et maintenant passons en revue les faits expérimentaux donnés à l'appui de la théorie nerveuse.

B) **Faits expérimentaux.**

*1° Influence des excitations des nerfs sensitifs sur la tempé-
rature générale* [1].

Les résultats obtenus par les physiologistes sont contradictoires. Les uns (Mantegazza[2], Körner[3] et Heidenhain[4], etc.)
ont observé de l'hypothermie, parfois notable ; les autres (Wood,
Jacobson et Neumann, Mosso[5], etc.), de l'hyperthermie. Quelques-uns, comme Riegel[6], sont arrivés à des résultats incons-
tants.

U. Mosso en particulier, expérimentant sur les grenouilles,
les lapins, les chiens et sur l'homme, a toujours obtenu une
augmentation rapide et constante de la température rectale,
élévation toujours suivie d'ailleurs d'hypothermie. De plus, il a
trouvé que la douleur ne suffit pas à elle seule à produire une
diminution de la température, puisque, chez les animaux déjà
fébricitants, elle ne produit pas d'hypothermie.

Plus récemment, M. Ansonneau[7] (1895) a repris la question.
L'irritation nerveuse était provoquée chez le lapin soit par
écrasement du nerf sciatique, soit par application sur tout un
membre de teinture d'iode, de moutarde Rigollot, de pointes

---

1. Voir Du Castel, *Effets des excitations cutanées sur la circulation et la
calorification*. Th. agrég. Paris, 1878.

2. Mantegazza, *Della azione del dolore sulla calorificazione et sui moti del
cuore*. 1866.

3. Körner, *Beiträge zur Temperaturtopographie des Thierkörpers*. Breslau,
1871.

4. Heidenhain, *Pflüger's Archiv.*, 1870, p. 501-563 ; 1871-1872, p. 77-111.

5. U. Mosso, *Influence du système nerveux sur la température animale.*
(*Archiv. ital. de Biol.*, t. VII, 1886.)

6. Fr. Riegel, *Pflüger's Archiv*, 1871, p. 350-435 ; 1871-1872, p. 401-451. —
Vulpian, *Leçons sur l'appareil vaso-moteur.* Paris, 1875, t. II, p. 250 et suiv.

7. Ansonneau, *loc. cit.*, 1895.

de feu, de sulfate de cuivre, avec incisions cutanées multiples et aseptiques. Il arrive à cette conclusion que « l'irritation simple des extrémités et des troncs nerveux sensitifs chez le lapin n'a pas d'influence bien sensible sur la température générale ».

De notre côté, nous avons constaté que le *massage* des fractures simples, pratiqué chaque jour pendant vingt minutes, donnait fréquemment lieu à une élévation de température légère (0°,5 à 1°), mais de *courte durée*. L'hyperthermie s'accompagne assez souvent d'une diminution dans le nombre des pulsations (8 en moyenne).

En résumé, les excitations des nerfs sensitifs ont un effet variable sur la température générale. Quand il y a hyperthermie, elle est toujours éphémère et rapidement suivie d'hypothermie.

2° Action du système nerveux sur la fièvre traumatique.

En 1877, Claude Bernard fait la fameuse expérience suivante : il enfonce un clou dans le sabot d'un cheval ; la fièvre s'allume. Si les nerfs centripètes qui partent du point lésé ont été préalablement sectionnés, la fièvre n'éclate pas.

« Malheureusement, dit M. Bouchard[1], l'expérience est « inexacte. Si le clou, en rendant possible une infection, pro- « voque une lésion locale, la fièvre se produit, même si les nerfs « sont sectionnés. Si l'on empêche l'infection locale, le clou ne « provoque pas la fièvre, même quand les nerfs ne sont pas sec- « tionnés. »

Plus tard, Breuer et Chrobak[2] (1867) reprennent la question. Ils sectionnent chez des chiens les nerfs (ischiatique, obturateur et crural) d'un des membres inférieurs, ainsi que l'artère crurale pour couper les filets vaso-moteurs de ce vaisseau.

---

1. BOUCHARD, *Les Doctrines de la fièvre.* (*Sem. méd.*, 1893, p. 177.)

2. BREUER et CHROBAK, *Zur Lehre von Wundfieber* in *Med. Jahrb.* Wien, 1867, Bd. XIV.

Au bout de quatre à huit semaines, la plaie étant guérie, mais aucune lésion trophique ne s'étant encore produite dans le membre paralysé, ils ouvrent les articulations du pied et y injectent des substances irritantes. Des expériences comparatives sont faites simultanément sur des chiens non mutilés et sur des chiens paralysés. Ils obtiennent dans les deux cas des élévations de température identiques (1°-1°,5).

Ils en concluent que non seulement la fièvre traumatique est indépendante du système nerveux périphérique, mais encore que l'irritation nerveuse semble plutôt la modérer.

Mais il y a lieu de se demander, avec M. Terrier[1], « si, malgré « la section artérielle qui intéresse aussi les vaso-moteurs du « vaisseau, toute communication nerveuse avec les centres était « bien interrompue ».

De plus, les expériences de Breuer et Chrobak n'ont très probablement pas été faites aseptiquement.

Enfin elles ont été pratiquées sur des tissus malades.

En effet, ces auteurs opérèrent sur des membres dont les nerfs étaient sectionnés, les muscles paralysés depuis six semaines ou deux mois, c'est-à-dire sur des tissus dont les éléments anatomiques étaient profondément atteints dans leur vitalité. Or, MM. Gangolphe et Courmont nous ont démontré que la fièvre des gangrènes aseptiques était en grande partie due à la résorption de substances pyrétogènes sécrétées par les éléments cellulaires en voie de nécrobiose.

Aussi ne peut-on comparer la fièvre provoquée par deux plaies siégeant l'une sur des tissus insensibilisés depuis longtemps, l'autre sur des tissus sains.

M. Ansonneau a bien compris l'importance de ces objections et, pour les éviter, il a opéré de la façon suivante :

1° Il détermine une inflammation aseptique violente de l'articulation du boulet chez des ânes en y injectant un liquide caus-

---

1. TERRIER, *loc. cit.*, p. 137.

tique et, en pleine fièvre, il insensibilise la région enflammée par section des nerfs plantaires.

Il provoque simultanément une inflammation identique dans le boulet d'un autre âne dont le membre n'est pas énervé ;

2° Il insensibilise un pied, le congénère restant intact. Puis il produit une plaie, suffisante pour déterminer la fièvre, d'abord sur le pied insensibilisé depuis cinq ou six jours à peine, ensuite sur le congénère sain quand le premier est à peu près guéri et il compare les résultats.

De ces deux séries d'expériences, qui lui ont donné des résultats concordants, Ansonneau conclut que « dans la fièvre asep- « tique d'origine inflammatoire, une partie de l'élévation de « température est due à l'élément nerveux sensitif ».

Dans un chapitre précédent, nous nous sommes expliqué sur ce qu'il fallait entendre par fièvre traumatique inflammatoire aseptique ; nous avons vu qu'elle ne devait pas être distinguée de la fièvre traumatique aseptique. Les résultats obtenus par M. Ansonneau peuvent donc s'appliquer à cette dernière.

Nous venons d'étudier l'influence de l'excitation des nerfs périphériques et l'action du système nerveux sur la température générale ; voyons maintenant quelle est l'influence des lésions mécaniques des centres encéphaliques ou médullaires.

*3° Influence des lésions mécaniques de l'axe cérébro-spinal
sur la température générale.*

Depuis Tscheschichin, un grand nombre de physiologistes ont recherché expérimentalement la localisation des centres régulateurs de la thermogénèse. A cet effet, ils ont fait des piqûres aseptiques des différents territoires de l'écorce cérébrale et des noyaux centraux des hémisphères. Ils ont cautérisé, irrité de façons diverses, dilacéré ou même exporté successivement presque toutes les parties de l'encéphale.

La plupart ont constaté que ces lésions mécaniques déterminaient fréquemment de l'hyperthermie centrale (Heidenhain, Schreiber, Wood, Ch. Richet, Ott, U. Mosso, J.-F. Guyon[1], etc., etc.).

S'il est vrai que cette hyperthermie succède le plus souvent aux lésions de certaines parties du cerveau (noyau caudé, couche optique, corps calleux et trigone), aucun expérimentateur n'a démontré que la lésion d'une quelconque de ces parties détermine constamment de l'hyperthermie. Il est donc probable, comme le pense Mosso, qu'il n'existe pas de centres thermiques et que le névraxe tout entier intervient dans la régulation de la température.

Peu nous importe d'ailleurs par quel mécanisme se produit l'hyperthermie consécutive aux traumatismes du névraxe ; ce qui nous intéresse, c'est que cette hyperthermie (d'après les expériences de M. J.-F. Guyon sur les lapins) apparaît assez rapidement (trois heures au plus) après la piqûre, qu'elle est de 1 à 2 degrés et qu'elle ne dure jamais plus de vingt-quatre heures.

Si l'on songe que, chez l'homme, les traumatismes cérébraux sont fréquemment suivis d'une élévation de température précoce, mais souvent passagère, « alors surtout que la termi-
« naison mortelle n'est pas imminente, on ne peut s'empêcher
« de faire un rapprochement entre cette hyperthermie et celle
« que déterminent chez l'animal (lapin) les piqûres du cer-
« veau ».

Dans les deux cas, l'apparition rapide de l'hyperthermie exclut toute possibilité d'infection ou d'intoxication ; et cela, même quand cette hyperthermie est précédée d'une courte période d'hypothermie. L'élévation de température consécutive aux lésions traumatiques de l'axe cérébro-spinal est donc bien due au trouble nerveux et elle constitue l'un des principaux symptômes d'une véritable *fièvre traumatique nerveuse*.

---

1. J.-F. Guyon, *loc. cit.*

V. — THÉORIE DE LA RÉSORPTION DE SUBSTANCES PYRÉTOGÈNES

D'après cette théorie, la fièvre des traumatismes aseptiques serait due à la résorption de substances pyrétogènes formées au niveau du point lésé.

Quelles sont ces substances pyrétogènes? Les auteurs ne sont pas d'accord sur cette question.

Les uns attribuent la fièvre à la résorption de l'épanchement traumatique; les autres, à l'introduction dans le sang de substances thermogènes *contenues* dans les tissus altérés par le traumatisme; d'autres, enfin, à la résorption de produits pyrétogènes *sécrétés* anormalement par les éléments anatomiques dont la nutrition est modifiée par le choc vulnérant ou la gangrène.

Passons en revue et discutons ces différentes opinions.

A) La fièvre traumatique aseptique est due à la résorption de l'épanchement traumatique.

L'épanchement traumatique est le plus souvent sanguin, séro-sanguin ou séreux.

Quel est donc le pouvoir thermogène du sang complet? Quel est celui de chacune de ses parties constituantes?

Pour étudier l'action sur la température de la résorption du sang extravasé dans nos tissus, on peut:

a) Transfuser du sang d'un animal au même, ou transfuser du sang d'un animal à un autre de même espèce, de l'homme à l'homme;

b) Provoquer expérimentalement un épanchement aseptique par section sous-cutanée d'un vaisseau sanguin.

I. — *Hyperthermie dans les transfusions.*

1° Sang complet. — Nous laissons de côté les transfusions faites d'un animal à un autre d'espèce différente, qui ont d'ailleurs donné des résultats thermométriques très variables (expériences de Glénard, de Müller, de Hayem, Denys, etc.).

Quant aux transfusions entre animaux de même espèce, elles ont également donné des résultats contradictoires.

Müller, de Stockholm [1], expérimentant sur trois chiens, dont il augmente la masse sanguine respectivement de 28, 30 et 58 p. 100, n'observe jamais d'hyperthermie.

De même, Hayem ne note pas d'élévation de température dans une transfusion faite, sur un chien, d'une jugulaire externe dans l'autre et dans une transfusion faite entre un griffon et un épagneul après saignée préalable chez l'animal transfusé.

En revanche, Liebreicht [2], en faisant passer chez le même animal le sang d'un vaisseau dans un autre, observe quatre fois sur neuf une élévation notable de la température (un et même deux degrés).

D'un autre côté, de nombreux expérimentateurs ont observé que les transfusions d'homme à homme étaient presque toujours suivies d'hyperthermie. Vingt minutes environ après l'opération apparaît, dans les trois quarts des cas, d'après Roussel, de Genève, un frisson durant une demi-heure et d'autant plus intense que la quantité de sang injecté est plus grande ; il n'apparaît que si celle-ci a dépassé 150 grammes et il est alors fréquemment accompagné de sudation. Il y a en même temps une élévation de température variant entre 0°,5 et 1°,5.

Comme conclusion générale, nous dirons que la fièvre est presque constante après les transfusions d'homme à homme et qu'elle est fréquente après les transfusions entre animaux de même espèce.

Plus récemment, M. Roger [3] a étudié comparativement le pouvoir pyrétogène du sang artériel et celui du sang veineux.

1. ROUQUÈS, *loc. cit.,* p. 40 et suiv.

2. LIEBREICHT, *Sur la fièvre après les transfusions.* Bruxelles, 1875.

3. ROGER, *Influence des injections intra-veineuses de sang artériel sur la température.* (Soc. de Biol., 25 nov. 1895, p. 925.)

α) *Sang artériel.* — M. Roger injecte dans les veines d'un lapin du sang recueilli dans l'artère fémorale ou la carotide d'un autre lapin. Il note constamment un abaissement de température centrale de 0°,2 à 0°,6, durant de trente minutes à plusieurs heures; puis la température remonte au chiffre initial et s'y maintient exactement. La quantité de sang injecté est de 4 à 5 centimètres cubes par kilogramme d'animal.

β) *Sang veineux.* — MM. Cadiot et Roger[1] puisent le sang non pas dans les veines (jugulaire, fémorale) du lapin, mais directement dans le cœur droit et cela pour deux raisons: l'écoulement par les veines étant très lent, il en résulte fréquemment une coagulation du sang à tranfuser. De plus, le pouvoir pyrétogène du sang veineux[2] pouvant varier d'un vaisseau à un autre, il est nécessaire de le recueillir dans le cœur droit, c'est-à-dire là où sa composition est sensiblement constante.

De leurs expériences, MM. Cadiot et Roger concluent que le sang veineux, contrairement au sang artériel, élève généralement la température des animaux injectés. L'hyperthermie, quelquefois précédée d'une courte hypothermie, varie de quelques dixièmes de degré à un degré et plus; elle ne semble pas en rapport avec la quantité de sang injecté[3].

---

1. CADIOT et ROGER, *Influence du sang veineux sur la température animale.* (*Archiv. de physiol.*, 1891, p. 440.)

2. Le sang artériel est au contraire à peu près partout semblable à lui-même.

3. Tout récemment, MM. DE ROUVILLE et DELEZENNE (*Presse médic.*, 4 juillet 1896) ont étudié l'effet sur la température des injections aseptiques de sang dans le péritoine et la plèvre. Ils se sont servis de chiens et de lapins et ont injecté à chacun de ces animaux du sang d'un animal de même espèce ; ils ont eu recours à des injections de *sang artériel*, de *sang veineux* général, de ces *deux sangs* à la fois, de *sang porte*. L'hyperthermie a été constante, mais variable. Quel que soit le sang injecté, l'élévation de température a été progressive, atteignant son maximum cinq heures après l'injection, puis elle est revenue lentement à la normale (au bout de dix heures). La seule différence a été dans le début de la période thermique (plus précoce à la suite des injections péritonéales).

2° *Sang incomplet.* — α) *Sang défibriné.* — M. Hayem a constaté que la transfusion de sang défibriné donne lieu à une hypothermie assez marquée et assez durable.

Une saignée équivalant au 1/27 et au 1/43 du corps est pratiquée à la fémorale de deux chiens ; le sang est défibriné et filtré, puis réinjecté dans le système veineux. Dans les deux cas, il se produit de l'hypothermie.

Mais, comme le remarque avec beaucoup de justesse M. Rouquès, on ne peut tirer aucune conclusion des résultats obtenus par M. Hayem, car le sang réinjecté avait une température inférieure à celle de l'animal transfusé. On comprend, en effet, que l'injection intra-veineuse de 400 à 500 grammes de sang dont la température est inférieure d'au moins 20° à celle de l'animal en observation ait une influence très grande sur la température observée.

D'ailleurs, MM. Cadiot et Roger ont démontré récemment que l'injection dans les veines du lapin de sang défibriné fourni par un autre lapin provoque une hyperthermie constante (0°,5 à 1°), parfois précédée d'un léger abaissement initial, et cela que le sang défibriné soit artériel ou veineux.

β) *Sérum sanguin.* — D'après Cl. Bernard, l'injection de sérum ne modifie pas la température d'une façon appréciable. Mais la plupart des expérimentateurs sont arrivés à un résultat absolument contraire.

MM. Hayem et Roger ont observé une hyperthermie presque constante, et cela que le sérum injecté provienne du sang artériel ou du sang veineux. Elle varie de 0°,5 à 1°,5, parfois précédée d'une courte hypothermie initiale et dure plusieurs heures (Roger).

De notre côté, nous avons injecté au même chien, à huit jours d'intervalle, 20 centimètres cubes de sérum veineux aseptique du même animal, dans le tissu cellulaire de la région dorsale. L'hyperthermie atteignit une fois 0°,4 et une autre fois 0°,8, sans abaissement initial, et dura pendant trois ou quatre heures.

γ) *Hémoglobine.* — On sait depuis longtemps que les produits de destruction des globules rouges sont pyrétogènes. Benezur, Castellino, Laurent, ont démontré en particulier que les injections d'hémoglobine cristallisée sont hyperthermisantes.

Nous avons nous-même injecté à des cobayes, sous la peau du dos, des solutions dans l'eau chlorurée aseptique d'hémoglobine cristallisée de cheval, préparée dans le laboratoire de chimie de M. le professeur Garnier.

Nous avons expérimenté sur deux cobayes, qui reçurent chacun 10 centimètres cubes d'une solution chlorurée d'hémoglobine (1 gramme d'hémoglobine pour 10 centimètres cubes) filtrée. Dans les deux cas, il y eut une hyperthermie notable, durant quelques heures (4 et 6 heures) et atteignant chez le premier cobaye 0°,9 au bout d'une heure et demie et chez le second, 0°,6 au bout de deux heures environ.

δ) *Nucléine.* — Parmi les produits de désagrégation des éléments figurés du sang extravasé, on rencontre la nucléine (recherches de MM. Ewald et Schnitzler[1]), substance contenue dans les noyaux des cellules.

Dans les hématomes, on rencontre aussi des *albumoses*, qui, de même que la nucléine, seraient douées de propriétés pyrétogènes.

Nous venons d'étudier l'effet, sur la température générale de l'organisme, des injections de sang complet et incomplet.

Quelles sont maintenant les modifications de la température consécutives à la production expérimentale d'épanchements sanguins sous-cutanés?

---

1. EWALD et SCHNITZLER, *De la Fièvre traumatique aseptique.* (25ᵉ *Congrès de la Soc. allem. de chirurgie*, séance du 30 mai 1896.)

II. *Hyperthermie consécutive à la production d'un épanchement sanguin par section sous-cutanée d'un vaisseau.*

Dans un précédent chapitre, nous avons rapporté les expériences d'Angerer et les nôtres prouvant que la résorption du sang extravasé dans le tissu cellulaire est fréquemment accompagnée d'élévation de la température.

Nous avons montré aussi que la résorption du sang épanché dans le péritoine des cobayes peut provoquer de l'hyperthermie.

Dans ces expériences, la contusion des tissus a été réduite au minimum; on peut donc conclure que l'hyperthermie constatée a été en grande partie provoquée par la résorption sanguine.

Tels sont les faits expérimentaux en faveur de la théorie de la résorption du sang extravasé, théorie dont nous allons maintenant faire la critique.

CRITIQUE DE LA THÉORIE DE LA RÉSORPTION DU SANG EXTRAVASÉ.

La résorption d'un épanchement sanguin traumatique suffit-elle à engendrer l'hyperthermie?

Pour répondre à cette question, nous devons considérer seulement les épanchements déterminés par section sous-cutanée ou rupture spontanée d'un vaisseau ou d'un kyste sanguin et éliminer complètement ceux qui résultent de traumatismes avec contusion des parties molles.

Nous savons, en effet, que la contusion des tissus s'accompagne constamment de mortification et de nécrobiose cellulaires. Or, nous verrons que ces lésions élémentaires dystrophiques d'origine mécanique provoquent l'élaboration de substances pyrétogènes qui, se diffusant dans le sang extravasé, sont résorbées avec lui et peuvent, par conséquent, augmenter son pouvoir thermogène.

On nous objectera que, même dans le cas d'épanchement consécutif à une simple section vasculaire, la compression des tissus par le sang extravasé peut déterminer des troubles dans la nutrition des éléments anatomiques voisins et, par suite, la sécrétion de produits hyperthermisants anormaux.

Cette objection est sérieuse: il est certain, en effet, qu'au niveau du foyer traumatique, les cellules de nos tissus sont comprimées par le sang extravasé et qu'elles souffrent de cette compression ; de plus, la présence de l'épanchement peut, en troublant les phénomènes d'osmose, en irritant peut-être les terminaisons nerveuses périphériques, modifier la constitution chimique du milieu ; enfin, quand le sang extravasé s'est coagulé, le sérum, séparé par coagulation, peut aussi, grâce à ses propriétés toxiques et globulicides, contribuer à changer le milieu. Nous savons quelles influences peuvent avoir les altérations de ce dernier sur la vie des éléments anatomiques, sur leur chimisme, sur la nature de leurs sécrétions.

Nous reconnaissons bien que ces lésions élémentaires peuvent aboutir à l'élaboration de produits anormaux capables d'impressionner la température. Mais cette élaboration demande un certain temps pour s'effectuer; elle n'est pas la conséquence immédiate de la production de l'épanchement, mais le résultat plus ou moins éloigné d'altérations cellulaires progressives et non instantanées.

Or l'expérimentation sur les animaux nous démontre que la production des hématomes par section vasculaire sous-cutanée peut déterminer des ascensions thermiques à début assez rapide et d'une durée parfois assez longue.

Il nous semble que, dans ces cas, la résorption de l'extravasation sanguine est la cause principale de l'hyperthermie.

D'ailleurs, si la sécrétion de substances pyrétogènes par les éléments anatomiques troublés dans leur vitalité jouait réellement un rôle important dans la genèse des élévations précoces de la température, ces élévations devraient, toutes choses égales d'ailleurs, dépendre de la grandeur de la compression par l'épanchement et par suite du volume et du siège de ce dernier. Or, ne voit-on pas quelquefois en clinique un épanchement traumatique considérable évoluer d'une façon presque apyrétique, tandis qu'un épanchement faible peut engendrer une forte poussée fébrile ?

Nous sommes donc bien obligé d'admettre que, dans certains cas, l'hyperthermie constatée est, au moins à son début, due à la résorption du sang extravasé.

Mais alors comment se fait-il que le degré de l'hyperthermie ne soit pas toujours dans un rapport direct avec le volume de l'épanchement ?

Selon nous, le degré de l'hyperthermie dépend :

a) De la composition du sang extravasé, de sa teneur en substances pyrétogènes, de la nature de ces substances.

b) De la rapidité de la résorption.

c) Du degré et du mode d'irritation des terminaisons nerveuses périphériques.

Examinons successivement l'importance respective de ces différents facteurs.

A) *Le sang extravasé a-t-il un pouvoir pyrétogène constant ?*

Les expériences de M. Roger nous permettent d'affirmer que ce pouvoir pyrétogène est extrèmement variable.

Elles nous démontrent en effet que, chez les lapins, la résorption du sang veineux est hyperthermisante, tandis que celle du sang artériel est hypothermisante.

De plus, le pouvoir pyrétogène du sang veineux est très inconstant ; il varie avec le vaisseau qui l'a fourni.

On conçoit donc que l'hyperthermie consécutive aux épanchements sanguins traumatiques puisse dépendre bien moins du volume de l'épanchement que de sa composition. S'il est constitué en grande partie par du sang veineux, l'hyperthermie aura beaucoup de chances d'être élevée ; s'il résulte au contraire de la section d'un vaisseau artériel, sa résorption pourra s'effectuer sans fièvre notable.

Enfin le pouvoir pyrétogène du sang extravasé dans des tissus *contusionnés* par le traumatisme peut dépendre de la nature et de la quantité des substances thermogènes élaborées par les éléments anatomiques lésés mécaniquement. Nous avons en effet remarqué que le degré de l'ascension thermique était souvent dans un rapport direct avec le degré de la contusion. Nous reviendrons d'ailleurs sur ce point.

On conçoit par suite que le degré de l'ascension thermique puisse dépendre de la nature du traumatisme et du siège de la région vulnérée de l'organisme.

D'un autre côté, les expériences de Köhler, Angerer, Wahl, Edelberg et les nôtres établissent que l'injection de *fibrin-ferment* produit une élévation notable de la température.

Or le fibrin-ferment est mis en liberté pendant la coagulation. Toutes les causes qui empêchent, retardent ou accélèrent la coagulation des épanchements sanguins traumatiques devront donc, théoriquement du moins, influer sur la quantité de fibrin-ferment élaboré, sur la rapidité de sa production et par conséquent sur le degré de l'hyperthermie.

Parmi ces causes, nous citerons les suivantes :

a) La structure anatomique des tissus dans lesquels se fait l'extravasation ;

b) La rapidité de la résorption ;

c) La composition des liquides qui baignent les tissus.

Dans un précédent chapitre, nous avons vu que les épanchements sanguins avaient plus de tendance à se coaguler dans les séreuses articulaires que dans les séreuses splanchniques, le péritoine en particulier.

De même, quand le sang s'extravase dans le tissu cellulaire lâche, la présence de faisceaux conjonctifs délimitant des espèces de mailles ou d'alvéoles irrégulières se prête merveilleusement à la coagulation du sang. Aussi voit-on le plus souvent le sang épanché dans le tissu cellulaire se coaguler.

Mais si l'épanchement, au lieu de se produire lentement, se produit brusquement et en grande masse dans le tissu cellulaire, il repousse autour de lui les faisceaux conjonctifs qui, par leur tassement, lui constituent une véritable membrane enkystante. Dans ce cas, on conçoit que la coagulation puisse être moins rapide.

Quand le même phénomène se produit dans le péritoine sain, celui-ci devient incapable de résorber le sang avant sa coagulation.

La *structure du tissu*, la plus ou moins grande *rapidité de la résorption* du sang extravasé peuvent donc influer sur la production de la coagulation.

Il en est évidemment de même de la *composition des plasmas* qui baignent les tissus dans lesquels le sang s'extravase (lymphe des espaces lymphatiques du tissu conjonctif, sécrétions des séreuses splanchniques et des synoviales articulaires, etc.).

Tels sont, rapidement exposés, les principaux facteurs qui accélèrent ou retardent la coagulation de sang extravasé.

Théoriquement, plus cette coagulation est rapide, plus par conséquent la quantité de fibrin-ferment mise en liberté est considérable, plus l'élévation de température devrait être accentuée. Mais ce raisonnement n'est pas toujours vérifié par la clinique.

C'est ainsi, par exemple, que nous avons eu l'occasion d'observer deux hématomes consécutifs l'un à une cure radicale d'hydrocèle, l'autre à l'extirpation d'un kyste de l'épididyme. Dans les deux cas, le sang extravasé se coagula très rapidement : dans le premier, le thermomètre monta le soir de l'intervention à 38°,2 et se maintint à ce niveau pendant trois jours, atteignant même 39° la veille du jour où le chirurgien vida la poche des caillots qu'elle renfermait ; le second hématome eut au contraire une évolution absolument apyrétique.

Quelle est la cause de cette différence dans la marche de la température?

Dans les deux cas, l'épanchement se produisit rapidement dans le tissu cellulaire du scrotum; sa coagulation fut également précoce et massive; sa résorption très lente (ce qui obligea le chirurgien à faire une contre-ouverture à la partie inférieure du scrotum pour vider les caillots).

Faut-il incriminer le volume du sang extravasé, la quantité de fibrin-ferment élaboré, la nature du traumatisme chirurgical, l'état général des opérés?

Nous ne le croyons pas, car la production et l'évolution de ces deux hématomes furent identiques, leurs volumes sensiblement égaux.

Faut-il alors incriminer le mode différent de résorption du fibrin-ferment? Mais celle de l'épanchement se fit de la même façon dans les deux cas.

Il nous semble qu'il faut chercher ailleurs que dans la résorption de fibrin-ferment la raison principale de la différence dans la courbe thermique. Peut-être faut-il la chercher dans la composition du sang extravasé, dans l'intensité de la réaction locale provoquée par l'épanchement, etc...

En vérité la cause de cette différence nous échappe et nous ne pouvons que formuler des hypothèses.

Nous avons aussi observé trois hématomes consécutifs à l'extirpation de squirrhes du sein, avec suture complète de l'incision de la peau, sans drainage. Dans ces trois cas, il y eut une coagulation aseptique totale et massive du sang extravasé, sans tendance à une prompte résorption. Une fois sur trois, les ganglions axillaires furent extirpés.

L'hyperthermie débuta toujours le soir même de l'opération (37°,6; 38°; 38°,4) et persista jusqu'au jour (3°, 5° et 6°) où le chirurgien fut contraint d'établir une contre-ouverture pour vider les caillots accumulés.

L'hyperthermie constatée était donc due à la présence de

l'épanchement et il est probable qu'elle devait être attribuée *en partie* à la résorption du fibrin-ferment dissous dans le sérum séparé par coagulation.

D'autre part, il faut noter que la coagulation du sang n'est pas nécessaire à la production de l'hyperthermie. Dans les hémarthroses du genou que nous avons observées, le sang avait toujours conservé son aspect normal, malgré la présence constante de quelques rares faisceaux de fibrine visibles seulement au microscope.

Deux fois, le nombre des globules blancs fut considérablement augmenté, et cette augmentation coïncida avec une forte hyperthermie.

Si l'on songe que les leucocytes sont considérés comme les sécréteurs du fibrin-ferment, il est possible que, malgré l'absence de coagulation, l'afflux d'une quantité anormale de ces cellules ait déterminé l'élaboration d'un excès de fibrin-ferment, dont la résorption a produit l'hyperthermie. Mais ce n'est encore là qu'une simple hypothèse.

De tous ces faits, nous concluons que s'il est prouvé que les injections sous-cutanées de fibrin-ferment produisent des élévations notables de la température, *il n'est pas absolument démontré que l'hyperthermie consécutive aux épanchements sanguins traumatiques soit nécessairement et uniquement due à sa résorption par l'organisme.* Il est probable qu'il contribue à la genèse de l'hyperthermie, mais il ne la crée pas tout entière.

B) *Le degré de l'hyperthermie dépend-il de la rapidité de résorption du sang extravasé?*

Cette rapidité varie avec chaque tissu et, pour un même tissu, suivant certaines conditions que nous allons énumérer.

Tissus conjonctifs. — La clinique et l'expérimentation nous démontrent que les épanchements sanguins traumatiques dans le tissu cellulaire se terminent ordinairement par la résorption complète.

Ils peuvent cependant s'enkyster et persister indéfiniment ou se résorber très lentement.

Quelles sont les causes qui entravent la résorption?

Les épanchements sanguins s'infiltrent ou se collectent. Quand ils s'infiltrent, la masse sanguine se trouve disséminée sur un espace beaucoup plus considérable et est en rapport avec un bien plus grand nombre de cellules migratrices, éléments qui, nous le verrons, jouent un rôle dans la résorption des éléments figurés du sang.

Quand les épanchements se collectent, ils sont entourés d'une membrane conjonctive plus ou moins perméable qui retarde leur résorption et produit parfois l'enkystement.

Ces deux modes de production des extravasations sanguines ont-ils une influence sur la marche de la température?

Pour répondre à cette question, il faudrait ne comparer que des épanchements déterminés par simple section vasculaire, sans attrition des tissus.

Malheureusement, chez l'homme, la plupart des infiltrations sanguines sont provoquées par une contusion. L'hyperthermie qu'elles déterminent peut donc être rapportée aussi bien à l'élaboration de substances pyrétogènes par les éléments cellulaires lésés mécaniquement qu'à la résorption du sang extravasé.

Nous avons cependant rapporté une observation [1] intéressante d'anévrysme diffus consécutif à la perforation de l'artère poplitée par une exostose aiguë de la ligne âpre qui démontre que la résorption du sang infiltré dans le tissu cellulaire inter-musculaire, non contusionné, peut déterminer une hyperthermie notable (37°,5-38°,6) et de longue durée. Il est vrai qu'indépendamment du sang infiltré dans le tissu conjonctif, il existait une collection de sang coagulé résultant de la rupture de la poche anévrys-

---

1. Voir page 101.

male. Mais celle-ci était tapissée d'épaisses couches de fibrine qui s'opposaient à la résorption.

Les épanchements sanguins infiltrés dans le tissu cellulaire peuvent donc engendrer une hyperthermie assez élevée, persistant aussi longtemps que s'effectue la résorption et disparaissant avec elle.

La durée de l'élévation de température peut donc dépendre de la durée de la résorption et il est rationnel de penser que, toutes choses égales d'ailleurs, le degré de l'hyperthermie peut aussi dépendre de la rapidité de résorption.

En est-il de même pour les hématomes collectés dans le tissu cellulaire ?

On observe fréquemment en clinique de tels épanchements sans attrition notable des tissus. Tels les hématomes déterminés par l'ablation de tumeurs du sein, sans extirpation de ganglions ni drainage. Malheureusement il est difficile de comparer la rapidité de leur résorption, car généralement le chirurgien est obligé de faire secondairement une contre-ouverture pour vider les caillots. Aussi n'avons-nous pu étudier l'influence de la rapidité de résorption de ces collections sur la température.

Cette étude serait peut-être plus aisée dans les cas d'hématomes produits par la contusion. Mais, dans ce cas, la rapidité de résorption du sang extravasé n'est pas le seul facteur pathogénique de l'hyperthermie ; il faut aussi tenir compte de la résorption des substances thermogènes d'origine cellulaire.

Quoi qu'il en soit, dans les hématomes diffus[1] que nous avons produits chez les lapins en contusionnant la cuisse, nous avons remarqué que le degré de l'hyperthermie semblait être dans un rapport direct avec la rapidité de la résorption.

Il arrive cependant qu'une prompte disparition du sang ex-

---

1. Voir page 51.

travasé s'accompagne d'une faible élévation de température[1], ce qui tient très probablement à l'attrition moins grande des tissus et par suite à une élaboration moindre de subtances thermogènes.

L'expérience suivante prouve bien l'influence du pouvoir d'absorption du tissu cellulaire sur la température.

Nous avons injecté sous la peau de la face interne de la cuisse d'un lapin un demi-centimètre cube d'une solution de chlorure de zinc au 10ᵉ. L'injection a été répétée deux fois à onze jours d'intervalle. Neuf jours après la seconde injection, la peau de la face interne de la cuisse avait perdu beaucoup de sa mobilité, ce qui tenait à une abondante formation de tissu fibreux, tissu dont le pouvoir d'absorption est très faible. Nous produisîmes alors, non sans difficultés, un épanchement de sang veineux d'après le procédé employé précédemment.

Le volume du sang extravasé n'avait pas diminué au bout d'une semaine. D'autre part, la température rectale de l'animal resta constamment physiologique, il y eut seulement une légère hyperthermie de 0°,3 le soir du deuxième jour.

Cette expérience nous explique la durée parfois si courte de l'hyperthermie engendrée par certains hématomes bridés entre deux feuillets aponévrotiques ou entre la peau et une aponévrose, ou développés dans une région antérieurement enflammée. Dans ces cas, l'épanchement persiste très longtemps et peut même s'enkyster, ce qui tient à la faible vascularisation des tissus et par suite à leur pouvoir d'absorption presque nul.

Au contraire, la fréquence et l'apparition rapide de la fièvre consécutive aux *fractures simples* sont dues en grande partie au pouvoir d'absorption considérable du tissu osseux.

Dans les fractures, en effet, le tissu conjonctif péri-osseux, inter-musculaire et sous-cutané n'est pas seul à résorber; le

---

1. Voir page 52 : *Hématomes circonscrits chez le lapin*, expérience III.

tissu osseux, le périoste et la moelle jouent aussi un grand rôle.

On connaît en effet la riche vascularisation du tissu osseux. Les expériences de MM. Dubuisson-Christôt, Demarquay, Feltz, Grohe, Zenker, Wagner, Burch [1], etc., démontrent surabondamment que la moelle est douée de propriétés absorbantes très énergiques. Cette absorption peut se faire :

a) A travers les parois des vaisseaux médullaires ;

b) Par les vaisseaux rompus ;

c) Par l'intermédiaire des médullocelles qui, comme les globules blancs du sang, sont animées de mouvements amiboïdes et sont comme eux capables de diapédèse et de phagocytose.

Tissus séreux. — 1° *Séreuses splanchniques.* — Les expériences d'un grand nombre de physiologistes nous démontrent que le péritoine sain possède un pouvoir d'absorption considérable.

Cette rapidité de résorption nous explique la fréquence et l'apparition précoce de la fièvre consécutive aux opérations abdominales suivies d'épanchements sanguins intra-péritonéaux aseptiques.

Les variations du pouvoir d'absorption du péritoine influent-elles sur la marche de la température ?

Avant de répondre à cette question, étudions les causes de ces variations.

Le péritoine sain résorbe rapidement le sang normal épanché dans sa cavité.

Vulpian, injectant dans le péritoine de chiens jusqu'à 60 gr. de sang, a constaté que parfois 48 heures après il ne trouvait plus aucune trace de ce sang, qui avait été résorbé en nature.

De même, MM. Arloing et Tripier, Livon (de Marseille), Tous-

---

1. L. Testut, *Vaisseaux et nerfs des tissus conjonctifs, fibreux, séreux et osseux,* Thèse agrég., Anat. et physiol., Paris, 1880, p. 237-241.

saint (de Toulouse), Poncet[1], etc., arrivent au même résultat au moyen de transfusions intra-péritonéales faites de l'animal au même ou d'un animal à un autre de même espèce.

D'après ces auteurs, le pouvoir de résorption du péritoine sain dépendrait :

1° De l'espèce animale ;

2° De la nature du sang épanché ; mais il ne serait pas influencé par la quantité de sang injecté dans la séreuse ;

3° De l'état du péritoine.

La rapidité de résorption du péritoine ne varie pas seulement avec chaque espèce animale, il varie aussi avec les individus différents d'une même espèce. MM. Arloing et Tripier ont en effet remarqué dans leurs expériences qu'un *état général* mauvais retardait la résorption ; l'*âge* semble aussi avoir une certaine influence, faible il est vrai ; les animaux jeunes résorbent plus vite.

De plus, les animaux d'espèce différente ont un péritoine inégalement sensible ; les vétérinaires ne savent-ils pas que les traumatismes abdominaux sont beaucoup plus graves chez le cheval que chez les bovidés ?

En est-il de même chez l'homme ? Il est très probable que la sensibilité du péritoine sain, son pouvoir d'absorption ne sont pas les mêmes chez tous les individus.

La nature du sang épanché et l'état du péritoine ont aussi une grande influence sur la résorption.

Les hémorrhagies intra-péritonéales se résorbent ou s'enkystent. Pourquoi cette différence ?

Elles se résorbent si l'état général de l'individu est bon, si le sang n'est pas trop irritant, si la séreuse est saine.

C'est ce qui arrive à la suite des laparotomies aseptiques ayant nécessité la rupture d'adhérences vasculaires (kystes de l'ovaire,

---

1. Voir PONCET, *De l'Hématocèle péri-utérine.* Thèse agrég. chir., 1878, p. 61 et suiv. ; — S. FUBINI, *Vélocité d'absorption de la cavité péritonéale* (obs. faites avec l'amygdaline et l'émulsine). [*Archiv. ital. de biol.*, t. XIV, p. 135.]

etc.), à la suite des hémorrhagies résultant de l'ouverture d'un vaisseau de petit calibre qui a échappé à la ligature ou des hémorrhagies tardives du pédicule coïncidant avec l'époque menstruelle (Spencer Wells), etc...

Dans ce cas, l'écoulement sanguin ne tarde généralement pas à s'arrêter; aucune adhérence antérieure ne le limite et ne l'empêche de se développer, aussi disparaît-il très promptement sur cette vaste surface d'absorption.

Cette résorption est bientôt suivie d'un léger mouvement fébrile, oscillant entre 37°,5 et 38°,5, dépassant rarement 39° et disparaissant généralement au bout de deux ou trois jours.

Il n'en est plus de même quand le sang extravasé est plus ou moins altéré, comme, par exemple, dans les ruptures d'hémosalpinx, de grossesses tubaires, etc., ou quand il se répand dans un péritoine malade, antérieurement enflammé et cloisonné de fausses membranes.

Il se produit alors le plus souvent une hématocèle pelvienne enkystée.

Ces hématocèles déterminent aussi des ascensions thermiques survenant rapidement (quelques heures après leur production), atteignant 38° et même 39° et persistant pendant plusieurs jours. Mais cette hyperthermie doit être rapportée, selon nous, bien plus à l'irritation péritonéale, à la péritonite plastique exsudative aseptique et à la formation d'adhérences qu'à la résorption du sang extravasé, résorption qui s'effectue très lentement.

Sans doute, toute extravasation intra-péritonéale détermine une irritation de la séreuse, mais la grandeur de cette irritation dépend de la nature du sang épanché et de la sensibilité du péritoine. De plus, nous croyons que la brusque irruption dans le péritoine d'un épanchement sanguin volumineux favorise la coagulation de ce dernier. Le péritoine ne peut en effet résorber le sang assez rapidement pour empêcher sa coagulation; or, la présence de caillots irrite la séreuse à la manière de corps étrangers aseptiques et favorise la formation d'adhérences et, par suite, l'enkystement. Il est donc certain que cette inflammation aseptique joue un rôle dans la genèse de l'hyperthermie.

D'autres facteurs semblent aussi intervenir.

La *laparotomie*, qui met en communication avec l'air extérieur la cavité abdominale, doit certainement provoquer dans le péritoine des altérations de nature variable.

Sans parler des germes extérieurs qui tombent sur la séreuse et qui sont très rapidement résorbés, celle-ci subit des modifications diverses dues à l'action des agents physiques : traumatisme opératoire, pénétration de l'air dans la cavité péritonéale; influences thermiques, peut-être encore action de la lumière, etc.

Ces modifications aboutissent à la chute, à la dégénérescence d'un grand nombre de cellules endothéliales et à une irritation plus ou moins vive de la séreuse avec congestion et diapédèse. De plus, le contact de l'oxygène agit probablement sur les extrémités des nerfs péritonéaux [1].

Ces altérations diverses qui exaltent la sensibilité du péritoine peuvent aussi modifier son pouvoir de résorption et, par suite, avoir une certaine influence sur la température [2].

D'ailleurs la nécrobiose des cellules épithéliales desquamées et l'afflux de nombreux phagocytes déterminent presque certainement l'élaboration de substances thermogènes qui contribuent aussi à la production de l'hyperthermie.

---

1. KICHEWSKY, *Centralb. f. allgemein. Pathol. und pathol. Anat.*, 1893, n° 21. GATTI, *La Riforma médica*, 1894, v. I.

N. STCHEGOLEFF (de Saint-Pétersbourg), *Recherches expérimentales sur l'influence de la laparotomie sur la péritonite tuberculeuse.* (Arch. de méd. exper., 1891, p. 619.)

TESTUT, *loc. cit.*, p. 220.

2. Pour étudier l'influence sur la résorption et la température de la composition du sang extravasé et des altérations du péritoine, on pourrait : 1° injecter du sang altéré aseptique dans un péritoine sain; 2° modifier le péritoine en injectant dans sa cavité des liquides irritants et provoquer ensuite dans sa cavité un épanchement sanguin par section d'un vaisseau mésentérique.

Notons que le sang défibriné se résorbe plus rapidement que le sang complet. (PENZOLDT et CORDUA.)

On voit donc que la fièvre aseptique engendrée par les épanchements sanguins intra-péritonéaux semble avoir des causes multiples.

Tantôt elle relève surtout de la résorption du sang extravasé, tantôt de l'irritation péritonéale et d'une véritable péritonite aseptique, tantôt de l'élaboration de substances thermogènes d'origine cellulaire. Mais il est probable que, le plus souvent, ces différents facteurs interviennent dans sa production et que la marche de la température dépend de la prédominance de l'un ou l'autre d'entre eux.

***b)* La fièvre traumatique aseptique est due à la résorption de produits pyrétogènes contenus dans les tissus altérés par le traumatisme (Volkmann) ou sécrétés anormalement par les éléments anatomiques, dont la nutrition est modifiée par le choc vulnérant ou la gangrène.**

Nous avons vu, par la clinique et l'expérimentation (Bruns, Grundler, Angerer, etc.), que la résorption des épanchements sanguins peut être la principale cause de la fièvre traumatique aseptique.

Mais elles prouvent aussi que le degré de l'hyperthermie n'est pas toujours dans un rapport direct avec le volume de l'extravasation et la rapidité de sa résorption, et qu'une lésion mécanique, sans épanchement sanguin appréciable, peut déterminer un mouvement fébrile très notable (observations de Demisch, Hertzberg, Rieder, Gangolphe, etc., et les nôtres).

La résorption sanguine n'est donc pas toujours la seule cause de l'hyperthermie.

Pour Volkmann, elle résulterait de la résorption de produits pyrétogènes provenant de l'élimination des éléments anatomiques dont la vitalité a été abolie brusquement par le traumatisme.

Cette théorie qui, pour Volkmann, n'était qu'une simple hypothèse, semble renfermer une part de vérité.

N'avons-nous pas en effet constaté dans nos expériences sur les animaux que généralement l'élévation de température est d'autant plus forte que la contusion est plus violente? D'ailleurs les chirurgiens ont bien souvent, chez l'homme, noté le même fait.

Or, plus l'attrition des tissus est considérable, plus le nombre des éléments anatomiques stupéfiés par l'agent mécanique est lui-même considérable. Il est donc très probable que la pénétration dans le système circulatoire des substances mises en liberté par la mort des cellules a une action hyperthermisante.

Mais quelles sont ces substances? et d'où viennent-elles? Dérivent-elles du noyau ou du protoplasma? Quels sont les éléments anatomiques qui leur donnent naissance? Autant de questions qu'il est impossible de résoudre dans l'état actuel de nos connaissances.

Il est cependant logique de supposer que toutes les cellules de l'organisme peuvent, après leur mort, diffuser des substances thermogènes dans le milieu ambiant.

Divers expérimentateurs nous ont en effet démontré que le tissu musculaire et la plupart de nos organes renferment des substances thermogènes.

Le pouvoir thermogène des extraits de *muscles* a été étudié par M. Roger[1]. Il les prépare soit par macération dans l'eau salée, soit par ébullition dans l'eau bouillante, soit au moyen de l'alcool qui sépare les substances solubles des insolubles. Les extraits obtenus par ces divers procédés sont chauffés à la température du corps et injectés lentement dans les veines. Ils engendrent tous une hyperthermie notable, commençant au bout

---

[1]. Roger, *Note sur le pouvoir thermogène des extraits de muscles.* (C. R. de la Soc. de Biol., 17 juin 1893, p. 631.)

d'une demi-heure ou d'une heure sans abaissement initial. Mais le degré de l'élévation de température varie avec l'extrait injecté ; il est plus élevé avec les extraits pratiqués après la mort qu'avec les extraits pratiqués une heure plus tard ; il n'augmente pas quand le muscle a été préalablement faradisé.

Le pouvoir thermogène des extraits de muscles nous intéresse tout particulièrement. Un grand nombre de traumatismes des parties molles, tels que les ruptures musculaires, les contusions des membres, les fractures, etc., atteignent les muscles qui sont plus ou moins contus ou déchirés. On conçoit que ces lésions mécaniques puissent faciliter la mise en liberté dans le foyer traumatique d'un excès de produits thermogènes contenus dans le tissu musculaire et contribuer ainsi à la production de la fièvre traumatique aseptique.

Le tissu musculaire est-il le seul tissu de l'organisme qui renferme des substances thermogènes ? Il est probable que tous nos tissus, la moelle des os en particulier, jouissent de la même propriété.

D'ailleurs, les extraits de la plupart de nos organes sont thermogènes.

L'extrait alcoolique de *rate* saine produit chez le mouton sain une élévation thermique de 1°,7 (Roux et Chamberland[1]).

Il en est de même des extraits de *rein* (Lépine)[2], de *poumon*, de *capsules surrénales*, de *cerveau*, de *corps thyroïde*, de *foie* (Rouquès)[3].

Tous ces faits viennent donc à l'appui de la théorie de Volkmann, qui est d'ailleurs très voisine de la théorie de la résorption sanguine de Bruns et de ses élèves.

---

1. ROUX et CHAMBERLAND, *Sur l'immunité contre le charbon conférée par des substances chimiques*. (*Ann. de l'Inst. Pasteur*, août 1888.)

2. LÉPINE, *C. R. de l'Acad. des sciences*, 13 mai 1889.

3. ROUQUÈS, *Substances thermogènes extraites des tissus animaux sains*. Thèse Paris, 1893.

Voir *Revue générale des agents pyrétogènes* (*Bulletin médic.*, 9 juin 1889, p. 713.)

D'après Bruns, les substances thermogènes proviennent du sang extravasé, c'est-à-dire du sérum séparé par coagulation et des globules qui, par le fait de leur simple extravasation, sont plus ou moins altérés.

En effet, quand il y a extravasation sanguine, une partie des globules rouges sont résorbés intacts ; d'autres se décolorent en perdant leur hémoglobine et en restant à l'état de stromas globulaires ; d'autres encore se contractent et se décomposent en cristaux pigmentés, en graisse, etc. Enfin, un certain nombre sont englobés et détruits par les phagocytes[1].

Ainsi donc, le sang extravasé dans nos tissus est toujours plus ou moins altéré dans sa composition et sa résorption engendre l'hyperthermie, comme celle des détritus des éléments cellulaires des autres tissus atteints par le traumatisme.

D'après l'une et l'autre théorie, les substances thermogènes proviennent donc des tissus lésés mécaniquement ; dans les deux cas, il s'agit d'un tissu mort et l'on pourrait, avec M. Gangolphe, résumer ces deux opinions en disant que la fièvre traumatique aseptique est due « à la résorption des produits de désassimilation des éléments anatomiques frappés directement ou indirectement de mort par le traumatisme[2] ».

Cependant, on peut faire à cette théorie plusieurs objections.

Maunoury[3] cite en effet dans sa thèse quelques cas de contusions violentes et étendues avec apyrexie complète. Et cependant de tels traumatismes provoquent toujours la mort d'un grand nombre d'éléments cellulaires.

---

1. Consulter sur les altérations du sang extravasé : VIRCHOW, *Virchow's Archiv.* Bd 1 ; — LANGHAUS, *ibid.*, p. 49 ; — CORDUA, *Ueber den Resorptionsmecanismus von Blutergüssen*, Berlin, 1877 ; — ZIEGLER, *Handb. der pathol. Anat.*, Iéna, 1886 ; — PONFICK, *Wien. med. Blätt.*, 1879 ; — MAFFUCCI, *Giorn. intern. delle Sc. medic.*, Napoli, 1882.

2. GANGOLPHE et JOSSERAND, *Rev. de chir.*, 1891, p. 453.

3. MAUNOURY, *loc. cit.*

Nous avons fait nous-même plusieurs fois la même constatation sur l'homme.

Ces observations, en réalité peu nombreuses, montrent cependant l'insuffisance des théories de Bruns et de Volkmann.

D'un autre côté, il n'est pas prouvé que le sang extravasé se coagule toujours et que ses éléments figurés soient frappés à mort.

Quand le sang se répand dans le tissu cellulaire, sa coagulation est presque constante et ses éléments figurés subissent presque toujours les modifications que nous avons énumérées.

Quand, au contraire, le sang s'épanche, en petite quantité, dans le péritoine sain, il est généralement résorbé si vite qu'il n'a pas le temps de se coaguler.

Rappelons que trente-six heures après la production, chez un cobaye, d'un épanchement intra-péritonéal par section d'un vaisseau mésentérique, nous ne pûmes, à l'ouverture du ventre, retrouver aucun caillot ni aucune trace du sang extravasé, sinon quelques rares hématies d'ailleurs normales.

Dans ce cas, on peut admettre que le sang résorbé était du sang à peu près physiologique et l'on ne peut affirmer que l'hyperthermie constatée était engendrée exclusivement par la résorption du sérum ou par celle des globules sanguins *morts* à la suite de leur sortie des vaisseaux.

Or, si quelques globules sanguins ont été atteints dans leur vitalité, cette atteinte a-t-elle été suffisante pour provoquer leur nécrobiose ? Et s'il y a eu nécrobiose, a-t-elle porté sur un nombre de globules assez considérable pour provoquer l'hyperthermie observée ? Nous ne le pensons pas et sommes tenté de l'attribuer à un autre facteur que nous étudierons bientôt.

De plus, la théorie de Volkmann ne peut « expliquer la diminution progressive de la fièvre dans les gangrènes aseptiques à mesure que le nombre des cellules mortifiées augmente et sa disparition presque totale lorsque la momification du membre gangrené est achevée[1] ».

Malgré ces objections à la théorie de Bruns et de Volkmann, il nous semble que l'on doit admettre comme une des causes de la fièvre traumatique aseptique la résorption des produits pyrétogènes contenus dans les tissus et mis en liberté par le traumatisme.

Théorie de M. Gangolphe.

Plus récemment, M. Gangolphe a donné de la fièvre aseptique une explication nouvelle. « Pour lui, le traumatisme, comme la thrombose et l'embolie, amène des troubles de nutrition des éléments cellulaires, qui, sous cette influence, sécrètent des substances pyrétogènes dont la résorption produit l'hyperthermie[2]. »

Cette explication nouvelle a été suggérée à M. Gangolphe par l'observation de la marche particulière de la température dans plusieurs cas de gangrène aseptique. Dans sa thèse, M. Montalti[3] cite à l'appui de cette théorie deux observations de M. Gangolphe, une de M. le Dr Mouisset[4], et une autre enfin de M. le Dr Audry[5].

Le cas de M. Mouisset concerne une femme qui, dans le cours de l'évolution d'un carcinome de l'estomac, fut atteinte de gangrène d'un des membres inférieurs. Cette gangrène fut accompagnée d'une fièvre assez intense (38°-39°,5) pendant plusieurs jours.

Mais ce cas n'est pas très probant, car l'hyperthermie peut être attribuée soit au carcinome de l'estomac, qui engendre quel-

---

1. MONTALTI, Th. Lyon, 1891, p. 23.
2. GANGOLPHE, *loc. cit.*
3. MONTALTI, *loc. cit.*, p. 23 et 24.
4. MOUISSET, *Lyon médical*, 19 oct. 1890.
5. AUDRY. Voir Montalti, p. 38-40.

quefois de la fièvre, soit à la thrombose de l'artère fémorale, thrombose constatée à l'autopsie et qui peut être d'origine infectieuse, bien que les essais de culture avec le sang du sujet aient donné des résultats négatifs.

L'observation de M. le D' Andry est aussi discutable. Il s'agit d'une femme également atteinte de gangrène de toute la jambe droite et qui présenta, pendant plus de quinze jours, une température de 38° à 39°. Mais cette hyperthermie peut être mise sur le compte des nombreuses complications viscérales, pulmonaires en particulier, constatées chez la malade.

Il n'en est pas de même des deux observations de M. Gangolphe.

OBSERVATION I (Résumée).

Il s'agit d'un homme vigoureux atteint d'une violente contusion à la partie inféro-interne de la cuisse droite, sans plaie ni éraillure des téguments. Ecchymose étendue, avec épanchement sanguin sous-cutané considérable remplissant le creux poplité; battements de la pédieuse, de la tibiale postérieure et de la poplitée entièrement supprimés. Pied refroidi, livide, sans œdème. Insensibilité complète jusqu'à trois ou quatre travers de doigt au-dessus du cou-de-pied.

Application d'un pansement antiseptique à la gaze iodoformée.

Pendant six à sept jours, la température oscilla autour de 40°, *bien que l'examen le plus minutieux des divers systèmes n'ait révélé aucune complication inflammatoire.*

A partir de ce moment, le malade quitta l'hôpital et le chirurgien ne put savoir ce qu'il devint.

OBSERVATION II (Résumée).

Elle concerne un marinier de 35 ans, soigné à l'hôpital de la Croix-Rousse du 13 janvier au 1er avril 1890.

Antécédents héréditaires: Rien de particulier.

Antécédents personnels: Fièvre typhoïde à l'âge de 16 ans, ayant duré trois mois. Deux enfants morts l'un à 11 mois, l'autre mort-né. Alcoolisme léger. Au mois de juillet 1889, attaque de rhumatisme articulaire aigu qui débuta par les articulations des pieds et gagna bientôt les deux genoux, puis les mains, les coudes et enfin les épaules presque s'multanément. Au bout de trois mois de repos au lit, disparition des accidents aigus, mais les douleurs réapparaissent de temps en temps dans les articulations. Jamais d'œdème des membres inférieurs.

A partir du commencement de décembre, le malade est pris d'inappétence et de vomissements.

Le 5 janvier, il ressent dans le bras droit et les doigts des élancements qui durent environ une demi-heure; en même temps la main et le bras sont comme paralysés et froids; ces accidents disparaissent complètement pendant la journée.

Le lendemain, nouveaux élancements très douloureux dans l'avant-bras droit, persistant pendant 48 heures. Le bras est inerte, insensible et froid.

Ces accidents durèrent pendant huit jours environ. Depuis leur début, le malade eut de l'agitation, de la fièvre avec anorexie presque complète.

Le 13 janvier, il entre à l'hôpital.

État actuel.

Tuméfaction et teinte violacée de tout l'avant-bras et de la main. Abolition presque complète des mouvements du poignet et de la main. Celle-ci est froide, le bras un peu mou. Douleurs lancinantes dans l'avant-bras et la main, mais bien moins fortes que les premiers jours.

On ne sent plus les battements de la radiale : ils sont diminués dans les deux tiers inférieurs de l'humérale.

Anesthésie de la main et du poignet. Au-dessus, sensibilité normale.

Température élevée. Inappétence. État généralement alarmant.

Cœur. A la pointe, les deux bruits mal frappés sont légèrement soufflants, surtout le premier.

Pouls régulier, de tension moyenne.

Ni sucre, ni albumine dans les urines.

Le 14 janvier. État général meilleur. Bains boriqués. Pansement sec.

$$T_m = 40°7 \qquad T_s = 40°8$$

Le 16. Même état que la veille. Persistance des douleurs et de l'anesthésie.

$$T_m = 38°2 \qquad T_s = 39°6$$

Le 17. Pendant la dernière nuit, le malade a ressenti des douleurs plus fortes que les nuits précédentes. La zone d'insensibilité aux piqûres augmente de 3 à 4 centimètres du côté de l'avant-bras.

$$T_m = 38° \qquad T_s = 39°5$$

Le 18. Pas d'augmentation de la zone d'anesthésie. L'état général reste bon. L'abaissement de la température se maintient.

$$T_m = 38° \qquad T_s = 39°$$

Au toucher, on constate que toute la main et la portion de l'avant-bras dans laquelle le malade ne ressent pas les piqûres sont froides au contact. La partie supérieure de l'avant-bras a conservé sa chaleur normale.

Du 18 au 28 janvier, état stationnaire.

La température oscille entre 38° le matin et 39°5 le soir. A partir du 28 janvier, la température se maintient aux environs de 38° avec des différences de 2 ou 3 dixièmes seulement entre la température du matin et celle du soir.

Le 1er février. État général toujours excellent ; bon appétit, pas d'amaigrissement.

État local. Persistance des douleurs d'ailleurs très supportables.

Il se forme du côté de l'avant-bras un sillon d'élimination au-dessus duquel les parties sont nettement saines. Momification des doigts.

Dès ce jour-là, la température s'abaisse encore ; à partir du 8 février, elle devient normale le matin, 37° à 37°4, pour s'élever le soir à 37°5 ou 38°.

Le 12. État général toujours excellent. Plus de température, sauf une légère élévation le soir, 38°.

Les parties mortifiées se momifient de plus en plus, jusqu'au voisinage du coude.

Le 17. Amputation du bras au tiers inférieur.

Examen de l'avant-bras. L'humérale présente un épaississement de ses parois et un calibre très diminué. Péri-artérite.

La radiale est d'un calibre très réduit. La cubitale présente à environ deux travers de doigt au dessus de la partie mortifiée un caillot qui se prolonge du côté des parties gangrenées.

REMARQUES [1]. — La fièvre présentée par les deux malades de M. Gangolphe a tous les caractères de la fièvre aseptique de Volkmann. Dans les deux cas, il y a un contraste frappant entre l'état général et l'élévation de la température.

Comment alors expliquer un état fébrile aussi accusé ? Il ne peut être attribué à une lésion viscérale, puisque l'examen des divers systèmes ne révéla aucune complication.

Pour le second malade, on pourrait songer à un rappel d'affection antérieure et incriminer le rhumatisme articulaire aigu dont les attaques précédèrent la gangrène. « Mais dans sa der-« nière maladie, il n'a présenté aucune douleur au niveau des

---

1. Voir MONTALTI, *loc. cit.*, p. 43 et suiv.

« articulations, pas de rougeur, pas de gonflement, pas le
« moindre signe d'inflammation. »

On ne peut invoquer davantage une infection microbienne,
puisque la gangrène évolua sans phlyctène, sans plaie des téguments.

Pour M. Gangolphe, la fièvre est due *à la production de
substances pyrétogènes sécrétées par les tissus en voie de nécrobiose.*

Cette hypothèse peut seule en effet expliquer la diminution
progressive de la température à mesure que s'avance la mortification des tissus et sa disparition totale avec la momification
complète.

« Admettons un instant que la fièvre soit due à la résorption
« des éléments cellulaires eux-mêmes altérés par les troubles
« circulatoires. Pour expliquer sa disparition, il faudrait que
« ces cellules mortes ne puissent plus être entraînées dans la
« circulation par suite de l'étranglement du membre au niveau
« du sillon. Or, l'autopsie du membre amputé a montré que le
« sillon était relativement superficiel ; les communications par
« les veines et les lymphatiques n'étaient donc pas interrompues.
« La moelle de l'os elle-même aurait pu en outre servir à la ré-
« sorption des éléments. Et d'ailleurs, même dans le cas où
« l'étranglement serait complet, où toute communication circu-
« latoire serait absolument impossible, il y aurait encore des
« échanges interstitiels entre le membre sphacélé et les parties
« vivantes comme le démontrent les expériences de Küssmaul [1].
« Ainsi un membre gangrené ne peut jamais être considéré
« comme un appendice inerte. Il reste toujours en relation avec
« la circulation générale.

« Pourquoi donc verrait-on tomber la fièvre au moment où
« nous avons le plus de cellules altérées, au moment où la gan-
« grène est complète ?

---

1. Thèse d'agrég. de Forgues, p. 10.

« La marche de la température dans les gangrènes asep-
« tiques est incompatible avec cette théorie que les éléments
« cellulaires doivent leur puissance thermogène à une simple
« action mécanique. Il nous faut admettre *qu'ils sont dérivés de*
« *leur fonctionnement physiologique par les troubles de nutri-*
« *tion ; sous cette influence ils sécrètent des produits solubles,*
« *des alcaloïdes qui, passant dans le courant circulatoire, vont*
« *activer les centres calorifiques.*

« Nous voyons ainsi pourquoi dans nos observations, la tem-
« pérature se maintient tant que les cellules sont encore vi-
« vantes, tant qu'elles sont encore capables d'un travail patho-
« logique ; mais à mesure que la mortification s'accentue, la
« quantité de matière sécrétée diminue et la température
« baisse progressivement ; enfin, quand le membre est momifié,
« il n'y a plus de cellules vivantes et la fièvre disparaît tota-
« lement. Nous ne serons pas cependant tout à fait exclusif et
« nous reconnaîtrons que le sillon ne peut empêcher la résorp-
« tion des produits pyrétiques ; il la diminue en gênant la circu-
« lation et contribue par suite à faire baisser la température.
« Cette concession ne peut diminuer en rien la valeur de notre
« théorie [1]. »

Telle est la théorie de la fièvre aseptique donnée par M. Gangolphe et reproduite dans la thèse de son élève, M. Montalti.

Cette explication, uniquement basée sur des observations cliniques, demandait une démonstration expérimentale. Elle a été
donnée par M. Courmont.

Il a d'abord établi que *les tissus en état de gangrène aseptique renferment des substances pyrétogènes.*

A cet effet, il a fait macérer dans l'eau (24 heures) le membre
amputé (Observation II). Après filtration sous pression au filtre
Chamberland, il a injecté dans les veines de divers animaux
(lapins, chiens) le produit aseptique de la macération.

[1. MONTALTI, *loc. cit.*, p. 45-47.

Il a ainsi obtenu une hyperthermie constante variant de 0°6 à 1°, apparaissant en moins d'une heure et persistant jusqu'au lendemain.

Ce fait établi, M. Courmont a cherché à démontrer que les substances thermogènes contenues dans les tissus nécrobiosés étaient non pas un produit de décomposition, mais un produit de *sécrétion*.

S'inspirant des travaux de M. Chauveau sur la nécrobiose et la gangrène, M. Courmont substitue au bistournage du bélier la ligature élastique des cordons testiculaires de cet animal.

Il pose, à la racine des bourses, une ligature élastique suffisamment serrée pour amener l'oblitération complète des vaisseaux de la région. De cette façon, celle-ci étant complètement séparée du reste de l'organisme, il ne peut y avoir de résorption des produits pyrétogènes contenus dans les tissus en voie de nécrobiose ; de plus, on évite toute contamination microbienne.

Quand la gangrène aseptique est jugée suffisante, la ligature élastique est enlevée ; la circulation étant ainsi rétablie, les produits thermogènes emmagasinés dans les bourses passent dans la circulation générale.

M. Courmont a fait deux séries d'expériences sur de jeunes béliers ; elles lui ont donné des résultats concordants.

1° Tant que la ligature est maintenue serrée, la température n'est pas sensiblement élevée, ce qui se comprend, puisque la résorption des produits pyrétogènes est impossible.

La légère hyperthermie (0°4) que l'on constate cependant est due à la résorption des produits formés au niveau même du point ligaturé qui seuls peuvent passer dans la circulation générale.

2° Lorsque la ligature est enlevée (5 jours après), il se produit une hyperthermie très notable, atteignant 1 degré environ le lendemain et le surlendemain et 2 degrés le quatrième jour pour revenir ensuite progressivement à la normale.

M. Courmont attribue cette hyperthermie à la résorption des

produits sécrétés par les tissus nécrobiosés et entraînés par la circulation des petits îlots de la région des bourses où cette fonction s'est rétablie ; la température retombe à la normale, quand cette résorption est terminée.

Nous avons répété la même expérience sur un chien du poids de $19^k,200$.

Le 12 octobre, à 11 heures du matin, l'animal placé sur un appareil à contention, est chloroformé. La région des bourses est soigneusement savonnée, puis rasée, lavée à l'alcool et au sublimé. Les bourses sont ligaturées à leur racine au moyen d'une bande de caoutchouc stérilisée à l'autoclave. La région voisine de la ligature est saupoudrée d'iodoforme et recouverte de gaze iodoformée collodionnée.

Avant la chloroformisation :

$$T_r = 39° \qquad T_t = 17°$$

Au réveil, l'animal est agité ; il est dans une sorte d'ivresse et a quelques secousses musculaires.

Au bout de 3 à 4 heures, il est abattu ; il se tient difficilement sur ses jambes.

6 heures après l'opération, la température est restée à 39°. Le lendemain, l'abattement a diminué ; l'appétit est bon.

$$T_m = 39°1 \qquad T_t = 16°$$
$$T_s = 39° \qquad T_t = 15°$$

Le 14. Même état.

$$T_m = 39°2 \qquad T_t = 14°$$
$$T_s = 39°2 \qquad T_t = 17°$$

Le 15.

$$T_m = 39°2 \qquad T_t = 17°$$

Toute la peau des bourses est violacée et parcheminée ; on y reconnaît cependant quelques plaques noirâtres. Seule la région voisine de la ligature est molle, flasque, de coloration presque normale.

À la palpation, les testicules sont mollasses et donnent la sensation de paquet de ficelles.

À 11 h. 3/4 du matin, on enlève la ligature ; le sillon est intact, sans plaie, de coloration normale.

À 3 h. du soir :

$$T = 39°8 \qquad T_t = 20°$$

À 5 h. du soir :

$$T = 40° \qquad T_t = 20°$$

La coloration des bourses est restée à peu près la même :

A 10 h. :

$$T = 10°2$$

Le 16 :

$$T_{ra} = 39°2 \qquad T_a = 19°$$
$$T_i = 39°2 \qquad T_i = 11°$$

La peau des bourses est un peu moins violacée, mais elle présente un grand nombre d'îlots noirs et complètement mortifiés ; les testicules sont devenus très mous ; au niveau du sillon, la peau a conservé son aspect normal.

A partir de ce jour, la température reste physiologique (39°-39°2).

6 jours après, les bourses complètement gangrenées se séparent du pédicule.

De cette expérience, calquée sur celles de M. Courmont, nous concluons :

1° La température de l'animal dont les bourses ont été ligaturées reste physiologique tant que cette ligature est maintenue en place ;

2° L'enlèvement de la ligature provoque une hyperthermie atteignant 0°8 au bout de trois heures, 1 degré au bout de cinq heures et 1°2 au bout de dix heures ; le lendemain, la température retombe à la normale et s'y maintient ;

3° Cette hyperthermie est due à la résorption des produits pyrétogènes contenus dans les îlots où la circulation s'est rétablie.

Il faut noter que, dans notre expérience, l'hyperthermie a eu une durée beaucoup plus courte que celle observée par M. Courmont. Cette différence s'explique par ce fait que la gangrène aseptique que nous avons provoquée était plus accentuée.

Par suite, la circulation ne s'est rétablie que très partiellement, dans un nombre beaucoup plus restreint d'îlots : d'où résorption d'une moindre quantité de produits pyrétogènes sécrétés et par conséquent fièvre d'intensité moyenne et de courte durée.

Ces expériences prouvent donc que les tissus en voie de nécrobiose aseptique élaborent des substances thermogènes.

Dans une autre série d'expériences, M. Courmont est arrivé à *isoler* ces substances.

A cet effet, il prépare par macération dans l'eau à 0° un extrait des produits solubles contenus dans les bourses, en voie de nécrobiose, d'un bélier ligaturé depuis dix jours. Avant de sectionner les bourses, il ensemence leurs parties profondes et s'assure de leur asepsie. Après filtration sur porcelaine, il injecte le liquide obtenu dans le système veineux et dans le tissu cellulaire sous-cutané de différents animaux (béliers, chiens, lapins). Il observe chaque fois une hyperthermie variant de 1 à 2 degrés et durant plusieurs heures, alors que l'injection du liquide obtenu par macération de bourses de bélier non nécrobiosées n'élève pas la température.

Il traite ensuite par l'alcool à 92° l'extrait aqueux obtenu par le procédé indiqué.

Il vérifie que les produits solubles dans l'alcool ne sont pas pyrétogènes et que la substance thermogène est contenue dans la partie du précipité alcoolique qui est soluble dans l'eau glycérinée.

Les observations cliniques et les expériences de M. Courmont prouvent donc que *les tissus nécrobiosés, à la suite d'une oblitération vasculaire et sans intervention microbienne, sécrètent des produits pyrétogènes dont la résorption engendre l'hyperthermie.*

Dans un autre ordre d'idées, M. Ansonneau[1] a démontré qu'il en est de même des tissus atteints d'inflammation aseptique.

A cet effet, il détermine une inflammation dans un pied antérieur, chez un âne, en faisant une plaie assez large et assez profonde. Lorsque la fièvre aseptique s'est déclarée, il recueille une certaine quantité de sang par l'ouverture de la veine sous-cutanée médiane qui ramène au cœur la plus grande partie du

---

1. Ansonneau, *loc. cit.,* p. 60-61.

sang du pied ; aussitôt après il fait de même sur le membre congénère sain.

Il étudie ensuite le pouvoir thermogène des sérums obtenus en laissant reposer les deux sangs pendant douze heures.

Il constate que le sérum qui provient du membre blessé, injecté dans le système veineux de lapin, donne une hyperthermie supérieure de quatre à cinq dixièmes de degré à celle engendrée par le sérum provenant du membre sain et il en conclut :

1° Que le sang venant du pied malade est plus pyrogène que celui qui vient du pied sain ;

2° Que le sang d'un animal en état de fièvre est pyrogène (fait déjà vérifié par O. Weber et de Freese).

Les expériences de M. Ansonneau viennent donc corroborer la théorie de MM. Gangolphe et Courmont.

Cette théorie peut-elle s'appliquer à la fièvre traumatique aseptique ?

Dans les expériences de M. Ansonneau, il s'agit, dit cet auteur, de fièvre inflammatoire. En réalité, il s'agit d'une véritable fièvre traumatique aseptique, puisqu'elle résulte « d'une plaie assez large et assez profonde » faite à un pied antérieur chez un âne. Nous nous sommes d'ailleurs expliqué précédemment sur ce que nous entendions par fièvre inflammatoire. Les résultats obtenus par M. Ansonneau peuvent donc s'appliquer à la fièvre aseptique consécutive aux traumatismes ne s'accompagnant pas d'inflammation appréciable cliniquement.

Quant aux conclusions de MM. Gangolphe et Courmont, elles peuvent également s'appliquer à la fièvre traumatique aseptique.

En effet, nous avons vu que tout traumatisme s'accompagne de lésions élémentaires primitives et nous avons étudié le mécanisme de ces lésions. Nous avons vu en particulier que les troubles dans la vitalité des éléments anatomiques sont dus en grande partie à l'ischémie déterminée par le choc vulnérant, que cette ischémie résulte de la compression par l'épanchement sanguin ou de l'oblitération des vaisseaux.

Il est donc très logique d'admettre que l'altération des éléments cellulaires provoquée par un traumatisme, tel qu'une contusion, est, dans une certaine mesure, de même nature que la gangrène aseptique consécutive à une oblitération vasculaire de cause pathologique et que par conséquent la fièvre traumatique aseptique peut être engendrée par la résorption de produits pyrétogènes sécrétés par les éléments anatomiques troublés dans leur vitalité.

Cette théorie de M. Gangolphe explique bien la fièvre consécutive aux traumatismes déterminant une attrition assez notable des tissus. Mais s'il est vrai que le degré de l'hyperthermie est souvent dans un rapport direct avec la violence et l'étendue de cette attrition, ce rapport fait quelquefois défaut.

On voit parfois des contusions faibles des parties molles, sans épanchement sanguin appréciable, engendrer une forte hyperthermie.

Nous avons notamment observé plusieurs cas de contusions du genou avec hémarthrose. Les uns (et ce sont les moins nombreux) ont eu une évolution apyrétique, les autres une marche fébrile.

Or, parmi ces derniers, l'intensité de la violence et la grandeur de l'épanchement ont été plusieurs fois sans influence sur le degré de l'ascension thermique.

Dans un cas, le thermomètre oscilla entre 38°,5 et 39° durant les deux premiers jours après l'accident et cela sans que l'épanchement ait diminué de volume. La résorption du sang extravasé semble donc avoir été sans grande influence sur la température. D'ailleurs, malgré la ponction faite le troisième jour, le thermomètre se maintint encore aux environs de 39°, atteignant même une fois 39°,4 et il en fut de même le soir et le lendemain de l'arthrotomie.

On ne peut donc invoquer dans cette observation, pour expliquer l'élévation si considérable de la température, ni la résorption du sang extravasé, ni la violence du traumatisme qui fut assez faible.

Mais l'examen du sang nous ayant révélé deux fois la *présence d'un grand nombre de cellules migratrices* animées de mouvements amiboïdes très nets et dont quelques-unes avaient phagocyté des globules rouges, nous avons pensé que ces cellules pouvaient peut-être, par leurs sécrétions, jouer un rôle important dans la genèse de l'hyperthermie.

Cette hypothèse nous parut d'autant plus vraisemblable que, dans deux autres observations cliniques, l'une de squirrhe du sein avec épanchement sanguin post-opératoire, l'autre de contusion du genou avec hydarthrose aiguë, il y eut une fièvre élevée coïncidant avec la présence dans le sang extravasé d'un grand nombre de cellules migratrices.

Il ne restait plus qu'à vérifier expérimentalement l'hypothèse qui nous avait été suggérée par ces faits cliniques. C'est ce que nous avons tenté de faire. Nous allons donc maintenant rapporter les faits expérimentaux qui semblent venir à l'appui de notre hypothèse.

LES GLOBULES BLANCS SÉCRÈTENT-ILS DES SUBSTANCES THERMOGÈNES[1]?

Pour démontrer cette proposition, nous avons isolé des globules blancs que nous avons fait vivre dans des milieux appropriés. Les liquides renfermant les leucocytes ont été, après vérification de leur asepsie, injectés à des animaux. Ces injections ont été pratiquées un nombre d'heures variable après l'isolement des globules blancs et les températures rectales ont été très soigneusement prises dans chaque cas.

---

1. Voir PILLON, *Les Globules blancs sécréteurs de substances thermogènes.* (*C. R. Soc. de biol.*, séances du 14 et du 28 mars 1896.)

a) Isolement des globules blancs.

Plusieurs procédés peuvent être utilisés :

1° On introduit dans le péritoine d'un animal de petites éponges préalablement lavées à l'eau bouillante, puis stérilisées et séchées. On les retire le surlendemain ; elles sont alors gorgées de liquide riche en leucocytes, liquide que l'on exprime dans des tubes stérilisés [1].

2° On peut recueillir par saignée une certaine quantité de sang dont on empêche la coagulation par un moyen convenable et que l'on soumet à une rapide centrifugation. Le sang se sépare en trois couches. Il est alors facile d'isoler la couche de globules blancs.

C'est ce dernier procédé que nous avons employé, car il permet de recueillir une grande quantité de leucocytes.

L'opération nécessitant un grand volume de sang, nous avons utilisé le cheval. La saignée est pratiquée à la jugulaire avec des instruments aseptiques et le sang est recueilli dans des ballons bouchés avec du papier-filtre et stérilisés. A cet effet, ceux-ci étant inclinés presque horizontalement, il suffit de perforer le bouchon de papier avec la canule en verre qui termine le tube en caoutchouc employé pour la saignée et de laisser ensuite écouler le sang.

Si l'on se contentait de recueillir le sang tel qu'il sort du vaisseau, il ne tarderait pas à se coaguler et cette coagulation rendrait impossible l'isolement des globules blancs.

Pour empêcher la coagulation, nous avons eu recours à plusieurs méthodes.

a) *Méthode de* E. Freund [2]. — Elle consiste à recueillir le sang

---

1. J. Bordet, *Les Leucocytes et les propriétés actives du sérum chez les vaccinés.* (*Ann. de l'Institut Pasteur*, 1895, 25 Juin, p. 161.)

2. E. Freund, *Wiener med. Jahrb.*, 1886, p. 16, et *Maly's Jahresb.*, t. XVI, p. 121.

dans des ballons dont la paroi interne est enduite de vaseline stérilisée. D'après Freund, la coagulation est alors suspendue pendant 24 heures. En réalité, nous avons observé, comme Strauch [1], qu'elle était beaucoup plus rapide.

Cependant ce procédé donne de bons résultats quand les tubes vaselinés et remplis de sang sont rapidement soumis à la centrifugation.

b) Méthodes substituant à la paroi vasculaire des membranes jouissant de propriétés analogues.

On ne peut songer à utiliser des vessies natatoires de poissons qui ont macéré dans une solution physiologique de NaCl; car ces membranes ne peuvent résister à une stérilisation à l'autoclave.

Nous avons expérimenté avec des *tubes de papier parchemin collés à la gélatine bichromatée* [2]. Cette gélatine supporte en effet très bien une chaleur humide de 120° pendant vingt minutes. La centrifugation étant faite rapidement, il suffit d'isoler entre deux ligatures la couche de globules blancs, intermédiaire entre les couches de plasma et d'hématies.

Malheureusement, la striction exercée par ces ligatures sur un tube trop rigide provoque fatalement un mélange des leucocytes avec les deux couches voisines.

Aussi avons-nous rejeté ce procédé et, suivant les conseils de M. le professeur Macé, nous avons utilisé des tubes en *baudruche.*

Ceux ci sont soigneusement brossés afin d'enlever la fine poussière qui les recouvre, puis mis à macérer pendant 24 heures dans de l'eau chlorurée à 0° 7 p. 100. Chaque tube de baudruche est alors introduit dans un tube de verre de longueur un peu inférieure; de plus un manchon isolant de papier par-

---

1. Strauch, *Inaug. Dissert.* Dorpat, 1887.
2. Monckhoven, *Traité général de photographie*, 7e édit., 1881, p. 323.

chemin est interposé entre ces deux tubes pour éviter l'adhérence entre les parois de verre et de baudruche, adhérence assez forte pour empêcher l'extraction du tube de baudruche.

Avant de porter à l'autoclave, un mandrin de verre est placé dans le récipient en baudruche pour empêcher l'accolement des parois de ce dernier.

Celui-ci est alors bouché avec un tampon de coton et l'on stérilise à l'autoclave à 120° pendant 20 minutes.

Un certain nombre de tubes ainsi préparés et aseptisés sont alors très rapidement remplis de sang sortant directement de la jugulaire du cheval. Avant le remplissage, il est bon d'entourer les tubes de glace, le refroidissement à 0° retardant beaucoup la coagulation.

La centrifugation une fois obtenue, on isole les globules blancs par un des procédés que nous indiquerons ultérieurement.

Cette méthode est excellente quand on cherche seulement à séparer les globules du sang de sa partie liquide. Mais, en pratique, il est difficile d'opérer assez rapidement pour empêcher toute coagulation.

Aussi avons-nous substitué à cette méthode la suivante.

c) Méthode empêchant la coagulation par le mélange du sang avec des solutions salines en proportions déterminées.

Nous avons eu recours au procédé d'Arthus[1].

Pour empêcher la coagulation, il suffit de recueillir 10 volumes de sang sortant de la veine dans un vase contenant un volume d'une solution d'un oxalate neutre de potasse ou de soude à 1 p. 100 ou de faire arriver 1,000 parties de sang sortant du vaisseau dans un vase contenant une partie en poids d'oxalate neutre pulvérisé et d'agiter vigoureusement pour hâter la dissolution du sel.

---

1. ARTHUS, *Éléments de chimie physiologique*. O. Masson, édit., 1895, p. 93 et suiv.

On obtient ainsi du sang *décalcifié* non spontanément coagulable.

On peut objecter que par ce procédé on opère sur du sang qui n'est pas physiologique. Mais l'examen microscopique nous a démontré que les éléments figurés du sang oxalaté étaient peu altérés quand l'expérience est faite rapidement. Sans doute un certain nombre de globules blancs sont immédiatement frappés à mort, ce qui arrive d'ailleurs chaque fois qu'ils sont sortis des vaisseaux ; mais la majeure partie des leucocytes conservent des mouvements amiboïdes très actifs, résultat que nous avons jugé suffisant.

La saignée étant donc pratiquée aseptiquement à la jugulaire du cheval, dans une chambre à basse température, le sang est recueilli dans un ballon de verre stérilisé renfermant une partie en poids d'oxalate neutre de soude[1] finement pulvérisé pour 1,000 parties de sang sortant du vaisseau. Le ballon est agité constamment pour favoriser la dissolution du sel.

Le sang[2] est immédiatement réparti dans des tubes de verre d'une capacité de 30 centimètres cubes environ.

Deux modèles de tubes ont été utilisés :

α) Des tubes de verre assez longs (20 centimètres) et assez étroits (2 centimètres), lavés à l'alcool et à l'eau, fermés avec une bourre de coton et stérilisés.

β) Des tubes moins longs (15 centimètres) et plus larges ($2^{cm},5$) contenant chacun un second tube en baudruche fermé à une extrémité, bouché à l'autre avec de la ouate et long de 18 centimètres. L'adhérence entre les parois de ces deux tubes et entre les parois de baudruche a été évitée par les moyens indiqués précédemment.

Des tubes α et β ainsi préparés sont ensuite remplis aux deux tiers de sang oxalaté, puisé (dans le ballon utilisé pour la sai-

---

1. Nous avons utilisé exclusivement l'oxalate de soude qui est moins toxique que l'oxalate de potasse.

2. Le sang cultivé sur gélose et dans le bouillon resta stérile.

gnée) au moyen d'une pipette à boule munie de deux tubulures, une verticale, une autre latérale et de grande longueur. Ces deux tubulures portent, au voisinage de leurs extrémités, des bourres de coton qui tamisent l'air.

Les tubes α et β remplis de sang sont aussitôt portés sur un centrifugeur.

Nous nous sommes servi du centrifuge-toupie du Dr N. Gerber [1].

Il se compose d'un plateau mobile autour d'un axe vertical auquel on peut imprimer un mouvement de rotation très rapide. Avant de disposer les tubes sur ce plateau, il est bon de recouvrir ce dernier de morceaux de glace afin de retarder la coagulation.

En cinq ou dix minutes, la séparation du sang en trois couches (plasma, globules blancs et globules rouges) est obtenue.

Pour recueillir les leucocytes, on peut opérer de deux façons:

1° Avec les tubes α, on aspire lentement avec une première pipette le plasma d'abord, puis, avec une autre pipette, les globules blancs. C'est le moyen le plus commode;

2° Avec les tubes β, on commence par retirer le plasma. Pour prélever les leucocytes, deux artifices peuvent être employés.

Par une petite ouverture faite au tube de baudruche au niveau de la couche de ces cellules, couche facilement reconnaissable par transparence, on introduit l'extrémité d'une pipette et l'on aspire. Ou bien une ligature est posée entre la couche des hématies et celle des leucocytes et ceux-ci sont isolés.

b) Ensemencement des globules blancs.

Les globules blancs ainsi obtenus sont rapidement placés dans différents liquides: eau chlorurée (0gr,6 p. 100), eau chlo-

---

1. M. Mayet (de Lyon) a présenté récemment un appareil nouveau pour la centrifugation des globules du sang. — Congrès de Bordeaux (*Assoc. franç. pour l'avanc. des sciences*), 1895.

rurée tenant en suspension des granulations de carmin, sérum de Hayem.

Ces milieux, reconnus aseptiques, sont mis dans une étuve à température constante (celle du cheval : 38°). Ils sont contenus dans des ballons à trois tubulures, réunis entre eux par des tubes de caoutchouc s'adaptant aux tubulures latérales. Le premier de ces ballons communique d'une part avec un gazomètre à air et de l'autre avec un appareil à acide carbonique. Le débit de ces gaz est réglé de façon que la pression de chacun d'eux soit à peu près équivalente à celle qu'ils ont dans la lymphe[1].

Dans chaque ballon, le niveau du liquide n'atteint pas celui des deux tubulures latérales ; le courant gazeux passe donc à la surface des milieux, leur constituant une atmosphère sans cesse renouvelée. On évite ainsi tout barbotage pouvant léser mécaniquement les globules blancs. Avant de pénétrer dans la série des ballons, le mélange gazeux traverse un tube rempli de ouate qui arrête les germes extérieurs. L'acide carbonique se débarrasse de toute trace de HCl en passant dans un flacon laveur renfermant une solution concentrée de carbonate de soude.

Nous sommes ainsi arrivé à faire vivre les globules blancs du cheval pendant huit heures et demie, dans de l'eau distillée, stérilisée et contenant $0^{gr},60$ p. 100 de NaCl.

Nous avons fait les trois séries d'expériences suivantes :

1° Nous avons injecté une heure après la saignée, à trois cobayes, dans le tissu cellulaire sous-cutané du dos, 5 centimètres cubes d'eau chlorurée, tenant en suspension une quantité de leucocytes équivalente à celle contenue dans 80 centimètres cubes de sang complet. L'hyperthermie a été constante, débutant au bout de 3 ou 4 heures, atteignant son acmé ($0°5$ deux fois et $0°7$ une fois) vers la 10e ou 12e heure. La température était redevenue normale 20 heures après l'injection.

2° Les mêmes injections ont été faites à trois cobayes 5 heures après la saignée. L'hyperthermie, à début plus rapide a atteint $0°7$ deux fois et $0°9$ une fois, au bout de 6, 7 et 9 heures.

Elle avait disparu la 10e heure.

1. LAMBLING, *Encyclop. chim.* (M. Frémy), t. IX, p. 292, 1895.

3° Les mêmes injections, faites 8 heures 1/2 après la saignée, ont donné des hyperthermies de 0°8, 0°9 et 1 degré, au bout de 5 à 6 heures.

Une injection faite à un cobaye 27 heures après la saignée a fait monter le thermomètre à 0°9.

Ces faits prouvent que l'élévation de la température a été en croissant de la première à la troisième série (0°6, 0°8, 1°).

De ces expériences nous concluons donc que l'injection, dans le tissu cellulaire sous-cutané des cobayes, de solutions chlorurées aseptiques et tenant en suspension des globules blancs obtenus par centrifugation du sang de cheval frais et oxalaté engendre des élévations de température constantes et *d'autant plus accusées que l'intervalle compris entre l'isolement des leucocytes et leur injection aux animaux est plus considérable.*

L'examen histologique nous a d'ailleurs démontré que la plus grande partie des globules blancs avaient conservé leur vitalité.

Nos procédés d'examen ont été les suivants[1] :

1er Procédé.

a) Fixer à la chaleur sur lame ;

b) Coloration par l'hémalaüne et l'orange-gelb ;

c) Passage à l'alcool à 95°, puis à 100°; enfin au xylol ;

d) Montage au baume.

Le protoplasma et les grains éosinophiles sont colorés en orange; la portion chromatique des noyaux en violet.

Si les noyaux sont dégénérés, au lieu de voir la chromatine sous forme de petits points séparés, on voit une boule homogène colorée d'une façon intense en violet uniforme.

2e Procédé.

a) Une goutte sur lame non fixée à la chaleur; attendre une ou deux minutes pour que les leucocytes se collent à la lame.

b) Arroser avec du sublimé concentré (cinq minutes) ;

c) Lavage à l'alcool à 95° (24 heures au maximum);

---

1. Consultez aussi G. Bizzozero, *Nouvelles recherches sur la structure de la moelle des os chez les oiseaux.* (Arch. ital. de biol., t. XIV, 1891, p. 293 et suiv.)

d) Passer à l'eau ; colorer par le vert de méthyle aqueux (cinq minutes) ;

e) Laver à l'eau ; colorer par la fuchsine acide ou l'orange-gelb ;

f) Laver aux alcools à 95° et 100°, puis au xylol. La chromatine est colorée en vert.

S'il y a dégénérescence, la coloration verte est plus intense, le protoplasma et les grains éosinophiles sont colorés par la fuchsine ou l'orange.

3° Procédé.

Examen direct de la solution chlorurée renfermant les leucocytes, sans fixation par la chaleur et sans coloration.

L'examen histologique du liquide injecté a été pratiqué avant chaque expérience. Il nous a donné les résultats suivants :

1° Immédiatement après la saignée, un certain nombre de leucocytes sont frappés à mort et désagrégés. Ceux qui persistent présentent des mouvements amiboïdes très nets ; la plupart sont polynucléaires ;

2° Au bout de cinq heures, les globules vivants sont moins nombreux ; beaucoup sont immobiles, à protoplasma granuleux, à noyau fortement coloré par le vert de méthyle ; d'autres présentent des mouvements amiboïdes assez accusés, mais ralentis ;

3° Huit heures et demie après la saignée, on constate encore quelques leucocytes très peu mobiles ; leur noyau a pris une forme arrondie et compacte.

Bien que la phagocytose *in vitro* se produise facilement[1], nous ne l'avons point observée dans l'eau chlorurée chargée de carmin.

---

1. J. Bordet, *Recherches sur la phagocytose.* (*Ann. de l'Instit. Pasteur*, 25 fév. 1896, n° 2, p. 109.)

DISCUSSION.

Nous ne pouvons tirer des conclusions fermes d'expériences aussi peu nombreuses. Cependant l'hyperthermie constatée par nous rend probable la sécrétion de substances pyrétogènes par les globules blancs.

Dans un récent article où ils étudient l'effet sur la température des animaux des injections aseptiques de sang dans le péritoine et la plèvre, MM. de Rouville et Delezenne[1] attribuent l'hyperthermie constante qui résulte de ces injections à la résorption de l'épanchement sanguin.

Pour formuler cette opinion, ils se basent sur les expériences de M. Roger et sur celles de MM. Mairet et Bosc, qui démontrent le pouvoir pyrétogène du sang veineux ou défibriné, du sérum sanguin privé ou non de ses propriétés coagulatrices, et ces auteurs ajoutent :

« L'injection de sang total dans les séreuses doit, à notre avis, agir de la même façon que l'injection de sérum dans les vaisseaux ; le sang se coagulant très vite après injection dans les séreuses, le sérum formé est rapidement résorbé et manifeste ses propriétés thermogènes. Est-il dès lors bien nécessaire, pour expliquer l'hyperthermie, de recourir, comme le fait M. Pillon, à une hypothèse d'après laquelle « les cellules mi« gratrices attirées dans la région vulnérée, sans doute grâce à « la chimiotaxie positive des liquides extravasés, pourraient dans « certains cas sécréter des produits thermogènes? » Nous le croyons d'autant moins qu'une quantité de solution chlorurée égale à celle employée par M. Pillon[2], mais injectée sans globules blancs chez le cobaye, détermine constamment une élévation thermique, ainsi que nous l'ont montré des expériences complémentaires. »

---

1. DE ROUVILLE et DELEZENNE, *Presse médicale*, 4 juillet 1896, n° 51, p. 318.
2. PILLON, *loc. cit.* (*C. R. Soc. de biol.*, 14 mars 1896.)

Cette objection de MM. de Rouville et Delezenne détruit-elle réellement notre hypothèse?

Avec ces auteurs nous pensons que, dans la majorité des cas, l'hyperthermie consécutive à la résorption des épanchements sanguins dans le tissu cellulaire ou dans les séreuses est due principalement à l'action sur le système nerveux des substances pyrétogènes contenues dans le sang extravasé (hémoglobine, nucléine, fibrin-ferment, etc.).

Nous avons en effet observé un grand nombre d'épanchements sanguins dans le tissu cellulaire dont la résorption engendra une forte hyperthermie et cela sans qu'il y eût ni diapédèse ni phagocytose au niveau du foyer traumatique. On ne peut, dans ces cas, invoquer la sécrétion de produits pyrétogènes par les globules blancs. Encore faudrait-il démontrer que la phagocytose, dans le torrent de la circulation générale, des hématies plus ou moins altérées qui y ont été entraînées, ne contribue pas à la production de l'hyperthermie?

Mais nous avons en revanche cité trois cas d'épanchements traumatiques (squirrhe du sein, hémarthroses) où une élévation très accentuée de la température coïncida avec la présence d'un grand nombre de cellules migratrices dans le sang extravasé. La coïncidence fut si frappante que nous vîmes entre ces deux facteurs un rapport de cause à effet.

Ce rapport est-il seulement hypothétique? Nos expériences, trop peu nombreuses, il est vrai, semblent cependant établir son existence.

MM. de Rouville et Delezenne nous objectent qu'une quantité de solution chlorurée égale à celle que nous avons employée, mais injectée sans globules blancs chez le cobaye, détermine constamment une élévation thermique.

L'hyperthermie est en effet très fréquente à la suite de telles injections, mais elle n'est pas constante, ainsi que nous l'avons remarqué nous-même après d'autres expérimentateurs. Il est bon de dire que nos injections ont été faites avec lenteur (cinq minutes). Dans ces conditions, l'hyperthermie n'a jamais été aussi accentuée qu'à la suite des injections d'eau chlorurée contenant des leucocytes.

Ce dernier liquide nous a donné une hyperthermie *constante*. De plus, la *température a atteint un degré d'autant plus élevé que l'injection a été faite un plus grand nombre d'heures après l'isolement des globules blancs* (0°,6-0°,8-1°).

Cette ascension thermique *progressive* n'est certainement pas due à l'eau chlorurée. Celle-ci a une action sur la température, mais elle n'agit pas seule.

Les leucocytes vivants ou en état de nécrobiose interviennent par leurs sécrétions pyrétogènes; les leucocytes morts par les produits de leur désagrégation. Ces produits sont en partie résorbés directement par le système circulatoire et en partie phagocytés par les cellules migratrices de l'animal injecté.

L'hyperthermie peut donc résulter de la résorption et des liquides injectés (eau chlorurée tenant en supension des globules blancs) et des substances sécrétées par les phagocytes des animaux en expérience.

D'ailleurs, d'autres faits semblent démontrer ce pouvoir de sécrétion des globules blancs.

Nous injectons *lentement*, à cinq cobayes, dans le tissu cellulaire du dos, 15 centimètres cubes d'eau distillée chlorurée (0,7 p. 100), stérilisée et chauffée à 30°. La température reste à peu près normale dans tous les cas, avec des variations n'excédant pas 0°,4.

Si nous injectons de même à cinq cobayes respectivement 15 centimètres cubes d'eau chlorurée, tenant en suspension 1 gramme de poudre de carmin, filtrée sur drap et stérilisée, nous observons une hyperthermie constante durant 12 à 24 heures et dont les maxima sont 0°,5 (deux fois); 0°,6 (deux fois) et 0°,8, soit en moyenne 0°,6 [1].

----

[1]. Le même fait a été observé mais interprété différemment par Comerti. (*Riforma medica*, nᵒˢ 231 à 231, oct. 1891.)

Les mêmes injections faites à cinq cobayes, avec des solutions tenant en suspension un poids double de carmin, provoquent dans tous les cas une élévation de température durant 18 à 24 heures. Maxima : $0°,5$, $0°,8$, $0°,9$ (deux fois) et $1°,2$, soit, en moyenne, $0°,8\ 1/2$.

Comment peuvent s'expliquer ces différences de température?

L'eau chlorurée injectée sous la peau est rapidement résorbée par le système circulatoire, sans réaction locale, sans altération consécutive notable des éléments anatomiques, sans diapédèse [1]; aussi l'hyperthermie est-elle peu accentuée.

Il n'en est pas de même de l'eau chlorurée carminée. Celle-ci attire les leucocytes qui englobent les particules étrangères et les transportent dans différents organes. Or, la présence d'un corps étranger dans le protoplasma des leucocytes doit exalter ou pervertir le chimisme de ces éléments. Ne peut-il point alors résulter de ce processus irritatif une diffusion anormale ou exagérée de produits thermogènes dans les plasmas qui baignent nos tissus?

Cette hypothèse expliquerait bien les différences dans le degré de l'ascension thermique après les injections d'eau chlorurée carminée et non carminée.

D'ailleurs, elle expliquerait bien aussi l'hyperthermie engendrée par la résorption des extravasations sanguines.

Le mécanisme de cette résorption est en effet très semblable à celui de la résorption de l'eau chlorurée tenant en suspension des particules solides.

Ce mécanisme a été bien étudié par M. Cassaët[2] et un grand nombre d'autres expérimentateurs qui ont reconnu le rôle important joué par les globules blancs dans l'absorption des corps étrangers.

Quel que soit le tissu dans lequel on fait l'injection d'eau

---

1. Borissow a en effet démontré l'action chimiotaxique nulle de l'eau chlorurée. *Ziegler's Beiträge zur pathol. Anat.*, XVI, p. 432.

2. E. Cassaët, *De l'absorption des corps solides*, O. Doin, 1892.

chlorurée carminée (tissu conjonctif sous-cutané, séreuses, etc.), les particules étrangères sont rapidement englobées par les cellules migratrices.

La série des phénomènes d'absorption des corps solides injectés par exemple dans la cavité péritonéale, comprend plusieurs phases successives (Cassaët) :

1° *Phase d'irritation.* — La séreuse, irritée par la présence des granulations étrangères, s'enflamme, d'où une exsudation de lymphe plastique et une néoformation active de cellules embryonnaires. Alors commence la deuxième phase.

2° *Phase d'absorption cellulaire.* — Elle commence presque immédiatement après l'injection. Trois variétés de cellules y prennent une part active ; ce sont :

a) Les cellules migratrices ou microphages de Metschnikoff ;

b) Les cellules géantes ou macrophages du même auteur, en très petite quantité malgré l'opinion de Waldeyer ;

c) Les cellules endothéliales adultes, mais irritées et tuméfiées.

Ce sont les cellules migratrices qui jouent le rôle de beaucoup le plus important dans cette absorption cellulaire qui est le fait capital de la réaction des tissus vis-à-vis des corps étrangers pulvérulents. Parmi ceux-ci, il en est cependant qui échappent à la phagocytose ; alors ou ils s'enkystent au milieu des cellules embryonnaires néoformées, ou ils pénètrent dans le parenchyme des organes abdominaux. Mais ce qui domine la scène, c'est l'absorption cellulaire bientôt suivie de la troisième phase.

3° *Phase de pénétration vasculaire et de diffusion.* — Les cellules migratrices arrivant au contact des vaisseaux irritent leurs parois qui s'enflamment et se laissent traverser par elles. Ces cellules sont alors lancées dans le torrent circulatoire sanguin et lymphatique et par leur intermédiaire aboutissent aux ganglions lymphatiques qui les retiennent en grande partie.

Tel est le mécanisme d'absorption des particules étrangères

par le péritoine. Il est le même pour le tissu conjonctif avec cette différence que l'absorption y est moins rapide, car les phagocytes cheminent plus difficilement, obligés qu'ils sont de se frayer un chemin à travers les faisceaux conjonctifs plus ou moins serrés pour venir englober les granulations et les diffuser ensuite dans tout l'organisme, après avoir traversé les parois vasculaires.

Si, au lieu d'injecter de l'eau chlorurée carminée, on injecte du sang frais, on verra se produire à peu près la même série de phénomènes. Muscatello[1] a en effet démontré expérimentalement que l'absorption du sang injecté dans la cavité péritonéale des lapins se fait en grande partie par l'intermédiaire des globules blancs phagocytes.

Quelle est alors la destinée des particules (corps étrangers, débris d'hématies) qui ont été englobées ? Peut-être sont-elles morcelées ou détruites chimiquement ?

Quel est le sort des phagocytes qui les ont absorbées ? Un grand nombre se rendent dans le foie et la rate ; là, ou ils se débarrassent de leur proie, ou ils sont dévorés par les macrophages. Ce sont du moins les deux seules hypothèses possibles, car on retrouve, disséminées dans la rate, de nombreuses particules solides indépendantes des cellules migratrices et absolument inaltérées.

De cette étude ressort nettement le rôle important joué par les globules blancs dans la résorption des extravasations sanguines, principalement des épanchements intra-péritonéaux et des épanchements résultant d'une lésion du tissu osseux[2].

---

1. MUSCATELLO, *Arch. per le Scienze med.*, XIX, 3.

2. Dans le cas de fracture ou de contusion osseuse, en effet, le sang extravasé se trouve en contact avec le tissu médullaire ; or, ce tissu renferme un grand nombre de médullocelles, c'est-à-dire de cellules capables comme les leucocytes de phagocyter les débris de globules rouges altérés. — ARNOLD, qui a étudié la biologie de la cellule de la moelle osseuse, a constaté que les cellules géantes de cette moelle jouissent de la propriété phagocytaire. (*Morphologie et biologie des cellules de la moelle osseuse. Archiv f. Pathol. Anat. und Physiol.*, vol. 140, 1895.)

Comment alors s'expliquer que cette phagocytose puisse devenir, *dans certains cas*, l'un des facteurs pathogéniques primordiaux de la fièvre traumatique aseptique ?

La phagocytose des corps étrangers par les cellules migratrices ne peut s'effectuer qu'au prix d'un surcroît d'activité considérable de la part de leur protoplasma, surcroît d'activité qui entraîne nécessairement pour chaque phagocyte une augmentation proportionnelle dans la grandeur des échanges nutritifs. Or, il est bien évident que toute cellule irritée, *surmenée*, doit élaborer des produits de sécrétion anormale. Cela est vrai surtout des globules blancs si sensibles aux moindres modifications du milieu.

Quand les phagocytes ont à lutter contre les bactéries, deux êtres *vivants* sont en présence, le microbe et la cellule. Dans ce corps-à-corps, chacun déploie ses moyens de défense, les exalte et les multiplie pour remporter la victoire ; chacun répand dans le milieu des poisons variables, comme s'il voulait s'entourer d'une zone de protection infranchissable. Cette diffusion de substances toxiques s'opère même avant que les phagocytes aient englobé leurs ennemis.

Si les parasites sont vaincus, englobés, digérés, cette digestion intra-cellulaire va donner lieu à une exosmose de produits anormaux, car la réaction réciproque entre les deux protoplasmas vivants continue jusqu'à la mort du parasite et même jusqu'au moment où la cellule, toujours impressionnée par les produits de désagrégation de ce cadavre cellulaire, par son contact mécanique, est parvenue à le digérer et à l'expulser.

Si les phagocytes ont à lutter au contraire contre un corps étranger (poudre de talc, de carmin, etc.), les phénomènes sont beaucoup plus simples. Si en effet l'ennemi est une substance inerte, qui ne sécrète rien, qui agit seulement mécaniquement, le milieu ambiant s'enrichira seulement des produits d'une désassimilation plus active élaborés par les globules blancs.

On comprend ainsi pourquoi, dans ce dernier cas, l'organisme est moins impressionné et traduit sa souffrance d'une façon plus silencieuse.

C'est ce qui arrive quand, à la suite d'un traumatisme, du sang s'est épanché dans nos tissus. Les éléments frappés à mort agissent d'abord et surtout mécaniquement sur les globules blancs voisins, comme le feraient des particules de carmin et cette irritation ne tarde pas à enrichir le foyer traumatique des produits d'une sécrétion anormale.

Que le mélange de ces produits avec le sang extravasé acquière des propriétés chimiotaxiques nettement positives et les leucocytes arriveront en masse pour dévorer les globules sanguins inutiles. Alors commencera cette phagocytose, cette digestion cellulaire d'où résultera la diffusion de substances capables d'impressionner la température. La fièvre apparaîtra et ce sera une fièvre d'intoxication.

Mais, il faut bien le dire, cette phagocytose est loin de s'exercer avec la même intensité dans tous les cas.

Constante et toujours accusée dans les épanchements sanguins intra-péritonéaux ou résultant d'une fracture, elle est souvent très faible quand l'extravasation s'est faite dans le tissu cellulaire.

A quoi tiennent ces différences ? Évidemment en grande partie à la *variabilité du pouvoir chimiotaxique* des liquides du foyer traumatique, en particulier du sérum sanguin.

Si la composition du sérum en principes nettement définis chimiquement est presque constante, il n'en est pas de même de sa teneur en diastases, ferments, leucomaïnes cellulaires dont la nature et la proportion varient sous l'influence de causes très diverses.

A la suite d'un traumatisme, le sérum épanché se charge de tous les produits solubles résultant de la nécrobiose des éléments anatomiques lésés mécaniquement, en particulier des produits de désagrégation des globules rouges, de la nucléine des noyaux cellulaires, nucléine dont Schleich[1] a démontré la grande puissance chimiotaxique.

La chimiotaxie des liquides du foyer traumatique dépendra donc et de la quantité d'éléments anatomiques frappés de nécrobiose[2], et des variations du pouvoir globulicide du sérum, et de la résistance des éléments figurés du sang extravasé, etc.

Mais comment expliquer alors que, toutes choses égales, le degré de l'hyperthermie ne soit pas toujours proportionnel à la quantité de sérum résorbé ?

Pour qu'il existe un rapport direct entre ces deux facteurs, il faudrait démontrer que les cellules atteintes dans leur vitalité n'ont qu'une manière de manifester leur souffrance. Or, il est probable qu'elles disposent de multiples moyens de défense, qu'elles peuvent varier à l'infini la sécrétion de leurs protéides défensives.

De plus, les éléments cellulaires ne sont pas tous également sensibles à l'action des causes vulnérantes.

On comprend donc pourquoi la réaction fébrile consécutive aux traumatismes aseptiques n'est pas toujours proportionnelle à la quantité de sérum résorbé.

Il reste enfin une seconde question à se poser.

Quelle est la nature des substances pyrétogènes mises en liberté par les globules blancs ?

Elle nous est inconnue. Nous savons bien que le *fibrin-ferment*, qui est sécrété par les leucocytes, a une action hyperthermisante très nette. Mais est-ce la seule substance qui intervienne dans la genèse de l'hyperthermie ? C'est peu probable, car les fonctions des cellules migratrices dans l'organisme sont si multiples et si complexes, leur sensibilité si exquise que leurs

---

1. Schleich, *Utilisation du sérum normal dans le pansement des plaies chirurgicales ou accidentelles. (Therapeut. monatschefte,* nov. 1894, p. 549)

2. Boarssow a constaté que les parties animales mortes sont douées d'un certain pouvoir de chimiotaxie positive (chez le chien). [*Ziegler's Beitrage zur pathol. Anat.,* XVI, p. 132.]

sécrétions doivent être très variables en qualité et en quantité suivant l'état et la composition du milieu où ils vivent.

Peut-être faut-il incriminer l'*acide urique* qui résulte de la destruction des leucocytes. Nous savons en effet que cet acide est éliminé en excès dans les leucocytoses aussi bien pathologiques (leucémie) qu'artificielles (injection de nucléine, de poudre de carmin[1]) et nous savons que ces leucocytoses sont fréquemment accompagnées d'hyperthermie.

Cet acide urique agit-il réellement sur la température? Sa faible solubilité dans l'eau chlorurée empêche d'étudier cette action. Mais Rouquès[2] a démontré que les injections d'urate acide de soude sont thermogènes. Si donc la nécrobiose des leucocytes s'accompagne d'une élimination exagérée d'acide urique, cet acide (ou ses dérivés) pourrait être considéré comme un des facteurs pathogéniques de l'hyperthermie.

Mais nous pensons que les substances thermogènes sécrétées par les globules blancs sont multiples.

Nous en avons maintenant fini avec la pathogénie de la fièvre traumatique aseptique. Les différentes théories proposées ont été successivement passées en revue et discutées. Nous avons montré que seules la théorie nerveuse et la théorie de la résorption sont réellement fondées.

Nous avons vu combien étaient multiples les substances pyrétogènes capables d'impressionner la température des blessés et quel rôle on pouvait, dans certains cas, attribuer aux cellules migratrices.

En un mot, la fièvre traumatique aseptique est une véritable fièvre par *auto-intoxication*.

---

1. KÜHNAU, *Zeitsch. f. klin. Med.*, XXVIII, 5 et 6 ; — L. GARNIER, *Les Procédés de dosage de l'acide urique.* (*Rev. méd. de l'Est*, 1895.)

2. ROUQUÈS, *loc. cit.*, p. 37.

CONCLUSIONS

I. — L'existence de la fièvre traumatique aseptique, longtemps contestée, est démontrée par de nombreux faits cliniques
et expérimentaux.

II. — Nous la définissons : l'hyperthermie, le plus souvent
légère et de courte durée, consécutive aux traumatismes accidentels ou opératoires qui atteignent des individus sains, non
diathésiques et ne déterminent ni infection parasitaire d'origine
endogène ou exogène, ni pénétration d'un corps amicrobien
étranger à l'organisme et capable d'altérer ce dernier autrement
que par action mécanique.

Dans cette définition, nous faisons rentrer la fièvre aseptique consécutive aux lésions mécaniques de l'axe cérébro-
spinal.

III. — Une classification *clinique* des différentes variétés de
fièvre traumatique aseptique ne saurait être admise, car le degré
de l'hyperthermie qui lui sert de base n'est soumis à aucune
loi fixe.

Une classification *étiologique* basée sur le mode d'action de
l'agent mécanique semble préférable. Mais il n'existe pas de
rapport constant entre la nature et l'étendue des lésions traumatiques d'une part et le degré de l'élévation de température
d'autre part.

Une classification *pathogénique* paraît donc la seule scientifique.

Le siège du foyer traumatique nous semble devoir lui servir

de base et nous distinguons trois grandes variétés de fièvre traumatique aseptique, suivant que ce foyer siège :

1° Dans les tissus conjonctifs ;

2° Dans les séreuses ;

3° Dans les centres nerveux encéphaliques ou médullaires.

a) A la première variété se rattachent : les lésions mécaniques des téguments externes, celles du tissu conjonctif sous-cutané, les sections ou ruptures musculaires, les épanchements traumatiques (sanguins, séreux, etc.), collectés ou infiltrés, les lésions des os (contusions, fractures), etc.

b) Les traumatismes intéressant les séreuses doivent être divisés en deux catégories, selon qu'ils atteignent :

Les grandes séreuses (péritoine, plèvre) ;

Les séreuses articulaires.

Cette distinction est basée sur les raisons suivantes :

1° Inégalité du pouvoir d'absorption de ces deux variétés de séreuses ;

2° Différence de leur structure ;

3° Différence dans la rapidité de la coagulation du sang épanché dans leur cavité ;

4° Différence dans la composition des produits qu'elles sécrètent.

Parmi les lésions mécaniques accidentelles ou opératoires intéressant les séreuses, il faut signaler surtout les laparotomies aseptiques, les hémothorax, les hémarthroses et hémo-hydarthroses.

c) A la troisième variété de fièvre traumatique aseptique se rattachent :

Les traumatismes cérébraux ;

Les traumatismes médullaires.

IV. — L'étude de la marche de la température après les traumatismes de ces trois catégories nous a fourni les résultats suivants

TRAUMATISMES A FOYER SIÉGEANT DANS UN TISSU DE NATURE CONJONCTIVE

a) Contusion.

Contusions des parties molles.

a) *Contusions du 1ᵉʳ degré* (ecchymoses). — De nos observations cliniques et expérimentales nous concluons que, chez les animaux (cobayes) comme chez l'homme, les contusions du 1ᵉʳ degré peuvent engendrer des élévations de température le plus souvent minimes et de très courte durée.

b) *Contusions du 2ᵉ degré.* — Nos observations cliniques nous démontrent que les contusions avec épanchement sanguin ou séro-sanguin peuvent aussi s'accompagner d'hyperthermie.

Celle-ci atteint un degré variable (38°, 38°,5, 39°) et a une durée également variable (exceptionnellement 12 à 15 jours).

Le volume de l'épanchement sanguin ne semble pas avoir une influence nettement accusée et constante sur la durée de l'hyperthermie ; l'apyrexie peut même accompagner des extravasations notables. La marche de la température, la durée de la fièvre semblent être dans un rapport plus étroit avec la rapidité de la résorption de l'épanchement.

Chez les animaux (lapins), nous sommes arrivé aux résultats suivants :

La contusion avec hématome circonscrit sous-cutané détermine des élévations de température variant entre 0°5 et 1°1 ;

Les maxima sont atteints le soir du 2ᵉ ou du 3ᵉ jour après le traumatisme ;

L'hyperthermie dure environ trois jours ;

L'hyperthermie ne s'accompagne d'aucun trouble de l'état général ;

Elle dépend bien plus du degré d'attrition des tissus que du volume de l'hématome ;

La contusion avec hématome diffus sous-cutané donne des résultats sensiblement analogues.

c) *Contusions du 3ᵉ degré.* — Nos expériences sur le cobaye nous permettent de tirer les conclusions suivantes :

1° La contusion suivie de sphacèle partiel secondaire produit une hyperthermie notable (1°1) ;

2° Elle est due surtout à la production du sphacèle ; elle persiste, en effet, jusqu'à la formation du sillon naturel de séparation entre les tissus vivants et les tissus mortifiés. A ce moment, l'oblitération vasculaire empêchant la résorption des produits pyrétogènes élaborés par les éléments anatomiques mortifiés, la température tend à redevenir normale. Le jour de la chute de l'eschare, l'hyperthermie a complètement disparu.

b) Fractures.

Contusions osseuses. — L'examen de nos observations cliniques nous donne les résultats suivants :

1° La fièvre traumatique aseptique s'observe dans 60 p. 100 des fractures simples ;

2° L'hyperthermie débute presque constamment le soir du premier jour ;

3° Sa durée est variable : 3, 4, 5 jours, exceptionnellement jusqu'à 12 jours ;

4° Les maxima de température ne dépassent pas 38°4 ;

5° L'âge du blessé, le siège de la fracture, le volume de l'os, la grandeur de l'épanchement, la rapidité de formation du cal n'ont pas d'influence sur le degré de l'hyperthermie ;

6° La mobilisation des fragments est fréquemment suivie d'une légère poussée fébrile.

Les fractures déterminées expérimentalement chez le cobaye nous ont amené aux conclusions suivantes :

1° L'hyperthermie a un début généralement plus précoce dans les fractures par flexion que dans les fractures par contusion ; ces dernières déterminent une certain état de shock avec hypothermie le premier jour ;

2° L'hyperthermie est plus élevée après les fractures par contusion, ce qui tient évidemment à la contusion de l'os et des parties molles ; il faut faire exception pour les fractures articulaires qui engendrent constamment de fortes élévations de température, qu'elles soient déterminées par flexion ou par contusion ;

3° Les maxima de température sont atteints, le plus souvent, le soir du deuxième ou du troisième jour ;

4° Dans les fractures par flexion, l'hyperthermie a une durée généralement plus courte que dans les fractures par contusion ; il faut excepter encore les fractures articulaires qui restent le plus souvent fébriles, quel que soit leur mode de production. D'une façon générale, la fièvre des fractures simples dure en moyenne de 1 à 2 jours (fractures par flexion), 3, 4, 5 jours et plus (fractures par contusion et articulaires) ;

5° L'âge et le sexe des animaux semblent sans influence sur la marche de la température ;

6° La mobilisation des fragments provoque des ascensions thermiques assez rapides, mais de courte durée ;

7° Les fractures épiphysaires et les fractures articulaires engendrent des mouvements fébriles généralement plus accusés que les fractures diaphysaires, ce qui tient très probablement aux lésions mécaniques ou à l'inflammation aseptique de la synoviale articulaire ;

8° Le degré de l'hyperthermie dépend souvent, mais non toujours, du volume de l'épanchement sanguin ; il dépend surtout du degré d'attrition des tissus, sans qu'il y ait constamment proportionnalité entre les deux.

En résumé, les résultats thermométriques que nous ont donnés les fractures expérimentales chez les cobayes diffèrent peu des résultats obtenus chez l'homme.

c) Sections.

1° *Plaies sous-cutanées.*

Après Angerer, nous avons vérifié expérimentalement que la production, chez les animaux, d'épanchements sanguins par section sous-cutanée de vaisseaux peut engendrer de l'hyperthermie.

Nos conclusions sont les suivantes :

1° Un épanchement sanguin dans le tissu cellulaire des lapins peut engendrer de l'hyperthermie ;

2° Cette hyperthermie est d'environ un demi-degré ; elle apparaît rapidement le soir du premier jour et dure environ 24 heures ;

3° Elle a disparu, alors que la plus grande partie de l'épanchement reste encore collecté ou infiltré.

2° *Plaies ouvertes.*

Les plaies *accidentelles* sont presque toujours septiques ; il n'en est pas de même des plaies *chirurgicales.*

Nos observations cliniques nous montrent que les traumatismes chirurgicaux aseptiques ont tantôt une évolution fébrile, tantôt une évolution apyrétique ; elles mettent en évidence le rôle joué par la résorption du sang extravasé dans la genèse de l'hyperthermie. Nous avons, en effet, constaté bien souvent que des épanchements sanguins volumineux et rapidement résorbés engendrent des élévations de température notables. Celles-ci surviennent généralement le soir de l'opération ou le lendemain, rarement plus tard. Mais leur durée est variable ; dans la majorité des cas, elle est de 2 à 4 jours ; mais elle peut être de 8 jours et plus.

Ces différences dans la durée de la fièvre nous ont semblé dépendre, dans une certaine mesure, du mode de résorption.

Tant que celle-ci peut s'effectuer, la fièvre persiste le plus souvent ; quand elle devient nulle ou très faible, la température retombe à la normale.

Il est cependant des cas de traumatismes chirurgicaux, suivis d'épanchements sanguins, qui ont une marche apyrétique. Ces faits dissemblables sont difficiles à expliquer et prouvent que nous ne connaissons pas encore tous les facteurs pathogéniques de la fièvre traumatique aseptique.

D) Les plaies par *piqûre* déterminent rarement de la fièvre ; l'intensité et la durée de l'hyperthermie dépendent souvent de l'importance des vaisseaux lésés et par suite du volume de l'épanchement. La *distension* peut aussi engendrer de la fièvre aseptique ; c'est ainsi que les entorses, les luxations, les ruptures musculaires s'accompagnent parfois d'élévation de température.

FIÈVRE ASEPTIQUE CONSÉCUTIVE AUX TRAUMATISMES INTÉRESSANT LES SÉREUSES

a) Séreuses articulaires.

De l'examen d'un certain nombre d'observations cliniques d'hémarthroses du genou, on peut conclure à l'existence de trois degrés de fièvre aseptique, aussi bien chez l'adulte que chez l'enfant : une fièvre légère (37°5-38°), une fièvre moyenne (au-dessous de 38°5), une fièvre forte (au-dessus de 38°5).

La durée de l'hyperthermie est généralement d'autant plus grande que la température a atteint un degré plus élevé.

b) Séreuses splanchniques.

1° *Péritoine.*

a) *Traumatismes expérimentaux.* — La production expérimentale d'épanchements sanguins intra-péritonéaux aseptiques peut engendrer, chez le cobaye, une fièvre aseptique de plusieurs dixièmes de degré pendant trente-six heures.

b) *Traumatismes accidentels ou opératoires.* — La production d'un épanchement sanguin intra-péritonéal post-opératoire peut engendrer une hyperthermie amicrobienne, ainsi que le prouvent un certain nombre d'observations d'*hématocèles spontanées.*

Cette hyperthermie est ordinairement peu élevée, oscillant entre 37°5 et 38°5 et atteignant exceptionnellement 39°. De plus, le pouls est généralement un peu accéléré (90 à 110).

L'hyperthermie est souvent accompagnée de symptômes qui traduisent la réaction légère du péritoine.

2° *Plèvre.*

Les observations cliniques prouvent que les hémothorax traumatiques peuvent aussi engendrer la fièvre aseptique.

FIÈVRE CONSÉCUTIVE AUX LÉSIONS MÉCANIQUES DES CENTRES NERVEUX

La clinique et l'expérimentation prouvent que les lésions mécaniques des centres nerveux encéphaliques ou médullaires déterminent fréquemment une élévation de la température.

Intensité et brusque apparition de l'hyperthermie, d'ailleurs souvent précédée d'un abaissement thermique et presque toujours accompagnée d'un cortège de symptômes imposants, tels sont les principaux caractères de cette fièvre traumatique *nerveuse*.

V. — Le *diagnostic* de la fièvre traumatique aseptique se basera :

1° Sur la connaissance exacte de la cause : mode d'action, point d'application de la violence, etc.

Le chirurgien devra se rappeler toutefois qu'il n'existe pas toujours un rapport direct entre le degré de l'hyperthermie et l'étendue des lésions locales ;

2° Sur l'étude de la température. Combien de temps après le traumatisme apparaît l'hyperthermie ? Quel est son degré ? Quelle est sa durée ? Quel est son type ?

3° Sur l'absence de symptômes généraux ;

4° Sur l'asepsie démontrée par l'examen bactériologique des liquides épanchés dans le foyer traumatique et du sang de la circulation générale ;

5° Sur l'absence de toute affection intercurrente ou rappelée ;

6° Sur l'observation des signes locaux ;

7° Le diagnostic différentiel devra être fait avec les fièvres intercurrentes (menstruation, constipation, fièvre de surmenage, etc.) et les fièvres rappelées (fièvre hystérique, fièvre dans la chlorose, la leucocythémie, le cancer, etc.).

VI. — L'histoire clinique de la fièvre traumatique aseptique montre qu'elle est d'un *pronostic* toujours bénin ; elle ne réclame donc aucun *traitement*.

VII. — Les théories pathogéniques de la fièvre traumatique sont au nombre de cinq :

1° Théorie de la fièvre de septicémie atténuée ;

2° Théorie de la fièvre épitraumatique ;

3° Théorie de la réaction physiologique locale ;

4° Théorie de la fièvre réflexe ;

5° Théorie de la résorption de substances pyrétogènes.

Les deux premières théories sont complètement à rejeter, l'existence de la fièvre traumatique aseptique étant admise par tous les chirurgiens.

Quant à la troisième théorie, elle est passible de nombreuses et graves objections.

Il est d'ailleurs démontré que la production de chaleur locale due soit à l'inflammation aseptique, soit à la coagulation des épanchements sanguins traumatiques, est incapable de modifier d'une façon appréciable la température générale de l'organisme.

VIII. — La théorie de la *fièvre réflexe* est au contraire basée sur un certain nombre de faits cliniques et de faits expérimentaux bien établis.

Cliniquement, il est démontré que l'hyperthermie précoce consécutive aux lésions traumatiques de l'axe cérébro-spinal n'est due ni à l'infection ni à l'intoxication et qu'elle a son origine dans la modification nerveuse créée par le trauma. Cette conclusion est basée surtout sur ce fait qu'une lésion nerveuse est seule capable de déterminer une hyperthermie à début aussi brusque et d'un degré aussi élevé.

En revanche, aucun fait clinique n'est en faveur de l'origine nerveuse de la fièvre consécutive aux traumatismes intéressant les nerfs périphériques.

De son côté, l'expérimentation a donné les résultats suivants :

1° Les excitations des nerfs sensitifs semblent sans effet sur la température générale. Quand il y a hyperthermie, elle est toujours éphémère et souvent rapidement suivie d'hypothermie ;

2° Dans la fièvre traumatique aseptique, une partie de l'élévation de la température est due à l'élément nerveux sensitif ;

3° Les lésions mécaniques (piqûres, etc.) de certaines régions du névraxe déterminent fréquemment une hyperthermie centrale.

La théorie nerveuse explique donc la pathogénie de l'hyperthermie consécutive aux traumatismes du névraxe ; elle ne suffit point à expliquer celle de l'hyperthermie résultant des traumatismes intéressant les régions périphériques de l'organisme.

IX. — Il est enfin une dernière théorie qui attribue la fièvre traumatique aseptique à la *résorption de substances pyrétogènes* formées au niveau du point lésé.

Pour les uns, cette fièvre serait due à la résorption des substances thermogènes *contenues* dans les tissus altérés par le traumatisme ; pour les autres, à la résorption des produits pyrétogènes *sécrétés* anormalement par les éléments anatomiques dont la nutrition est modifiée par le choc vulnérant ou la gangrène.

X. — La première hypothèse est basée sur les faits suivants :

1° Le sang veineux est hyperthermisant ; le sang artériel, hypothermisant.

Le sang défibriné (artériel ou veineux) est thermogène ; il en est de même du sérum sanguin, de l'hémoglobine, des albumoses et de la nucléine résultant de la désagrégation des éléments figurés du sang extravasé, du fibrin-ferment, etc. ;

2° La plupart de nos tissus et de nos organes renferment des substances pyrétogènes ;

3° La production expérimentale d'un épanchement sanguin aseptique par section sous-cutanée d'un vaisseau chez les animaux (lapins) est fréquemment accompagnée d'hyperthermie.

De ces faits, nous pouvons conclure que la résorption des épanchements sanguins traumatiques est, dans bien des cas, la principale cause de l'hyperthermie observée.

Mais le degré de l'hyperthermie n'est pas toujours dans un rapport direct avec le volume de l'épanchement. Selon nous, il dépend :

A. De la composition du sang extravasé, de sa teneur en substances thermogènes, de la nature de ces substances.

On comprend, en effet, toute l'importance que peuvent avoir sur la marche de la température :

a) La proportion plus ou moins grande du mélange de sang veineux et de sang artériel qui constitue l'épanchement ;

b) L'extrême variabilité du pouvoir thermogène du sang veineux avec les vaisseaux lésés qui lui ont donné issue ;

c) La désagrégation plus ou moins forte et rapide des éléments figurés du sang extravasé (nucléine, albumoses, etc.) et des cellules des tissus traumatisés ;

d) La quantité de fibrin-ferment mis en liberté pendant la coagulation et, par suite, toutes les causes qui empêchent, retardent ou accélèrent cette coagulation.

Ces causes sont nombreuses ; les principales sont :

La structure anatomique des tissus dans lesquels se fait l'extravasation ;

La composition des plasmas qui les baignent ;

La rapidité de la résorption.

B. De la grande variabilité du pouvoir globulicide du sérum sanguin.

C. De la rapidité de résorption de l'épanchement. Celle-ci dépend surtout de la nature du tissu lésé (tissus conjonctifs, séreux, etc.).

D. Du degré et du mode d'irritation ou compression des terminaisons nerveuses périphériques par le choc vulnérant ou l'épanchement.

La théorie de la résorption du sang extravasé, suffisante, dans bien des cas, pour expliquer la fièvre aseptique, se trouve souvent en défaut. En effet :

Le degré de l'hyperthermie n'est pas toujours en rapport avec le volume et la rapidité de résorption du sang extravasé ;

Les lésions mécaniques, sans épanchement appréciable, engendrent souvent un mouvement fébrile très accentué ;

L'hyperthermie ne dépend pas toujours de la violence et de l'étendue de l'attrition des tissus et par suite du nombre des éléments anatomiques stupéfiés par l'agent mécanique.

Cette théorie ne peut « expliquer la diminution progressive de la fièvre dans les gangrènes aseptiques, à mesure que le nombre des cellules mortifiées augmente et sa disparition presque totale lorsque la mortification du membre gangrené est achevée ».

XI. La théorie de la résorption présentée par M. Gangolphe rend compte de certains cas de fièvre traumatique aseptique inexplicables par la théorie précédente.

D'après M. Gangolphe, « le traumatisme, comme la thrombose et l'embolie, amène des troubles de nutrition des éléments cellulaires qui, sous cette influence, *sécrètent* des substances pyrétogènes dont la résorption produit l'hyperthermie ».

Cette hypothèse, uniquement basée sur des observations cliniques, a été vérifiée par M. Courmont, qui a pu isoler les substances pyrétogènes contenues dans les tissus en état de gangrène aseptique et démontrer qu'elles étaient *sécrétées* par les cellules troublées dans leur vitalité.

Nous avons répété les expériences de M. Courmont sur le chien ; elles nous ont conduit aux mêmes résultats.

Cette théorie de M. Gangolphe explique bien la fièvre consécutive aux traumatismes avec attrition notable des tissus ; il n'en est pas de même de l'hyperthermie parfois élevée qui succède aux contusions légères avec épanchement sanguin peu volumineux ou lentement résorbé.

XII. — L'observation de plusieurs cas de traumatismes accidentels (hémarthroses) et opératoires (hématomes sous-cutanés), où une fièvre aseptique élevée coïncida avec la présence, dans le sang extravasé, de nombreuses cellules migratrices douées de mouvements amiboïdes très nets et ayant phagocyté des globules rouges, nous fit supposer qu'il devait exister entre ces deux phénomènes un rapport de cause à effet.

Pour démontrer cette hypothèse, nous avons recueilli des globules blancs de cheval que nous avons fait vivre dans des milieux aseptiques appropriés. Ceux-ci ont été injectés à des cobayes dans le tissu cellulaire sous-cutané.

Ces injections ont provoqué une hyperthermie constante et d'autant plus élevée qu'elles avaient été faites un plus grand nombre d'heures après l'isolement des leucocytes.

Cette ascension thermique *progressive* est due, en grande partie, à la sécrétion de substances thermogènes par les globules blancs.

Cette sécrétion est très probablement exagérée par la phagocytose; elle est sous la dépendance du pouvoir chimiotaxique des liquides extravasés dans le foyer traumatique.

Elle constitue un des facteurs pathogéniques de la fièvre traumatique aseptique.

XIII. — De toutes les théories pathogéniques proposées, celle de la fièvre réflexe et celle de la résorption sont les seules qui soient fondées sur des faits cliniques et expérimentaux bien établis.

La théorie nerveuse s'applique surtout à l'hyperthermie consécutive aux lésions mécaniques du névraxe; la théorie de la résorption, à celle qui résulte de traumatismes n'intéressant pas directement l'axe cérébro-spinal, auquel cas la fièvre aseptique est une véritable fièvre par *auto-intoxication* ou par *toxhémie*.

XIV. — La connaissance de cette fièvre n'intéresse pas seulement le physiologiste, mais aussi et surtout le clinicien.

Si en effet le chirurgien apprend à ne point la confondre avec une fièvre aseptique, il ne se trompera pas sur le véritable pronostic d'une fièvre qui est toujours bénigne et il évitera à ses malades des interventions sanglantes inutiles.

BIBLIOGRAPHIE

1° Partie clinique.

Angerer. *Klinische und experimentelle Untersuchungen über die Resorption von Blutextravasaten*. Würzburg. 1879.

Bardenheuer. *Verletzungen der obren Extremitäten*. (*Deutsche Chir.* von Billroth-Lücke. Lief. 63.)

Béraud. Essai sur la *Suppuration dans les fractures fermées*. (Thèse.) Paris, 1887.

Billroth (Th.). *Wundfieber und Wund-Krankheiten* (in *Archiv für Klin. Chir.* T. II. 1862).

— *Langenb. Archiv. f. Klin. Chir.* Bd. II, IV, VI, IX, XIII.

Billroth et Winivarter. *Pathologie chirurgicale générale.*

Boulay. *De la Fièvre hystérique.* (*Gaz. des hôpitaux.* Déc. 1890.)

Bowlby. *A note on the cause of pyrexia in cases of simple fracture. Saint-Bartholomew Hosp. Rep.* Londres. T. XX, p. 241.

Broca. *L'Hémartrose du genou chez l'enfant.* (*Presse médicale.* 1891. p. 397.)

Broca et Lacour. *De la Fièvre dans les fractures fermées chez l'enfant.* (*Mercredi médical*, 30 janvier 1895.)

Broca et Lacour. *De la Fièvre aseptique consécutive à certaines lésions traumatiques.* (*Revue générale.* — *Gazette hebd. de méd. et de chir.*, 9 mars 1895.)

Bruns (P.) *Die Lehre der Knochenbrüchen.* (*Deutsche Chir.* von Billroth-Lücke, Lief. 27, p. 250-255.)

Bruyant. *Des principales causes d'élévation de température chez les accouchées.* (Thèse.) Paris, 1895.

Crédé (B.). *Einiges über Fieber nach antiseptischen Operationen.* (*Centralb. f. Chir.* 1877, n° 12.)

Delorme. *Constipation des opérés.* (Soc. de chir. 23 mai 1891.)

Demtsch (P.). *Ueber Temperatursteigerungen bei der Heilung subcutaner Fracturen.* (Thèse.) Zürich, 1885.

Edelberg (M.). *Klinische u. experimentelle Untersuchungen über das Wundfieber bei antiseptischer Behandlung.* (*Zeitschrift f. deutsche Chir.* Bd. XIII, p. 110.)

EVRAIN. *De la Suppuration des épanchements sanguins dans les pl' res.* (Thèse.) Paris, 1888.

FAMECHON. *Contribution à l'étude de la courbe thermoscopique de quelques fièvres traumatiques.* (Thèse.) Paris, 1870.

FRAISSE (G.). *Des Fièvres post-opératoires.* (*Journal de méd. de Paris,* 10 déc. 1893.)

GANGOLPHE (M.) et JOSSERAND (J.-N.). *De la Fièvre dans les fractures simples* (in *Revue de Chir.* 1891, T. XI, p. 415-454).

GANGOLPHE (M.). *De la Suppuration dans les fractures simples.* (*Lyon Médical,* avril 1892.)

GENZMER (A.) et VOLKMANN (R.). *Ueber septisches und aseptisches Wundfieber* (in *Samml. Klin. Vortr.* nº 121, 1877).

GOSSELIN. *Clinique chirurgicale de l'hôpital de la Charité.* 1re édit. T. I, 1873, p. 80 et p. 358.

GRUNDLER (R.). *Einige Beobachtungen über das Verhalten der Körpertemperaturen bei subcutanen Fracturen* (in *P. Bruns Beiträgen Klin. zur Chir.* Bd. I, H. I, p. 225 et suiv.).

GOSSENBAUER (C.). *Die traumatischen Verletzungen.* (*Deutsche Chir. von Billroth-Lücke.* Stuttgart, 1880.)

GUYON (J.-C.). *Leçons cliniques sur les maladies des voies urinaires (fièvre cathétérienne).* Paris, 1885.

GUYON (J.-F.). *Contribution à l'étude de l'hyperthermie centrale consécutive aux lésions de l'axe cérébro-spinal.* (Thèse.) Paris, 1893, et in *Arch. de méd. expérim.* 1er sept. 1894.

HARTMANN (H.) et MORAX (V.). *Quelques considérations sur la bactériologie des suppurations péri-utérines.* (*Ann. de gynécol.,* juillet 1891. T. XIII, p. 1.)

HERTZBERG (C.). *Beiträge zur Behandlung von Oberschenkelfracturen mit permanenter Gewichtsextension.* (*Inaug. Dissert.* Halle, 1885.)

HORSLEY (V.). *Brit. med. Journal,* 1885. *University College Hosp. Rep.* 1881-1883.

LEJARS (F.). Article : *Les Agents mécaniques* (in *Traité de pathol. gén. de* Ch. Bouchard 1895. T. I, 1895, p. 513-624).

LEMARIGNIER. *De l'Évolution des hématomes traumatiques.* (Thèse.) Paris, 1886.

LESDOS. *Contribution à l'étude de l'hémothorax traumatique.* (Thèse.) Paris, 1882.

LOSSEN. *Verletzungen der unteren Extremitäten.* (*Deutsche Chir. von Billroth-Lücke.* Lief. 65, p. 92.)

LUCAS-CHAMPIONNIÈRE (J.). *De la Fièvre traumatique.* (Thèse agrég. en chir.) Paris, 1872. (*Bibliographie.*)

MAUNOURY. *Étude critique sur la fièvre primitive des blessés.* (Thèse.) Paris, 1877.

MOLLIÈRE (D.). *Cliniques chirurgicales*, p. 313.

MÖLLER (E.). *Ueber das Verhalten der Körpertemperatur bei subcutanen Fracturen*, Bd. II, H. I, p. 19, etc.

NÉLATON (Ch.). *Des Épanchements de sang dans les plèvres consécutifs aux traumatismes.* (Thèse.) Paris, 1880.

NICAISE. *Sur la non-résorption des épanchements sanguins.* (*Bull. et Mém. de la Soc. de Chir.* 1870, vol. II, p. 750; *Trélat*, p. 758; *Verneuil*, p. 759.)

NIÈCE (DE LA). *Contribution à l'étude de l'hématocèle post-opératoire.* (Thèse.) Paris, 1893.

POLGUÈRE. *Des Infections secondaires.* (Thèse.) Paris, 1888.

PONCET (A.). *De l'Hématocèle péri-utérine.* (Thèse agrég. chir.). 1878.

RIEDEL. *Ueber das Verhalten des Urins nach Knochenbrüchen.* (*Deutsche Zeitschr. f. Chir.* Bd. X, p. 530.)

RIEDER. *Ueber Temperatursteigerungen bei subcutanen Fracturen.* (Thèse.) Würzburg, 1886.

STICKLER. *Temporary febrile rise after simple fract.* (*New-York. Med. Rec.* XXI. 6 fév. 1882. Referirt in *Schmidt's Jahrb.* 1883, p. 48.)

TERRIER (F.). *Éléments de pathologie générale chirurgicale.* Paris, 1885.

TERRIER (F.) et HARTMANN (H.). *Un cas d'anévrysme diffus aseptique fébrile.* (*Revue de chirur.* T. XIII, avril 1893, p. 310.)

TUFFIER. *Hémothorax et fièvre aseptique.* (Soc. de chir. nov. 1893.)

VERCHÈRE. *De la Fièvre traumatique.* (*Gaz. des hôpit.* 1888, p. 485.)

VERNEUIL. *Mémoires de chirurgie.* T. II, III, IV.

— *Gaz. hebd. de méd. et de chir.* 1884, nᵒˢ 1, 2, 3.

— *Encyclopédie intern. de chir.* (*États généraux et traumatismes.* T. I. 1883.)

v. WAHL. *Mittheilungen aus der Dorpater chir. Klin.* (In der *Petersbürger med. Wochenschr.* nᵒ 51. 1870).

WEBER (O.). 1ᵒ *Ueber die Wärmeentwicklung in entzündeten Theilen.* (*Deutsche Klinik.* 1864.)

2ᵒ *Experimentelle Studien über Pyæmie, Septicemie und Fieber.* (*Deutsche Chir.* 1864 et 1865.)

WUNDERLICH (C. A.). *De la Température dans les maladies.* Paris, 1872.

2ᵉ Partie expérimentale.

AUNE (Ch.). *Essai sur les gangrènes des membres consécutives à l'artérite syphilitique.* (Thèse.) Lyon, 1890.

ADUCCO (V.). *Action de l'anémie sur l'excitabilité des centres nerveux.* (*Archiv. ital. de Biol.* T. XIV, 1891, p. 141.)

AMODRU (L.). *De la Transsudation des liquides à travers les membranes séreuses.* (Thèse.) Paris, 1870.

ANDERSON. *Étude sur les variations de température chez les opérés et les blessés et sur leurs causes.* (Thèse.) Paris. 1884-1885.

ANSONNEAU (L.). *Étude expérimentale sur les causes primitives de la fièvre d'origine inflammatoire.* (Thèse.) Toulouse. 1895.

ARNOLD. *Morphologie et biologie des cellules de la moelle osseuse.* (Archiv. f. pathol. Anat. u. Physiol. Vol. 140. 1895.)

ARSONVAL (D') et CHARRIN. *Variations de la thermogénèse sous l'influence des sécrétions cellulaires.* (Arch. de physiol. 1894, p. 683.)

ARTHUS (M.). *1° Recherches sur la coagulation du sang.* (Thèse. Doct. Sc. natur. Paris, 1890.)

2° Éléments de chimie physiologique. G. Masson. 1895.

BACULO (B.). *Influence du système nerveux sur les phénomènes d'absorption.* (Arch. ital. de Biol. T. IX, 1888, p. 52.)

BÉCO. *Sur la pénétration des microbes intestinaux dans la circulation générale pendant la vie.* (Ann. Inst. Pasteur. 1895, 25 mars.)

BIZZOZERO. *Effets de la saignée sur la constitution de la moelle osseuse.* (Arch. ital. de Biol. T. XIV, p. 325.)

BORDET. *Les Leucocytes et les propriétés actives du sérum chez les vaccinés.* (Ann. Inst. Pasteur, IX, 6.)

BORISSOW. *De l'Action chimiotaxique de diverses substances sur les cellules amiboïdes.* (Ziegler's Beiträge sur pathol. Anat. XVI, p. 432.)

BOUCHARD (Ch.). *1° La fièvre et les maladies fébriles.* (Cours de 1893.)

2° Les Doctrines de la fièvre. (Sem. Médic. 15 mars 1893.)

3° Du Rôle de la débilité nerveuse dans la production de la fièvre. (Congrès de méd. de Rome. — Presse méd. 1801, p. 105.)

BRUN. *Des Accidents imputables à l'emploi chirurgical des antiseptiques.* (Thèse agrég. chir. 1886.)

BUNGE (G.). *Cours de chimie biologique et pathologique.* (Traduct. franç. Paris, 1891.)

CADIOT et ROGER. *Action du sang veineux sur la température animale.* (Arch. de physiol. Paris. 1891. T. VI, p. 410.)

CASSAET (E.). *De l'Absorption des corps solides.* (Bibliogr.) O. Doin, Paris, 1892.

CECCHERELLI. *De la Fièvre post-opératoire.* (Giorn. int. delle sc. med. n° 5. 1886.)

CHARRIN (A.). *Sur les élévations thermiques d'origine cellulaire.* (Arch. de physiol. 1889, p. 683.)

— *Sur la fièvre.* (Journal de pharmacie et de chimie, janvier 1890.)

CHARRIN (A.) et CARNOT (P.). *Action de la bile et de l'urine sur la thermogénèse.* (Arch. de physiol. Paris, 1894, p. 870-880.)

CHATENOY. *Réactions leucocytaires vis-à-vis de certaines toxines.* (Thèse.) Paris, 1891.

CHAUVEAU. *Nécrobiose et gangrène.* 1873.

CORDUA. *Ueber den Resorptionsmechanismus von Blutergüssen*. Berlin, 1877.

DASTRE et LOYE. *Nouvelles recherches sur l'infection de l'eau salée dans les vaisseaux*. (Arch. de physiol. T. I, 1889, p. 253.)

DEDOVE et BRUHL. *Des Élévations de température produites par les injections sous-cutanées de sérum artificiel*. (Soc. Méd. des hôp. 22 mars 1895.)

DENYS et HAVET. *Du Rapport entre le pouvoir bactéricide du sang de chien et sa richesse en leucocytes*. (La Cellule, 1891. T. X.)

DUBAR et REMY. *Sur l'absorption par le péritoine*. (Journal de l'anat. et de la physiol. janv. 1882.)

DURET. *Études expérimentales sur les traumatismes cérébraux*. (Thèse.) Paris, 1878.

FRÉDÉRICQ (L.). *1° Contribution à l'étude de la fièvre traumatique chez le chien*. (Acad. de Méd. de Belgique, vol. XVI, n° 6, 1882.)

2° De l'Action physiologique des soustractions sanguines. (Travaux de laboratoire. 1885-1886, p. 133.)

FUBINI (S.). *Vélocité d'absorption de la cavité péritonéale*. (Arch. ital. de Biol. T. XIV, p. 435.)

GANGOLPHE. *Soc. des Sc. médic. de Lyon*. 1890. Février.

GANGOLPHE et JOSSERAND. *Contribution à l'étude de la fièvre consécutive à l'oblitération vasculaire sans intervention microbienne*. (Arch. méd. expérim. 1891. T. III, p. 504.)

GARNIER (L.). *Les Procédés de dosage de l'acide urique*. (Rev. méd. de l'Est. 1895.)

GAUTIER (A.). *Leucomaïnes et ptomaïnes*. (Bull. Acad. de Méd., janvier 1886.)

GRENET (A.). *Des Injections de sang dans la cavité péritonéale*. (Thèse.) Paris, 1883.

HAYEM. *1° Leçons sur les modifications du sang*. 1882.
2° Du Sang et de ses altérations anatomiques. 1889.

HENRIJEAN (F.). *Recherches sur la pathogénie de la fièvre* (in Rev. de méd. 10 nov. 1889, p. 905).

HERRMANN et TOURNEUX. *Contribution à l'étude des membranes synoviales*. (Soc. de Biol. 3 avril 1880.)

HERTWIG (O.). *La Cellule et les tissus*. (Trad. franç. Paris, 1894.)

JAYLE (F.). *De la Septicémie péritonéale aiguë post-opératoire*. (Thèse.) Paris, 1895.

JOFFROY. *De l'Influence des excitations cutanées sur la circulation et la calorification*. (Thèse agrég.) 1878.

JOLY et SIGALAS. *Sur la chaleur développée par la coagulation du sang*. (Soc. de Biol. 9 déc. 1893, p. 902.)

JULLIEN (L.). *La Transfusion du sang*. (Thèse agrég.) 1875.

KEIFFER. *De l'Influence de quelques produits de sécrétion sur la calorification* (in Rev. de méd. 1892. T. XII, p. 188-230).

KÖHLER (A.). *Ueber Thrombose und Transfusion, Eiter und septische Infection und deren Beziehung zum Fibrinferment.* (Thèse de Dorpat. 1877.)

KOHNAU. *Leucocytose et excrétion d'acide urique.* (Zeitsch. f. Klin. Med. 1895. vol. XXVIII, fasc. 5 et 6, p. 534.)

LAMBLING. *Encyclop. chimique.* (M. Frémy. T. IX. 1895.)

LEMIERRE. *De la Suppuration.* 1891. Paris.

LENBUSCHER et TECKLENBURG. *De l'Influence du système nerveux sur la résorption.* (Arch. f. pathol. Anat. CXXXVIII, 2.)

LIEBREICHT. *Sur la fièvre après les transfusions.* (Journal de la Soc. royale des Sc. méd. et nat. de Bruxelles. 1875.)

LUKJANOW (S. M.). *Éléments de pathologie cellulaire générale.* (Traduct. franç. Paris, 1895.)

MAIRET et Bosc. *Étude comparative des effets produits par les propriétés toxiques et par les propriétés coagulantes du sérum.* (Soc. Biol. 21 juillet 1894.)

MALASSEZ. *Sur la leucocytose consécutive aux hémorrhagies.* (Gaz. méd. Paris, 1880, p. 105.)

MARAGLIANO. *Phénomènes vasculaires de la fièvre.* (Arch. ital. de Biol. T. XI, 1889, p. 105.)

MASSART et BONDET. *Le Chimiotactisme des leucocytes.* (Ann. de l'Institut Pasteur. 1890. Arch. de méd. expérim. 1890, p. 703.)

MASSART. *La Pression osmotique et la physiologie de la cellule.* (Revue génér. des Sc. pures et appliquées. 1891.)

MAYET. *Recherches sur les altérations spontanées des éléments colorés du sang conservés dans le plasma à l'abri de l'air.* (Arch. de physiol. 1882, p. 237; 1883, p. 371.)

MAYET. *Appareil nouveau pour la centrifugation des globules du sang.* (Congrès de Bordeaux. Assoc. franç. pour l'avancement des Sc.; C. R. in. Médecine moderne, 14 août 1895.)

MEYER (L.). *Influence des traumatismes sur la localisation des substances solubles.* (Soc. de Biol. 23 mars 1895.)

MONTALTI. *Étude sur la fièvre aseptique consécutive à l'oblitération vasculaire.* (Thèse.) Lyon, 1891.

MOSSO (A.). *Application du vert de méthyle pour connaître la réaction chimique et la mort des cellules.* (Arch. ital. de Biol. T. X, 1888, p. 20.)

MOSSO (U.). *1° Influence du système nerveux sur la température animale.* (Arch. ital. de Biol. T. VII. 1886.)

2° La Doctrine de la fièvre et les centres thermiques cérébraux. (Arch. ital. de Biol. T. XIII, p. 451.)

MOUISSET. *Soc. des Sc. méd. de Lyon, juillet 1890.*

MUSCATELLO (G.). *Sulla struttura e sulla funzione di assorbimento del peritoneo. (Bibliographie. Arch. per le Sc. Med. 1895. vol. XIX, n° 15, p. 200.)*

NOCARD et ROUX. *Contusions et leucocytes. (Ann. de l'Institut Pasteur, 25 juin 1887.)*

NOCARD. *Microbes dans le chyle des animaux et digestion. (Soc. de Biol. 9 fév. 1895.)*

PILLON (L.). *1° Sur la fièvre traumatique aseptique. (Soc. de Biol. 7 mars 1896.)*

2° Les Globules blancs sécréteurs de substances thermogènes. (Soc. de Biol. 14 mars et 28 mars 1896.)

QUEYRAT. *De la Phagocytose. (Revue générale in Revue de médecine. 1892. T. XII, p. 68-78.)*

RABE. *Les Théories modernes de la fièvre.* Berlin, 1804.

RICHET (CH.). *1° Les Poisons et la température. (Rev. scientif. 1880)*

2° Le Système nerveux et la chaleur animale.

3° Les Fonctions de défense de l'organisme. (Travaux du laboratoire. T. III, 1895, p. 458-573.)

ROGER (H.). *1° Note sur le pouvoir thermogène des extraits de muscles. (Soc. de Biol. juin 1893, p. 631.)*

2° Note sur le pouvoir thermogène des urines. (Soc. de Biol. juin 1893.)

3° Influence des injections intra-veineuses du sang artériel sur la température. (Soc. de Biol. 25 nov. 1893, p. 923.)

4° La Régulation thermique et la fièvre. (Presse Médicale 1893, p. 2.)

5° Action des extraits de muscles, du sang artériel et de l'urine sur la température. (Arch. de physiol. 1894, p. 246.)

ROUQUÈS (A.). *Substances thermogènes extraites des tissus animaux sains et fièvres par auto-intoxication. (Thèse.) Paris, 1893.*

ROUSSY. *Pathogénie de la fièvre. (Bull. Acad. de Méd. 1880, n° 15.)*

ROUVILLE (DE) et DELEZENNE. *Des Élévations de température consécutives aux injections aseptiques de sang dans le péritoine et la plèvre. (Presse Médicale, 4 juillet 1896.)*

SANFELICE (F.). *Effets de la saignée et du jeûne sur la moelle des os des mammifères. (Arch. ital. de Biol. T. XIII, p. 43.)*

SCHLEICH. *Utilisation du sérum normal dans le pansement des plaies chirurgicales ou accidentelles. (Therapeut. Monatshefte. nov. 1891, p. 549.)*

SCHNITZLER et EWALD. *De la Fièvre aseptique. (25° Congrès de la Soc. allem. de chir. 30 mai 1896.)*

SOUBBOTINE. *Recherches histologiques sur la structure des membranes synoviales. (Trav. du labor. d'histol. du Collège de France. 1879-1880, p. 266.)*

SOUTHGATE (F.). *La Résorption du sang dans la cavité péritonéale. (Méd. Record, août 1895.)*

Tschistovitch (N.). *Des Causes de la diminution du nombre des leucocytes dans le sang à la suite d'injections intra-vasculaires de diverses substances. (St. Petersb. med. Wochensch. 16 et 23 sep. 1895.)*

Testut (L.). *Vaisseaux et nerfs des tissus conjonctifs, fibreux, séreux et osseux. (Thèse agrég. anat.) 1880.*

Ughetti (G. B.). *Sur la pathogénie de la fièvre. (La Riforma medica, oct. 1894, n⁰ˢ 6, 7, 8 et 9.)*

Uncelay (A.). *De la Résistance des globules rouges. (Thèse.) Paris, 1895.*

Viola et Jona. *Recherches sur quelques altérations du sang après la saignée. (Arch. ital. de Biol. 1895, p. 221.)*

Vulpian (A.). *Leçons sur l'appareil vaso-moteur. Paris, 1875.*

Wérigo. *Les Globules blancs protecteurs du sang. (Ann. Inst. Pasteur. T. 6, 1892, p. 478.)*

TABLE DES MATIÈRES

Nancy, imprimerie Berger-Levrault et Cie.

NANCY, IMPRIMERIE BERGER-LEVRAULT ET Cie

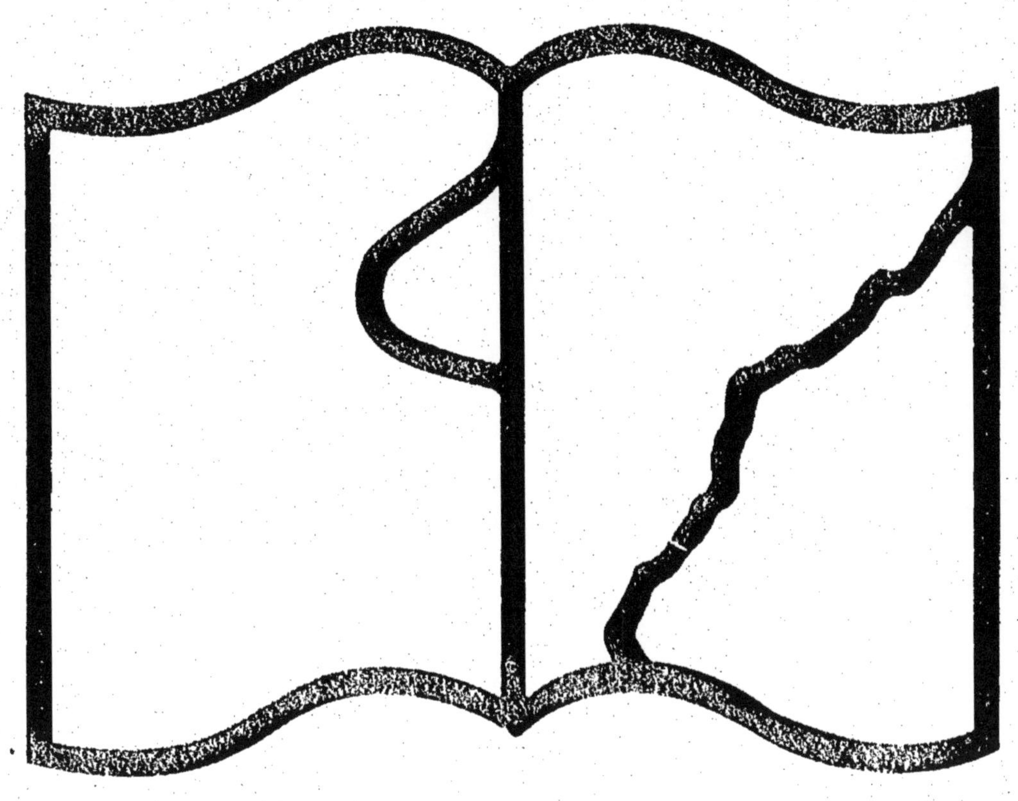

Texte détérioré — reliure défectueuse

NF Z 43-120-11